Robert Melillo

AUSSER BALANCE

Robert Melillo

AUSSER BALANCE

Wenn Gehirnhälften nicht miteinander können

Das bahnbrechende Gehirntrainings-programm **Brain Balance** für Kinder mit Autismus, ADHS, Legasthenie und anderen neurologischen Störungen

Aus dem Englischen von Christine Bendner

arbor

Arbor Verlag
Freiburg im Breisgau

Die Originalausgabe erschien 2015 unter dem Titel: *Disconnected Kids: The Groundbreaking Brain Balance Program for Children with Autism, ADHD, Dyslexia, and Other Neurological Disorders* bei Penguin Group (USA) LLC, 375 Hudson Street, New York, New York 10014

Deutsche Erstausgabe
2. Auflage 2025

Umschlaggestaltung und Satz: mediengenossen.de
Druck und Bindung: Memminger MedienCentrum Druckerei und Verlags-AG

Dieses Buch wurde auf 100 % Altpapier gedruckt und ist alterungsbeständig. Weitere Informationen über unser Umweltengagement finden Sie unter www.arbor-verlag.de/umwelt

www.arbor-verlag.de

ISBN 978–3-86781–328–0

Inhalt

EINLEITUNG

Die schlimmste Kinderepidemie unserer Zeit stoppen

Ich stelle mir immer wieder all diese Kinder vor, die in einem großen Roggenfeld ein Spiel spielen. Tausende kleiner Kinder und niemand ist dabei – ich meine, keine Erwachsenen – außer ich selbst. Ich stehe am Rande einer wahnsinnigen Klippe, und ich müsste alle, die gerade dabei sind, über die Klippe hinauszulaufen, festhalten. Ich meine, wenn sie nicht achtgeben, wohin sie rennen, müsste ich vorspringen und sie fangen. Das wäre alles, was ich den ganzen Tag lang tun würde. Ich wäre einfach der Fänger im Roggen. Ich weiß schon, dass das verrückt ist, aber das ist das Einzige, was ich wirklich gerne wäre.

J.D. SALINGER, *DER FÄNGER IM ROGGEN*

Wir leben in einer Zeit und Welt voller Widersprüche. Einerseits erleben wir nie dagewesene technologische Fortschritte: die Informationen der ganzen Welt sind praktisch immer nur ein paar Klicks entfernt. Im Bruchteil einer Sekunde haben wir Zugang zu Hightech-Unterhaltung auf riesigen Bildschirmen. Und mit unseren Smartphones können wir mit jedem Menschen an jedem Ort der Welt kommunizieren.

Doch gleichzeitig sehen wir eine alarmierende Zunahme jener Kinder, die in dieser Welt einfach nicht wirklich funktionieren, weil ihr Gehirn nicht voll funktionsfähig ist. Inzwischen wurden bei ungefähr

21 Millionen Kindern schwerwiegende Aufmerksamkeits-, Verhaltens- und Lernstörungen diagnostiziert. Und Tag für Tag erhalten noch mehr Kinder Diagnosen wie ADHS, Autismus-Spektrum-Störung, Lese-Rechtschreibschwäche (Legasthenie), Tourette-Syndrom, Zwangsstörung, bipolare Störung oder andere beängstigende Diagnosen, die bestätigen, dass im Gehirn etwas nicht in Ordnung ist.

Das ist eine beispiellose Entwicklung und das bedeutendste Gesundheitsproblem unserer Zeit. Noch vor einer Generation wurde Autismus als seltene Störung betrachtet, die in den USA nur bei einem von 10.000 Kindern diagnostiziert wurde. Vor sechs Jahren, als ich die erste Auflage von Disconnected Kids veröffentlichte, erhielt eines von 150 Kindern die Diagnose »Autismus«. Heute wird bei einem von 68 Kindern eine »Autismus-Spektrum-Störung« festgestellt (davon 42 Jungen). Die Diagnosen anderer Störungen schießen ebenfalls in die Höhe. ADHS gilt inzwischen als das am weitesten verbreitete kindliche Gesundheitsproblem weltweit und die häufigste mentale Störung, für die bereits Kindern ab dem Alter von drei Jahren Ritalin oder Adderall verordnet wird. Solche Statistiken sind fast täglich überall in den Schlagzeilen, aber niemand erklärt, warum. Warum geschieht das? Wie können wir es stoppen? Was können wir dagegen tun?

Als ich in den 1990er-Jahren als Experte für Neurologie und Vater eines Kindes mit ADHS anfing, über neurobehaviorale Störungen zu forschen, war ich frustriert über den Mangel an guten, fundierten Informationen, die erklären konnten, was da im Gehirn eines Kindes vor sich ging. Von Spezialisten erhielt ich auf meine Fragen vage Antworten über chemische Entgleisungen und genetische Einflüsse und ansonsten nicht viel. Ich las entsprechende Bücher und stellte fest, dass in allen das Gleiche stand. Es wurden Symptome aufgelistet und eine bestimmte Anzahl von Fallgeschichten und Beispielen beschrieben. Es wurden medikamentöse Behandlungen erläutert. Überall hieß es, diese Störungen seien überwiegend genetisch bedingt und nicht heilbar. Und das war im Großen und Ganzen alles. Es wurde nie klar gesagt, was das eigentliche Problem war und wie es die Symptome von ADHS, Autismus, Legasthenie und anderen Störungen verursachte. Tatsächlich war man sich nicht einmal im Klaren über die eigentlichen Symptome dieser Störungen.

Mir dämmerte allmählich, dass der Mangel an konkreten Antworten darauf zurückzuführen war, dass man keine echten Fakten über die wahre Natur dieser Probleme und deren Ursachen hatte. Ich konnte keine einzige etablierte neurologische Theorie finden, die allgemein akzeptiert und in der wissenschaftlichen Community gebräuchlich war. Was ich allerdings wusste und deutlich sehen konnte, war, dass das Problem zunehmend dramatische Ausmaße annahm. Und für mich war offensichtlich, dass nichts von all dem, was wir dagegen taten, funktionierte.

Einstein hat einmal gesagt, die Definition von Wahnsinn sei, immer wieder das Gleiche zu tun und ein anderes Ergebnis zu erwarten. Nach einiger Zeit erkannte ich, dass ich keine Antwort finden konnte, weil es keine einzige Antwort gibt.

Neurologische Dysfunktionen im Kindesalter ähneln sich in vieler Hinsicht und werden oft als Lernbehinderungen oder Verhaltensstörungen bezeichnet, was den Eindruck vermittelt, die primäre Symptomatik beziehe sich nur auf das Verhalten und die restliche Entwicklung vollzöge sich reibungslos und ohne besondere Vorkommnisse. Das ist nicht der Fall. Jede Störung ist komplex und oft sind alle Körpersysteme betroffen. Die Wissenschaft verfolgt jedoch keinen ganzheitlichen Ansatz, um eine Lösung zu finden. Sie hat nach einer Lösung gesucht, indem sie sich auf das konzentrierte, was das Hauptproblem zu sein scheint. Bei ADHS heißt es, es handle sich um ein Problem mit der Aufmerksamkeit oder mit Impulsivität. Bei Legasthenie handelt es sich um ein Problem mit dem Lesen. Bei Autismus um ein Problem mit der Sozialisation und Kommunikation. Niemand hat sich die anderen Probleme dieser Kinder angeschaut – Probleme, die Hinweise auf die eigentliche Ursache geben könnten. Aber ich habe sie mir angeschaut und konnte erkennen, dass alle Körpersysteme betroffen waren, nicht nur das Gehirn. So wurde das Brain-Balance-Programm ins Leben gerufen.

Diese Störungen mögen sich mit unterschiedlichen Symptomen manifestieren aber ihnen liegt tatsächlich ein- und dasselbe Problem zugrunde: ein Ungleichgewicht im Gehirn. Es gibt sogar eine Bezeichnung dafür: Funktionelles Diskonnektionssyndrom. Das bedeutet, dass bestimmte Hirnareale, insbesondere die beiden Gehirnhälften, nicht ausgewogen verdrahtet oder synchronisiert sind. Dieses elektrische Ungleichgewicht stört die Fähigkeit der beiden Hirnhemisphären, Informationen zu teilen und zu integrieren, sodass das Gehirn nicht als Einheit arbeiten kann. Das Resultat ist, dass ein Kind mit einem Gehirnungleichgewicht über normale oder sogar überdurchschnittliche Fähigkeiten in jenen Bereichen verfügt, die mit der besser funktionierenden Gehirnhälfte assoziiert sind und unterdurchschnittliche Fähigkeiten in den Bereichen hat, die mit der hypoaktiven Hemisphäre assoziiert sind. Das Problem scheint dadurch zu entstehen, dass eine Hirnhälfte schneller reift als die andere. Während das Kind heranwächst, tritt dieses Ungleichgewicht mehr in den Vordergrund und die beiden Gehirnhälften können nie ganz als Einheit funktionieren. Das Gehirn ist funktionell getrennt. Behebe diese Trennung – das heißt, sorge dafür, dass die unreife Hälfte des Gehirns die andere »einholt« – und die Symptome verschwinden. Und damit die Störung.

So funktioniert das Brain-Balance-Programm und deshalb ist es so revolutionär. Trotz des Erfolgs dieses Programms und aller wissenschaftlichen Studien, die belegen, wie und warum es funktioniert, hat sich bei den meisten Experten nichts geändert. Sie betrachten und behandeln jede dieser Störungen nach wie vor als separates Problem – und sie geben sich damit zufrieden, nur die Symptome zu behandeln, anstatt das Problem zu lösen. Ich habe festgestellt, dass die meisten dieser Kinder eine Kombination vieler unterschiedlicher Symptome aufweisen: sensorische, motorische, kognitive, akademische, emotionale und immunologische sowie Ernährungs- und Verdauungsprobleme. Wie ich bereits sagte, sind praktisch alle Körpersysteme betroffen.

Das Brain-Balance-Programm geht all diese Symptome an, indem es die entwicklungsverzögerte Gehirnhälfte – ohne die andere Hälfte zu beeinflussen – mithilfe einer Reihe sensorisch-motorischer und sensorisch-mentaler Übungen stimuliert, welche die Symptome des individuellen Kindes, in Verbindung mit Ernährungsumstellung und Verhaltensänderungen, positiv beeinflussen. Es trägt also zur Integration der beiden Hirnhälften bei, sodass sie als Einheit zu arbeiten beginnen. Dieses Programm ist weltweit einzigartig.

Unglücklicherweise verstehen die meisten Eltern von Kindern mit neurobehavioralen Entwicklungsstörungen nicht wirklich, welcher Art die Dysfunktion ihres Kindes ist. Und man lässt sie im Glauben, dass es keine Lösung für das Problem gäbe. Die beste Behandlung, so sagt man ihnen, bestünde in der Verabreichung von Medikamenten, die die Symptome verdecken, aber nicht zum Verschwinden bringen.

Ich arbeite seit 1994 ohne Medikamente oder andere medizinische Interventionen mit Kindern, denen diese Diagnosen gestellt wurden und weiß, dass alle Symptome behoben werden können. Aufmerksamkeitsdefizitstörung, ADHS, Legasthenie und sogar Autismus können, neben anderen Störungen, der Vergangenheit angehören.

Eltern und Lehrkräfte müssen nicht nur wissen, dass dies möglich ist, sondern, dass sie es auch selbst bewirken können. Deshalb habe ich dieses Buch geschrieben. Es vermittelt nicht nur ein klares Verständnis für das, was im Gehirn eines Kindes heutzutage vor sich geht, sondern versetzt Eltern und Lehrkräfte in die Lage, diese Prozesse selbst zu korrigieren.

Das Buch basiert auf den gleichen Prinzipien des Brain-Balance-Programms wie jene, die in den Brain-Balance-Therapiezentren angewandt werden, welche inzwischen in über 80 Städten im Land existieren. Als ich Disconnected Kids im Jahre 2009 erstmals veröffentlichte, hatten bereits etwas über 1000 Kinder und Jugendliche das Programm erfolgreich absolviert. Inzwischen sind es über 20.000. Es ist das erfolgreichste und umfassendste Programm dieser Art. Tatsächlich ist es der einzige, wirklich ganzheitliche Ansatz zur Behandlung des Gehirns und der einzige, der alle Symptome angeht, unter denen diese Kinder leiden. Das Buch repräsentiert die Essenz meiner Forschungen und kann hoffentlich ein Katalysator zur Beendigung dieser Epidemie sein, die die geistige Gesundheit von Kindern in aller Welt bedroht. Es soll ein klares Verständnis dessen vermitteln, was im Gehirn und Körper von Kindern vor sich geht, die dieser Epidemie zum Opfer gefallen sind. Und es soll jeden Menschen, der im Leben dieser Kinder eine Rolle spielt, in die Lage versetzen, etwas dagegen zu tun.

Seit der Erstveröffentlichung von Disconnected Kids wurde weltweit eine Menge bemerkenswerter Ursachenforschung im Hinblick auf diese epidemische Zunahme der kindlichen neurologischen Störungen betrieben. Die meisten Ergebnisse deuten auf unsere Umwelt hin – auf die Art, wie wir leben und auf die Toxine und Chemikalien, von denen wir täglich umgeben sind und mit denen wir bombardiert werden: als Hauptursache hinter der epidemischen Zunahme dieser Störungen. Diese Ursachen, die ich in dieser Neuauflage genauer beleuchte, zu verstehen, ist nicht nur hilfreich, wenn man das Problem korrigieren will, sondern lässt uns auch erkennen, wie wir es beenden können.

Es gibt heutzutage kein wichtigeres gesellschaftliches Thema. Es gibt kein größeres Problem, das die Zukunft unseres Landes und unserer Welt bedroht als das, was in den sich entwickelnden Gehirnen unserer Kinder passiert. Ich habe dieses Problem kommen sehen und ein Programm entwickelt, das es beenden kann. Ich glaube, der schnellste Weg, jetzt eine Veränderung herbeizuführen, bevor es zu spät ist, besteht darin, dieses Problem mithilfe dieses Buches bewusst zu machen und den Eltern ein echtes Tool an die Hand zu geben, das sie in die Lage versetzt, unmittelbar etwas zu tun.

TEIL 1

Disconnected Kids – Abgekoppelte Kinder

KAPITEL 1

Unterschiedliche Symptome – ein Problem

Verstehen, was im Gehirn abgekoppelter Kinder vor sich geht

Meine Lehrerin fragte, ob irgendjemand in der Klasse schon einmal von Autismus gehört habe. Also meldete ich mich und sagte: »Ich – weil ich früher Autismus hatte.« Meine Lehrerin antwortete: »Das kann nicht sein, weil niemand ›früher mal Autismus hatte‹ – man hat Autismus.« Ich stand dann auf und erklärte allen, was Brain Balance ist und wie es meinen Autismus zum Verschwinden gebracht hatte.

BECKY, 12 JAHRE

Noch vor 50 Jahren kam es kaum vor, dass man einem Kind mit Autismus begegnete. Heute ist es eine Seltenheit, keines zu kennen oder niemanden zu kennen, der jemanden kennt, der ein autistisches Kind hat. Vor 50 Jahren wurden hyperaktive oder verhaltensgestörte Kinder als »Disziplin-Problem« betrachtet. Heute ist die Aufmerksamkeits-Defizit/Hyperaktivitätsstörung, allgemein als ADHS bezeichnet, das am weitesten verbreitete Kindheitsproblem weltweit. Vor 15 Jahren hatten die meisten Eltern noch nie etwas vom Asperger-Syndrom, von bipolaren Störungen oder der oppositionellen Verhaltensstörung gehört. Heute sind diese Begriffe den meisten Eltern eines Schulkindes geläufig.

Neurologische Störungen im Kindesalter – meistens beschrieben als verhaltensbezogene, soziale Dysfunktion und/oder Lernschwäche – nehmen so rasant zu, dass die amerikanische Behörde des Gesundheitsministeriums, CDC, das Problem zu einer »großen Bedrohung für die nationale Gesundheit« erklärt hat. Das ist gelinde ausgedrückt. Nach Angaben des CDC wird eines von vier oder fünf Kindern, die gegenwärtig geboren werden, vor seinem achten Lebensjahr die Diagnose Verhaltens- oder Lernstörung erhalten. Ich glaube, dass die alarmierende Zunahme dieser Störungen tatsächlich die größte Bedrohung für die Gesundheit und das Wohlergehen unserer Kinder darstellt, mit der wir in diesem Land jemals konfrontiert wurden, und eine, die ein epidemisches Ausmaß angenommen hat.

Bedenken Sie:

Autismus, vor 15 Jahren noch als seltene Störung betrachtet, gilt nicht mehr als selten. Eines von 68 Kindern ist davon betroffen. Vor zwei Jahren war es noch eines von 88. Ein Anstieg von 29 %. Im Jahre 2007 betrug die Rate 1 von 150. Jungs sind viermal häufiger betroffen als Mädchen. In den Vereinigten Staaten wird einer von 42 derzeit geborenen Jungs vor seinem dritten Lebensjahr die Diagnose »Autismus« erhalten. Bei den Mädchen ist es eines von 189. Laut einer über 16 Jahre laufenden Langzeitstudie hat sich im Laufe der vergangenen 15 Jahre die Anzahl der männlichen Kinder mit der Diagnose Autismus vervierfacht und die der weiblichen versiebenfacht.

ADHS kommt heute zehn Mal häufiger vor als noch vor einer Generation. Und es wird eine weitere Zunahme um 15 bis 20 % pro Jahr erwartet. Das CDC weist auf Studien hin, welche zeigen, dass 11 % der Kinder oder jedes neunte Kind (und einer von fünf High-School-Schülern) mit dieser Störung diagnostiziert wurden – 2002 waren es 7,8 %. Während einer achtjährigen Beobachtungszeit, die im Jahre 2012 endete, erhielten etwa zwei Millionen Kinder die Diagnose ADHS – eine Zunahme von 42 % innerhalb dieses Zeitraums. Von diesen Kindern erhielten 60 bis 70 % mindestens eine weitere Diagnose – ein Phänomen, das bei all diesen Störungen zunimmt. Bei etwa 30 % der Kinder wird sich ADHS bis ins Erwachsenenalter fortsetzen, wobei die Wahrscheinlichkeit erhöht ist, dass dann noch weitere psychische Störungen hinzukommen.

Eine/r von fünf Schüler:innen oder 15 bis 20 % der Schulpopulation hat eine sprachbasierte Lernbehinderung. Legasthenie ist die häufigste Art. Man schätzt, dass etwa 38 % der Viertklässler:innen über eine unterdurchschnittliche Lesefähigkeit verfügen. Weitere 7 % haben so große Schwierigkeiten mit Mathematik, dass es auch dafür einen Namen gibt: Dyskalkulie, die als neurologische Störung betrachtet wird.

Andere Störungen nehmen im gleichen Tempo zu. »Kürzliche Zunahmen an dokumentierten Autismus-Diagnosen sind vielleicht kein singuläres Phänomen bei den neuropsychiatrischen Störungen in der Kindheit, sondern könnten Teil einer umfassenderen epidemischen Entwicklung sein.« Dänische Forscher haben bereits in 2007 darüber berichtet. Diese Studie konzentrierte sich auf die Zunahme des Tourette-Syndroms, der oppositionellen Verhaltensstörung (ODD) sowie ADHS.

ADHS-Medikamente werden Kindern am häufigsten verordnet. Ärzte in den USA verschreiben mehr Medikamente für ADHS als in der gesamten restlichen Welt verordnet werden. Diese Pillen sind so allgegenwärtig und gebräuchlich, dass sie bereits dreijährigen Kindern verabreicht werden. Ärzte stellen allein für Ritalin etwa 20 Millionen Rezepte jährlich aus. Und das wird als konservative Schätzung betrachtet. Laut CDC werden nahezu 70 % der mit ADHS diagnostizierten Kinder medikamentös behandelt, ungeachtet der Tatsache, dass diese Medikamente ernsthafte Nebenwirkungen haben und ihre Langzeiteffekte auf das sich entwickelnde Gehirn noch unbekannt sind. Eine Studie, die die Auswirkungen einer ADHS-Medikation untersuchte, ergab, dass sie langfristig nicht zu einer Verbesserung der schulischen Leistungen führte. Kürzlich entdeckten Forscher:innen der John Hopkins Bloomberg School of Public Health einen direkten Zusammenhang zwischen der Einnahme von stimulierenden ADHS-Medikamenten und Fettleibigkeit und wiesen darauf hin, dass die Pillen möglicherweise biologische

Eigenschaften und Appetitparameter verändern – Veränderungen, die lebenslang anhalten könnten.

Eines von vier Kindern mit sonderpädagogischem Förderbedarf leidet am Tourette-Syndrom. Tatsächlich sind Ärzt:innen überzeugt, dass diese Störung, die durch unkontrollierte verbale oder körperliche Tics gekennzeichnet ist, um 50 bis 75 % häufiger ist, als bisher angenommen.

Heute ist die Wahrscheinlichkeit, dass Kinder eine medikamentöse Behandlung für eine psychische Störung erhalten, doppelt so hoch wie vor 15 Jahren. Bei Erwachsenen ist die Anzahl von psychiatrischen Diagnosen allerdings relativ stabil geblieben, obwohl viele der Meinung sind, dass die nächste epidemische Welle Erwachsene mit Verhaltensstörungen betreffen wird, die bei diesen im Kindesalter nie behandelt wurden. Man schätzt heute, dass 20 % aller Erwachsenen von ADHS betroffen sind. Auch hier ist eine Zunahme zu verzeichnen. Die Zustände, aufgrund derer Kinder am häufigsten in die Notaufnahmen gebracht werden sind Verhaltensstörungen, Angstzustände, Stimmungsschwankungen und Entwicklungsstörungen.

Kinder verbringen heutzutage im Durchschnitt täglich siebeneinhalb Stunden damit, auf Smartphones und Tablets zu starren. Und es gibt Studien, die darauf hinweisen, dass die Gehirne dieser Kinder beim Spielen mit diesen Geräten Informationen nicht auf eine gesunde Weise verarbeiten. Es ist heutzutage nicht ungewöhnlich, ein zweijähriges oder noch jüngeres Kind mit einem Smartphone oder iPad in der Hand zu sehen, das als Ersatzbabysitter dient. Obwohl Eltern instinktiv wissen, dass das falsch ist, schwimmen sie einfach mit dem Strom und gewähren ihren Kindern oft uneingeschränkten Zugang zu diesen Medien.

Diese Statistiken sind, gelinde gesagt, alarmierend. Doch es gibt einen Aspekt, der noch verstörender ist als die epidemische Zunahme an ungesunden psychischen Zuständen bei unseren Kindern, nämlich, dass sich die Methoden, welche von Ärzten, Psychologen und Verhaltenstherapeuten angewendet werden, um diese Störungen zu diagnostizieren und zu behandeln, in über 50 Jahren nicht geändert haben.

- Was ist da los? Oder, besser gesagt, was läuft da schief? Tatsächlich laufen einige Dinge schief:
- Der weitverbreitete aber irrige Glaube, dass Störungen wie Autismus, Asperger-Syndrom, ADHS, Legasthenie und eine ganze Reihe weiterer neurologischer Störungen im Kindesalter separate Probleme seien, ohne anerkannte oder erklärbare Grundursache, außer vielleicht, dass viele Kinder genetisch prädisponiert seien.
- Der weitverbreitete aber irrige Glaube, dass es für diese Probleme keine Lösung gäbe.
- Der ausufernde Einsatz von Psychopharmaka bei Kindern, die die Symptome maskieren, die Probleme aber nicht lösen können, welche eigentlich lösbar sind.
- Wohlmeinende Lehrkräfte und andere Fachleute, die sich akademischer Ansätze bedienen, die diese Störungen noch verschlimmern und vielleicht ungewollt zu den in die Höhe schnellenden Statistiken beitragen.

Für die Eltern eines Kindes mit einer Verhaltens- und/oder Lernstörung kann die Diagnose niederschmetternd sein. Normalerweise wird den Eltern dann erzählt, dass es keine bekannte Ursache für das Problem ihres Kindes gibt – dass es höchstwahrscheinlich genetische Ursachen hat, was dazu führt, dass sie sich noch schlechter fühlen. Aber der Todesstoß kommt mit der Prognose: Es gibt keine Heilung. Bei manchen Kindern, so wird den Eltern gesagt, könnten sich die Symptome im Laufe der Jahre allmählich »auswachsen«, aber sie könnten sich andererseits auch verschlimmern. Am Besten könne die Störung mit Medikamenten unter Kontrolle gebracht werden – Psychopharmaka, die, wie sie schließlich herausfinden, eine lange Liste an Nebenwirkungen haben und deren Langzeiteffekte bisher noch nicht bekannt sind.

Psychopharmaka können die Störung aber nicht heilen, sie verdecken nur die Symptome. Eltern wird sodann geraten, mit der Schule zu sprechen, mit der Lehrerin oder dem Lehrer ihres Kindes zu sprechen. »Suchen Sie einen Psychologen auf. Seien Sie liebevoll, verständnisvoll und geduldig. Eignen Sie sich Coping-Techniken an, um das Problem in den Griff zu kriegen«, denn, so werden die Eltern gewarnt, verhaltensneurologische Dysfunktionen und Lernbehinderungen könnten sich zwar bessern, aber sie würden nie verschwinden. Doch ich sage Ihnen, dass sie verschwinden können. Und das tun sie. Ich habe Beweise in Form von umfänglich dokumentierten Fällen, mit denen ich das belegen kann. Die Antwort ist das Brain-Balance-Programm, ein revolutionärer nicht-medikamentöser Ansatz, der das dem gesamten Spektrum scheinbar separater neurologischer Dysfunktionen zugrunde liegende Problem effektiv korrigiert.

Eine neue Entdeckung der Gehirnforschung: das funktionelle Diskonnektionssyndrom

Das Brain-Balance-Programm basiert auf unseren klinisch belegten Erkenntnissen, dass das Gehirn Ihres Kindes nicht unbedingt für den Rest seines Lebens so funktionieren muss, wie es das zur Zeit tut. Wir haben herausgefunden, dass viele Kinder von Störungen wie Autismus, ADHS, Asperger-Syndrom, Legasthenie etc. genesen können, wenn ihre individuellen entwicklungsbedingten Bedürfnisse erfüllt und die Ursachen, die diesen Störungen zugrunde liegen, angegangen werden. Sogar Kinder, die an den schwersten Formen dieser Störungen leiden, haben das Potenzial, in ihrem Sozialverhalten und ihrer Lernfähigkeit Fortschritte zu machen und Fertigkeiten zu erwerben, die ihre Lebensqualität deutlich verbessern.

Die Neurowissenschaften haben seit Langem verstanden, dass große Teile des Gehirns sowie die linke und rechte Hirnhemisphäre kontinuierlich über elektrische Impulse kommunizieren, damit das Gehirn als Einheit funktionieren kann. Das ist entscheidend, weil jede Hirnhälfte unterschiedliche Funktionen und Aufgaben hat, die uns erlauben, auf die Welt, in der wir leben, zu reagieren. Jüngere Forschungen zeigten allerdings, dass die elektrischen Impulse zwischen den beiden Hirnhälften aus dem Gleichgewicht geraten und die Kommunikation stören, wenn beide Hemisphären nicht im selben Tempo heranreifen. Inzwischen gibt es Belege dafür, dass dieses Kommunikationsproblem verantwortlich für eine Vielzahl von verhaltensbezogenen und sozialen Problemen und Lernbehinderungen ist.

Obwohl die Medizin diese Kinder traditionell unterschiedlichen Gruppen mit abgegrenzten Störungen und bestimmten Symptomen zuordnet – allen voran Autismus, ADHS, Asperger-Syndrom und Legasthenie unter anderen – zeigen neue, modernere Methoden der Auswertung und diagnostischen Bildgebung erstaunliche Ähnlichkeiten in den Gehirnen von Kindern mit diesen Störungen. Wir können jetzt sehen, dass praktisch alle diese Störungen, die das Verhalten und die Lernfähigkeit negativ beeinflussen, tatsächlich auf ein Problem zurückzuführen sind: ein Ungleichgewicht der elektrischen Aktivität zwischen Hirnarealen – insbesondere zwischen der rechten und linken Hirnhemisphäre. Es gibt sogar einen Namen dafür: Funktionelles Diskonnektionssyndrom (FDS).

Wenn man gründlich genug hinschaut, kann man feststellen, dass Kinder mit diesen Störungen eine Menge Symptome gemeinsam haben. Das ist kein Zufall. All diese Symptome weisen auf FDS hin und sie unterscheiden sich nur im Hinblick auf die Hirnhälfte, die im Ungleichgewicht ist, und den Schweregrad des Ungleichgewichts.

Das Konzept der Diskonnektionsstörung (Leitungsstörung) kam tatsächlich bereits Ende des 19. Jahrhunderts auf, als Wissenschaftler feststellten, dass bestimmte neurologische Erkrankungen auf ein Kommunikationsproblem zwischen der linken und rechten Gehirnhälfte und nicht auf eine Schädigung eines bestimmten Bereichs zurückzuführen sind. Sie fanden heraus, dass diese Unterbrechung der Kommunikation spezifische Symptome verursacht, wie wir sie heute beobachten. Allerdings ist eine funktionelle Unterbrechung nicht das Resultat einer Verletzung des Gehirns. Für mich hieß das: Wenn das Gehirn nicht verletzt ist, kann die Unterbrechung behoben werden. Damit das Gehirn normal funktionieren kann, müssen die Aktivitäten in der rechten und der linken Hemisphäre harmonisch zusammenwirken, ähnlich wie in einem Orchester. Wenn eine bestimmte Funktion nicht im Rhythmus bleibt, kann sie die gesamte Hirnhälfte aus dem Takt bringen, sodass die andere Seite sie auszublenden versucht. Diese Disharmonie kann so weit gehen, dass die beiden Seiten nicht mehr in der Lage sind, effektiv Informationen auszutauschen und zu integrieren. Das Gehirn wird funktionell »abgekoppelt«.

Ein Kind mit einer sich verzögert entwickelnden linken Gehirnhälfte wird beispielsweise andere Lernschwächen haben und andere Verhaltensweisen zeigen als ein Kind mit einer sich zu langsam entwickelnden rechten Gehirnhälfte. Es ist vielleicht nicht in der Lage, Wörter zu lesen oder kann sich nicht auf das Lesen konzentrieren. Ein Kind mit einer Funktionsstörung der rechten Gehirnhälfte schaut Sie vielleicht nicht an, wenn es mit Ihnen spricht, weil die Fähigkeit des Gehirns, Körpersprache zu lesen, aus dem Gleichgewicht geraten ist. Die Symptome unterscheiden sich, aber das Problem ist das gleiche: FDS. Es gibt Dutzende anderer Beispiele, aber in seiner simpelsten Erklärung ist dies der Grund, warum Ihr Kind nicht »normal« erscheint. Wenn Eltern zum ersten Mal eine Ärzt:in oder eine andere Fachkraft auf dieses Problem aufmerksam machen, bekommen sie oft zu hören, ihr Kind wirke wie abgekoppelt. Und das trifft genau ins Schwarze.

»ABGEKOPPELTE« KINDER *SIND* ANDERS

Kinder mit funktionellem Diskonnektionssyndrom sind anders, weil sie anders fühlen als andere Kinder. *Sie sind von ihrem Körper abgetrennt.* Deshalb spüren die meisten Kinder mit FDS ihren eigenen Körper nicht besonders gut. Sie haben weder ein Gefühl für sich selbst im Raum noch das Gefühl, geerdet zu sein. Sie wirken unbeholfen und unkoordiniert und es mangelt ihnen an einem Gefühl für Timing und Rhythmus. Sie haben einen geringen oder anomalen Muskeltonus, was sich in einer schlechten Körperhaltung und/oder einem ungeschickten Gang äußert. Ihre Augenbewegungen unterscheiden sich von denen anderer Kinder. Es kann so wirken, als blickten sie in die Ferne, oder ein Auge bewegt sich nicht normal (wir nennen das »träges Auge«).

Sie sind von ihren Sinnen abgeschnitten. Die meisten Kinder mit FDS nehmen die Welt nicht vollständig mit allen fünf Sinnen wahr – Sehen, Hören, Tasten, Schmecken und Riechen –, über die neurotypische Kinder lernen, sich auf die Welt zu beziehen und mit ihr zu interagieren. Viele dieser Kinder können nicht mehr als einen Sinn auf einmal nutzen. Wenn sie gezwungen sind, mehrere Sinne gleichzeitig zu nutzen, fühlen sie sich überfordert. Sie lassen sich leicht von allem ablenken, was sie sehen, hören oder fühlen, und das macht es ihnen unmöglich, sich zu konzentrieren. Dadurch werden sie quasi zu Sklaven ihres Umfelds.

Sie sind sozial und emotional abgekoppelt. Kinder, die ihre eigenen Körperbewegungen nicht spüren, können nicht intuitiv den Zusammenhang zwischen Bewegung und Gefühl wahrnehmen. Sie können weder die Mimik, noch die Tonlage einer anderen Person deuten, die sie darauf hinweisen würden, was der betreffende Mensch denkt. Wo andere Menschen Gefühle ausdrücken, können sie mit ausdrucksloser Miene verharren. Das führt dazu, dass sie sozial und emotional von anderen getrennt sind, was es sehr schwer oder manchmal sogar unmöglich macht, Freundschaften oder Beziehungen zu anderen Menschen aufzubauen.

Diese Kinder scheinen anders zu sein als andere Kinder, weil sie anders *sind.* Sie sind anders, weil sie anders *fühlen.* Kinder mit FDS spüren weder physisch das Gleiche, noch denken sie wie andere Kinder. Sie fühlen sich von ihrem Körper und ihren Sinnen abgeschnitten. Manche können ihren Körper überhaupt nicht spüren oder haben kein Gefühl für sich selbst im Raum.

Diese Abkoppelung äußert sich durch ein ungewöhnliches oder beunruhigendes Verhalten, das von impulsiven Handlungen und emotionalen Ausbrüchen bis hin zur Unmöglichkeit, sich zu konzentrieren, und sozialer Isolation reicht.

Kinder mit FDS haben viele Gemeinsamkeiten. Sie wirken oft ungeschickt, haben einen schwache Muskeltonus und vielleicht die seltsame Angewohnheit, den Kopf zur einen oder andern Seite zu neigen. Vielleicht mögen sie es auch nicht, wenn man sie berührt, oder sie reagieren empfindlich auf bestimmte Geräusche oder Gerüche. Sie werden häufig krank, weil ihr Immunsystem aus dem Gleichgewicht geraten ist, und die meisten sind wählerische Esser, weil ihr Verdauungssystem nicht richtig funktioniert. Welche individuellen Verhaltenssymptome und Lernschwächen ein Kind zeigt, hängt jedoch davon ab, wie sich das Ungleichgewicht im Gehirn manifestiert. Unsere klinische Forschung hat in den vergangenen 15 Jahren ergeben, dass oft drei Arten von Leitungsstörungen existieren, die zu den Symptomen von FDS führen können:

- Eine Abnahme der elektrischen Aktivität in der linken oder rechten Hirnhemisphäre.
- Ein höheres als das normale Aktivitätsniveau bei Arealen in der leistungsstärkeren (größeren) Hirnhemisphäre.
- Eine Kombination von verminderter Aktivität in bestimmten Arealen der schwachen (kleineren) Hemisphäre und erhöhter Aktivität in Arealen der hochfunktionalen Seite.

Der Brain-Balance-Ansatz

Als ich in den 90er-Jahren als Vater eines Kindes mit ADHS und Neurologe anfing, neurophysiologische Störungen zu erforschen, war ich sehr frustriert über das Fehlen von guten, akkuraten Informationen, die mir erklären konnten, was in einem kindlichen Gehirn vor sich ging. Wenn ich Expert:innen fragte, bekam ich vage Antworten zu chemischen Ungleichgewichten und genetischen Prädispositionen und sonst kaum etwas. Die Bücher sagten alle das Gleiche, stellte ich fest. Sie stellten die Symptome vor und führten eine Reihe von Fallgeschichten und Beispielen an. Sie handelten von allgemeinen Behandlungen mithilfe von Medikamenten und behaupteten, diese Zustände wären hauptsächlich genetisch bedingt und nicht heilbar. Das war's dann. Sie erklärten niemals genau, was tatsächlich das Problem war und wie es die Symptome von ADHS, Autismus, Legasthenie und anderer ähnlicher Erkrankungen hervorbrachte. Tatsächlich waren sie sogar vage darin, was denn nun die tatsächlichen Symptome dieser Störungen waren.

Mir wurde klar, dass der Mangel an klaren Antworten daran lag, dass sie keine Fakten darüber hatten, was diese Störungen tatsächlich sind und was sie verursacht. Ich konnte keine einzige neurologische Erklärung finden, die in der Wissenschaft oder bei Pädagog:innen anerkannt war und getestet wurde. Was ich aber wusste und klar sehen konnte, war, dass sich das Problem dramatisch ausweitete. Mir war klar, dass was immer wir taten, offensichtlich nicht funktionierte. Dann stolperte ich über die gut belegte aber selten angeführten Überlegungen zum FDS, und das Brain-Balance-Programm nahm seinen Anfang.

Kindliche neurologische Defekte zeigen viele Gemeinsamkeiten. Sie werden oft als Lernschwierigkeiten oder Verhaltensstörungen etikettiert, was impliziert, die primären Symptome beträfen lediglich das Verhalten und der Rest der kindlichen Entwicklung verliefe glatt und problemlos. Das ist falsch. Jede Störung ist komplex und zieht normalerweise jeden Aspekt des Menschen in Mitleidenschaft. Die Wissenschaft geht jedoch nicht von einem ganzheitlichen Ansatz bei ihren Lösungsansätzen aus.

Wissenschaftler:innen suchen nach wie vor nach Lösungen, indem sie sich auf einen scheinbar singulären, wesentlichen Umstand konzentrieren. Bei ADHS behaupten sie, es wäre ein Aufmerksamkeitsproblem oder Impulsivität. Legasthenie sei ein Leseproblem, Autismus eine Störung der Sozialisation und Kommunikation. Niemand bezog die anderen Probleme mit ein, die diese Kinder ebenfalls haben – Probleme, die Hinweise auf die zugrunde liegenden Ursachen geben können. Aber ich machte das und erkannte, dass es nicht ausschließlich um das Gehirn geht. Jeder Aspekt des Menschen ist/wird von ihm beeinträchtigt. Ich stellte fest, dass die meisten dieser Kinder eine Kombination vieler verschiedener Symptome aufweisen. Darunter findet sich:

- Scheinbar überschießend emotionales oder extrem nichtemotionales Verhalten.
- Schlechte grob- und feinmotorische Fähigkeiten, darunter linkisches Laufen und Ungeschicklichkeit.
- Über- und Unterreaktionen auf Anregung der Sinne, darunter des Geschmacksinns, Geruchsinns, Berührungen.
- Chronische Verdauungsprobleme.
- Wählerische Essensgewohnheiten oder das Gegenteil: Sie möchten alles in Reichweite essen.
- Einschränkungen der Sinne, der Motorik, der kognitiven, schulischen, emotionalen Fähigkeiten, der Krankheitsanfälligkeit, der Lebensmittelverträglichkeiten und der Verdauung.
- Ein unter- oder überaktives Immunsystem.

Wie gesagt, ein Gehirnungleichgewicht ist ein Geist/Körper-Problem und benötigt einen Geist/Körper-Ansatz zu seiner Heilung.

Was die Evidenz zeigt

Neben der anekdotischen Evidenz im Hinblick auf Tausende Kinder, die das Brain-Balance-Programm absolviert haben, belegen Dutzende von wissenschaftlichen Studien, die in den vergangenen Jahren von mir und meinen Kolleg:innen sowie von anderen durchgeführt wurden, die Validität dieses Programms.

Im Jahre 2009, kurz nach der Veröffentlichung der Erstausgabe von Disconnected Kids gründeten meine Kolleg:innen und ich das gemeinnützige *Children‹s Autism Hope Project*, das sich der Untersuchung von Kindern mit neurologischen Störungen und der Veröffentlichung der Ergebnisse verschiedener Programme und Behandlungen, einschließlich Brain Balance, widmet.

Seitdem haben mein Kollege Gerry Leisman und ich über ein Dutzend Studien veröffentlicht und Kapitel für mindestens ein halbes Dutzend Fachbücher über FDS und dessen Bezug zu Autismus, ADHS, Legasthenie und unzähligen anderen neurologischen Störungen bei Kindern geschrieben.

In einer unserer ersten Studien, die im *International Journal of Adolescent Medicine and Health* veröffentlicht wurde, untersuchten wir 60 zufällig ausgewählte Kinder, die an Brain Balance teilnahmen, nachdem sie unabhängig voneinander die Diagnose ADHS erhalten hatten. Die Kinder durchliefen unser dreimonatiges multimodales Programm, das auf die Stimulation der rechten Gehirnhälfte ausgerichtet ist. Am Ende zeigten sich bei allen teilnehmenden Kindern Verbesserungen in mehr als einem Defizitbereich und 85 % zeigten statistisch signifikante Verbesserungen in einer Vielzahl von Defizitbereichen.

Ungefähr 60 % von ihnen verbesserten sich um mindestens zwei Notenstufen in verschiedenen Leistungstests und 35 % verbesserten sich um vier Notenstufen oder mehr. Besonders beeindruckend ist, dass 85 % Prozent von ihnen nach den standardisierten Testkriterien nicht mehr als ADHS-Betroffene eingestuft wurden.

Eine Follow-Up-Studie, die im Jahr 2013 mit mehr als 150 Kindern durchgeführt wurde, verglich Kinder mit ADHS, die das dreimonatige Brain-Balance-Programm durchlaufen hatten, mit Kindern mit der gleichen Behinderung, die nicht am Programm teilgenommen hatten. Der Leiter der Studie, Dr. Leisman, stellte fest, dass alle Kinder in der Behandlungsgruppe über alle Klassenstufen hinweg »eine signifikante Verbesserung von mehr als zwei Jahren aufwiesen, mit Ausnahme des mathematischen Verständnisses«. Bei den Untersuchungen zeigte sich auch »eine signifikante Verbesserung« im Verhalten und eine Verringerung der Hyperaktivitätssymptome. Bei den nicht behandelten Kindern waren praktisch keine Veränderungen zu beobachten.

In jüngerer Zeit stellten Forscher:innen eine Retrospektive zusammen aus den Berichten von Eltern über vier Jahre hinweg zum mentalen Zustand ihrer Kinder, die an Brain Balance teilgenommen hatten. Vor der Teilnahme zeigten alle Kinder bei allen Entwicklungskriterien für ihre Altersstufe unterdurchschnittliche Werte. Fünf bis sechs Monate später berichteten Eltern von einem 25- bis 85,7-prozentigen Anstieg in den folgenden Kriterien für mentales Wohlbefinden: Ängstlichkeit/Panikattacken, Grübeln, depressionsartige Symptome, Laune, zwanghaftes Denken und Verhalten, sozialer Rückzug, Pessimismus und emotionale Regulation, Selbstgewahrsein und Ausdrucksfähigkeit.

Tatsächlich gibt es zahlreiche wissenschaftliche Publikationen, die belegen, dass bei diesen in diesem Buch diskutierten neurologischen Entwicklungsstörungen in der einen Hirnhälfte im Vergleich zur anderen anomales Wachstum stattfindet. Andere Publikationen weisen darauf hin, dass andere derzeitige Behandlungen nicht zielführend sind und sich stärker an der Arbeit orientieren sollten, die wir im Rahmen eines Brain-Balance-Programms durchführen. Zum Beispiel:

- Eine Studie, bei der 110 autistische Kinder im Alter zwischen zwölf und 33 Monaten mit 49 Kindern ohne diese Störung verglichen wurden, ergab, dass die autistischen Kinder eine um fast ein Jahr verzögerte feinmotorische Entwicklung aufwiesen, etwa beim Halten eines Löffels oder eines Spielzeugs. Auch in der Grobmotorik, beim Laufen und Springen war ihre Entwicklung um etwa sechs Monate verzögert. »Für Kinder zwischen einem und drei Jahren sind das erhebliche Defizite«, bemerkte Megan McDonald, eine Expertin für grobmotorische Bewegungsabläufe bei autistischen Kindern, die die Studie durchgeführt hatte. Obwohl die Behandlungspläne für Autismus in der Regel die grobmotorische Geschicklichkeit nicht im Fokus haben, kam sie aufgrund der Ergebnisse zu dem Schluss, dass es notwendig ist, die Entwicklung der motorischen Fähigkeiten in den Behandlungsplan aufzunehmen. Diese Fähigkeiten sind ein Schwerpunkt des Brain-Balance-Programms.

- Eine 2014 durchgeführte Studie mit 14 autistischen Jungen im Alter von sechs bis 14 Jahren mit normalen Sprachfunktionen offenbarte, im Vergleich mit 21 normal entwickelten Jungen laut dem *International Journal of Neuroscience,* latente Defizite und eine langsamere Verarbeitung in der rechten Hirnhemisphäre – also genau das, was wir bei Brain Balance immer wieder feststellen.
- Eine Fallstudie, die ebenfalls im *International Journal of Neuroscience* veröffentlicht wurde, berichtete über die Auswirkungen eines multimodalen, auf die Hemisphären ausgerichteten Programms, das dem Brain-Balance-Programm ähnelt, auf ein Kind mit einer schweren Form von Autismus und geistiger Behinderung, an der nach Ansicht der meisten Fachleute nichts zu ändern war. Das Programm, bei dem spezifische schwache Areale in der rechten Hirnhälfte stimuliert wurden, erzielte »signifikante Verbesserungen« gemäß objektiven Messungen der schulischen Leistungen und des Sozialverhaltens.
- Im Jahre 2014 konnten Forscher:innen, die ein bildgebendes Verfahren, genannt funktionelles MRT (fMRT) anwendeten, tatsächlich feststellen, dass die Verbindungen zwischen der rechten und linken Gehirnhälfte stärker werden, während der Fötus heranreift. »Wir sehen ein Bild der entstehenden Konnektivität; die rechte und die linke Seite bauen eine Art Brücke zueinander«, sagte die Studienleiterin Moriah

Thomason von der *Wayne State University School of Medicine*. »Die Studie sollte, auch wenn sie nur vorläufige Ergebnisse liefert, dazu beitragen, das wir besser verstehen, wie und wann bei der Gehirnentwicklung etwas schiefläuft«, schloss Thomason.

- Wissenschaftler:innen von Carnegie Mellon, der University of California, San Diego und des Weizman Instituts in Israel fanden heraus, dass Probleme mit der hemisphärischen Synchronisation zwischen der rechten und linken Gehirnhälfte schon bei einjährigen Kindern festgestellt werden können. Sie fanden außerdem heraus, dass das spezifische Zeitfenster, innerhalb dessen das Gehirn aus dem Takt gerät, bestimmt, welche Art von Symptomen ein Kind schließlich zeigen wird.
- In der Zeitschrift *Cerebral Cortex* wurde über eine Studie berichtet, bei der Forscher:innen die Gehirne von 53 männlichen Probanden im späten Kindes- und frühen Erwachsenenalter mit hochfunktionalem Autismus untersuchten und feststellten, dass deren Verhaltensstörungen das Resultat einer Abnahme der neuronalen Aktivität zwischen Verbindungen in bestimmten Bereichen waren. Sie stellten außerdem fest, was auch andere Wissenschaftler:innen bei der Untersuchung der Gehirne von Kindern und Erwachsenen mit Autismus entdeckt haben, nämlich, dass die Brücke zwischen den beiden Hirnhälften, das sogenannte Corpus Callosum kleiner war als bei gleichaltrigen männlichen Probanden mit normalen Gehirnen. Einige Forscher:innen vertreten die Ansicht, dass dieser Defekt zur Entstehung von Autismus beiträgt. Ich glaube jedoch, dass dieser »Defekt« eine Folge von Autismus ist.
- Brasilianische Forscher:innen führten eine Elektroenzephalographie (EEG) bei einer Gruppe von autistischen Jungen im Alter von sechs bis 14 Jahren durch und verglichen die Ergebnisse mit denen von Jungen gleichen Alters, die nicht an Autismus erkrankt waren. Wie in der Zeitschrift *Clinical Neurophysiology* berichtet wurde, stellten sie eine abnorme Konnektivität zwischen den beiden Gehirnhälften bei den autistischen Jungen fest, aber nicht bei den Jungen ohne Autismus.

Warum Ihr Arzt FDS nicht erwähnte

Sie würden gerne glauben, dass es einen Labortest, einen Gehirn-Scan oder irgendetwas anderes gibt, das von Ärzt:innen, Psycholog:innen oder Verhaltenstherapeut:innen angewandt wird, um die Diagnose ADHS, Autismus, Legasthenie, Zwangsstörung und einer ganzen Reihe anderer neurologischer Störungen in der Kindheit stellen zu können. Leider ist dies nicht der Fall.

Es gibt keine einheitlichen anatomischen oder physischen Marker für diese Beschwerdebilder. Die Diagnose jeder dieser Störungen ist rein subjektiv und basiert auf Ihren Antworten auf eine Reihe von Fragen, die sich auf die Symptome Ihres Kindes beziehen und darauf, wie Ihre Antworten interpretiert werden. Nichts ist konkret, außer den Fragen selbst, die direkt aus dem Handbuch DSM (diagnostischer und statistischer Leitfaden psychischer Störungen) stammen, das erstmals 1952 veröffentlicht wurde. Es wurde 1992 und 2013 einer grundlegenden Überarbeitung unterzogen.

Das DSM-5, wie es jetzt genannt wird, wird von Fachleuten allgemein verwendet, um psychische Störungen zu diagnostizieren und zu klassifizieren. Es war die erste größere Überarbeitung seit 20 Jahren und sie ist nicht unumstritten – vor allem wegen der Art und Weise, wie diese Störungen »etikettiert« werden oder eben nicht. Es wurden drei Untergruppen gestrichen, die zuvor unter die weit gefasste Definition von Autismus-Spektrum-Störungen (ASS) fielen: Autismus, Asperger-Syndrom und tiefgreifende Entwicklungsstörungen ohne weitere Spezifizierung (PDD und NOS) – und eine neue Kategorie hinzugefügt: die soziale Kommunikationsstörung (soz. K). Das funktionelle Diskonnektionssyndrom wird nicht erwähnt, obwohl es in der modernen Forschung als ein Zustand anerkannt ist, der neue Wege zum Verständnis und der Heilung von schweren neurologischen Störungen eröffnet.

Umstritten ist auch die nun eingeschränktere Auswahl an Diagnosekriterien, die einer Studie zufolge jedes Jahr Tausende von entwicklungsverzögerten Kindern ohne die Diagnose zurücklässt, die sie eigentlich benötigen, um soziale Dienste, pädagogische Unterstützung und medizinische Leistungen in Anspruch nehmen zu können.

Eine von einem Forscherteam der *Columbia University School of Nursing* durchgeführte Studie schätzt, dass die DSM-5-Leitlinien 31 % der Kinder außen vor lassen, die nach dem alten Handbuch mit ASS diagnostiziert worden wären. »Wir werden möglicherweise die Diagnose und Behandlung einiger der am meisten gefährdeten Kinder mit Entwicklungsverzögerungen versäumen«, sagte Kristine Kulage, eine der Autorinnen der Studie. Falls Sie ein Kind haben, bei dem seit Mai 2013 eine neurologische Verhaltensstörung diagnostiziert wurde, hat Ihre Ärztin oder Therapeutin höchstwahrscheinlich das DSM-5-Manual für die Entscheidung herangezogen. Davor wurde das alte Handbuch verwendet. Künftige Diagnosen werden jedoch höchstwahrscheinlich auf der Grundlage des DSM-5 gestellt.

So kommt eine Diagnose üblicherweise zustande: Aus eigener Besorgnis oder manchmal auch auf Drängen des Lehrers Ihres Kindes oder der Kinderärztin vereinbaren Sie einen Termin bei einer Spezialist:in für neurologische Störungen im Kindesalter. Nach einem kurzen Gespräch mit Ihnen und Ihrem Kind kommt die Expert:in zu dem Schluss, dass die Defizite Ihres Kindes – verhaltensbezogen, sozial oder schulisch – eine psychische Störung sein könnten. Die Ärztin holt einen vom DSM hergeleiteten Fragebogen hervor und befragt Sie zu den Symptomen Ihres Kindes. Die endgültige Diagnose hängt von der Anzahl und Dauer der Symptome ab, die den Kriterien des Handbuchs entsprechen. Aber auch dieses Prozedere ist nicht so eindeutig, wie es klingt. Die Fragen auf der Liste, die die Symptome einkreisen sollen, können vage sein, was ihre korrekte Beantwortung schwierig machen kann. Und wie die Expertin oder der Experte Ihre Antworten dann interpretiert, ist größtenteils subjektiv und damit höchst fehleranfällig. Wir wissen zum Beispiel, dass sich als »normal« angesehene soziale und verhaltensbezogene Kompetenzen von Kind zu Kind signifikant unterscheiden. An welchem Punkt überschreitet also ein Verhalten die Grenze von »normal« zu »anormal«? Außerdem ist es möglich, dass Gutachter:innen entweder großzügiger oder weniger gewissenhaft in ihren Annahmen über das Verhalten eines Kindes sein können, insbesondere, da das Etikett »Autismus« immer noch mit einem gewissen Stigma behaftet ist – wenngleich auch nicht mehr annähernd so stark wie in der Vergangenheit. Der subjektive Charakter des DSM trägt nur dazu bei, die Kontroverse über die Ursachen für die Zunahme der Störungen, die wir heute bei Kindern beobachten, anzufachen.

Irrige Vorstellungen darüber, was Legasthenie ist

Von allen Störungen, die wir bei Brain Balance behandeln, ist Legasthenie eine Lernbehinderung, die das Lesen und Verarbeiten von Sprache zur Herausforderung macht – sie ist diejenige, die am meisten missverstanden wird. Sie wird fälschlicherweise als ein Problem mit dem Lesen wahrgenommen, das durch die mentale Umkehrung oder das Vertauschen von Buchstaben verursacht wird – und als etwas, das die Betroffenen ein Leben lang begleitet. Wir haben festgestellt, dass das nicht der Fall ist. Es handelt sich zwar um eine Leseschwäche, aber eine, die auf die Unfähigkeit, den Klang von Buchstaben zu unterscheiden, zurückzuführen ist, welche durch eine Schwäche in der linken Hirnhälfte verursacht wird. Tatsächlich war Leisman 2002 der Erste, der mithilfe von EEG-Messungen nachweisen konnte, dass die synchronisierte Aktivität zwischen zwei Hirnarealen (die sogenannte temporale Kohärenz) bei Legasthenikern anders abläuft: Die Aktivität ist in der rechten Gehirnhälfte höher als in der linken. Dadurch wird das Buchstabieren, Schreiben und sogar das Sprechen erschwert: Die linke Seite reagiert zu langsam auf die rechte Seite. Aber wenn Sie die linke Seite dazu bringen können, mit der rechten gleichzuziehen, wie wir es mit Brain Balance tun, können die mit Legasthenie verbundenen Probleme abnehmen und sogar ganz verschwinden.

Eine im Jahr 2013 von belgischen Wissenschaftler:innen durchgeführte Humanstudie ergab, dass es sich bei Legasthenie eher um eine fehlerhafte Verschaltung im Gehirn handelt – entgegen der weit verbreiteten wissenschaftlichen Annahme, dass der Zustand auf eine verzerrte Klanginterpretation zurückzuführen sei. Zu unserer Überraschung, und ich denke, auch zur Überraschung eines Großteils der Legasthenie-Forschungsgemeinschaft, fanden wir heraus, dass die phonetischen Repräsentationen bei Menschen mit Legasthenie vollkommen intakt sind«, kommentierte Bart Boets, einer der Wissenschaftler. Sie stellten allerdings fest, dass Menschen mit Legasthenie eine »deutlich schlechtere Konnektivität« zwischen den für die Sprachproduktion zuständigen Hirnarealen aufweisen. Andere Studien über Legasthenie stützen diese neuen Forschungsergebnisse:

- Die Wissenschaftler Timothy Keller und Marcel Just von der Carnegie Mellon University zeigten, dass intensiver Unterricht zur Verbesserung der Lesefähigkeiten bei kleinen Kindern mit Legasthenie das Gehirn dazu bringt, sich physisch neu zu verdrahten, neue weiße Substanz zu bilden und die Kommunikation zwischen den betreffenden Hirnarealen zu verbessern. In einem Artikel in der Zeitschrift *Neuron* berichten sie, dass die Gehirn-Scans von Kindern im Alter von acht bis zehn Jahren zeigten, dass sich die Qualität der weißen Substanz – des Gewebes, das Signale zwischen den Bereichen, in denen Informationen verarbeitet werden, weiterleitet – erheblich verbessert hat, nachdem die Kinder 100 Stunden Förderunterricht erhalten hatten.
- Kinder mit Legasthenie haben auch Defizite bei der auditiven Verarbeitung, insbesondere bei der Phonetik. Es bereitet ihnen beispielsweise Schwierigkeiten, die Anfangslaute der Buchstaben *B* und *P* zu unterscheiden. Forscher:innen der Universität Würzburg fanden heraus, dass mentale Übungen, die die Wahrnehmung von Sprachlauten fördern sollen, die Lese-und Schreibfähigkeiten von Kindern mit Legasthenie signifikant verbessern. Genau das machen wir bei Brain Balance.
- Eine Studie, an der 682 Kinder mit Legasthenie und auditiven Verarbeitungsstörungen teilnahmen, ergab, dass Übungen, die auf diese Schwächen zugeschnitten sind, die Lesefähigkeit deutlich verbesserten und die Fehlerquote beim Buchstabieren um 40 % reduzierten. Auch hier haben wir wieder das gleiche Ergebnis bei Brain Balance.

- An der Universität in Freiburg fanden Forscher:innen heraus, dass Erwachsene mit Legasthenie doppelt so viele Fehler bei Aufgaben machten, bei denen es um visuelle Aufmerksamkeit und Augenbewegungen geht, wie Menschen ohne Legasthenie. Das ist nicht überraschend. Als die Forscher:innen jedoch die Gehirne von Kindern, die an Legasthenie litten, mithilfe einer Reihe von Augenübungen trainierten, wie wir es bei Brain Balance tun, machten die Kinder nach nur drei bis sechs Wochen Training nur halb so viele Fehler. Sensorisches Training ist ebenfalls ein wichtiger Bestandteil von Brain Balance.

Es ist offensichtlich, dass Kinder mit Leseproblemen Nachhilfe benötigen, aber wenn andere Probleme, die mit Legasthenie einhergehen – einschließlich schlechte Primitivreflexe, fein- oder grobmotorische und sensorische Verarbeitungsstörungen sowie Ernährungsfragen – nicht angegangen werden, wird sich das Gehirn nicht verändern und das Problem wird nicht behoben. Das gilt ebenso für Autismus, das Asperger-Syndrom, ADHS und die anderen Verhaltensstörungen und Lernbehinderungen, die wir heute beobachten.

Das Gehirn *kann* sich verändern

Das alles ist möglich aufgrund der Fähigkeit des Gehirns, sich neu zu strukturieren, und zwar nicht nur in der Kindheit, sondern ein Leben lang. Einst herrschte in der Wissenschaft die Überzeugung vor, dass das Gehirn von Geburt an fest verdrahtet sei – dass es unveränderlich und nicht in der Lage sei, ein fehlerhaftes Wachstumsmuster zu korrigieren. Das stimmt einfach nicht. In den vergangenen Jahrzehnten haben Neurowissenschaftler:innen herausgefunden, dass das Gehirn in der Tat ziemlich plastisch ist, das heißt, dass es die Fähigkeit besitzt, sich physisch und chemisch zu verändern – wenn es die richtige Art von Stimulation erhält. Diese Fähigkeit wird als Neuroplastizität bezeichnet.

Durch Untersuchungen des Gehirns mit bildgebenden Verfahren haben wir gesehen, dass die schwache Seite durch die richtige Stimulation tatsächlich größer und schneller wird. Die Abstände zwischen den Zellen werden kleiner und neue Verbindungen wachsen. Infolgedessen können diese neuen Verbindungen der schwachen Seite mit den reiferen Zellen auf der funktionierenden Seite kommunizieren und wieder in den Rhythmus kommen. Das Gehirn beginnt wieder als Einheit zu funktionieren. »Abgekoppelte« Kinder werden wieder zu verbundenen Kindern.

Genau darum geht es beim Brain-Balance-Programm. Es ist ein revolutionärer neuer Ansatz, um Lern- und Verhaltensstörungen bei Kindern zu erkennen und diesen Kindern zu helfen. Er stellt das herkömmliche Denken auf den Kopf.

▶ Brain-Balance-Unterschied Nr. 1: Es gibt eine Lösung für das Problem.

Bislang wurden Störungen im Zusammenhang mit den Symptomen, die aus einem Ungleichgewicht im Gehirn resultieren als lebenslanges Problem betrachtet – ohne Möglichkeit der Heilung oder Korrektur. Wir haben festgestellt, dass das einfach nicht der Fall ist. Ein Ungleichgewicht kann behoben werden. Wir haben gezeigt, dass die schwachen Gehirnareale neu verdrahtet werden können, um zu den stärkeren aufzuschließen, sich wieder zu verbinden und wieder in den normalen synkopischen Rhythmus zu gelangen.

▶ Brain-Balance-Unterschied Nr. 2: Medikamente sind nicht die Lösung.

Bislang waren Medikamente das beste Mittel, um die Symptome der unzähligen Störungen zu bekämpfen, die mit einem Ungleichgewicht des Gehirns einhergehen. Diese Medikamente haben allerdings eine lange Liste von Nebenwirkungen. Die Kontroversen bezüglich dieser Arzneimittel führen zu großen Ängsten bei den Eltern, denen empfohlen (oder in manchen Fällen sogar angeordnet) wird, sie ihren Kindern zu verabreichen. Das ist einfach nicht notwendig. Ich bin nicht grundsätzlich gegen Medikamente und bin überzeugt, dass sie bei Kindern mit schweren Symptomen hilfreich sind. Aber Medikamente sind nicht die Lösung. Die umfangreichste Studie, die jemals über Ritalin durchgeführt wurde, sowie andere, kleinere Studien ergaben, dass Medikamente keinen langfristigen Nutzen bringen und sogar zu schlechteren Noten bei Jungen und mehr emotionalen Problemen bei Mädchen führen können.

Brain Balance ist ein absolut ganzheitlicher, multimodaler Ansatz zur Korrektur des Ungleichgewichts. In dem Maße, in welchem sich das Ungleichgewicht selbst korrigiert, werden die Symptome geringer und verschwinden schließlich ganz. Eine medikamentöse Behandlung ist nicht erforderlich.

▶ Brain-Balance-Unterschied Nr. 3: Wir betonen nicht das Positive.

Der traditionelle und immer noch beliebte Ansatz im Umgang mit Lernproblemen im Klassenzimmer ist die Stärkung der starken Hemisphäre, während die dysfunktionale oder »defekte« Seite ignoriert wird. Die vorherrschende Meinung ist: »Johnny ist so begabt in Mathematik, konzentrieren wir uns also darauf. Das macht ihn schlauer und er wird sich gut fühlen«. Wir haben festgestellt, dass diese Strategie das Problem sogar noch vergrößert! Sie führt nur dazu, dass die besser funktionierende Seite noch dominanter wird, während die schwächere keine Beachtung findet. Das ist einer der Gründe, weshalb die Vorstellung aufrechterhalten wird, dass diese Probleme nicht korrigiert werden können.

Brain Balance macht genau das Gegenteil, indem es sich nur auf das konzentriert, was »defekt« ist. Mit gezielten Übungen wird das Wachstum der schwächeren Hemisphäre angeregt, damit sie zur dominanten Seite aufschließen kann. Ich nenne es die »Aufhol-Theorie«: Das Gehirn hat die Fähigkeit, sich buchstäblich selbst einzuholen – und dahin zu gelangen, wo es sein sollte.

▶ Brain-Balance-Unterschied Nr. 4: Ein Problem, eine Lösung

In einem traditionellen Setting bestimmen spezifische Symptome die Diagnose. Brain Balance hingegen betrachtet die meisten Lern- und Verhaltensstörungen als ein einziges Problem: das Funktionelle Diskonnektionssyndrom. Deshalb kann ein Programm – das Brain-Balance-Programm – die Lösung für scheinbar unzählige Störungen sein.

Störungen, die rückgängig gemacht werden können

Wir haben festgestellt, dass das Brain-Balance-Programm den meisten Kindern helfen kann, denen eine Autismus-Spektrum-Störung, ADHS, Legasthenie oder andere Lernbehinderungen oder Verarbeitungsstörungen bescheinigt wurde. Brain Balance kann auch jene Zustände korrigieren, die unter den Begriff »tiefgreifende Entwicklungsstörung« fallen, eine Gruppe komplexer Symptome, die sich in der Unfähigkeit widerspiegeln, auf normale Weise Kontakte zu pflegen oder zu kommunizieren.

Einige Forscher:innen glauben, dass schwerere neurologische Störungen, insbesondere die bipolare Störung und die Schizophrenie, ebenfalls unter das FDS-Spektrum fallen und daher durch das Brain-Balance-Programm verbessert werden können. Wir haben in unseren Zentren zwar noch nicht mit vielen bipolaren oder schizophrenen Kindern gearbeitet, aber wir glauben, dass jedes Kind einzigartig ist und von Brain Balance profitieren kann. Zu den Störungen, die wir erfolgreich behandeln konnten, zählen:

Aufmerksamkeitsdefizit-/Hyperaktivitätsstörung. Eine sehr weit gefasste Diagnose, die Symptome einschließt, welche von der Unfähigkeit, sich zu konzentrieren und zu fokussieren bis hin zu extremer Hyperaktivität und mangelnder Impulskontrolle reicht, die so weit gehen kann, dass sie Beziehungen innerhalb der Familie, in der Schule und in Freundschaften sprengt.

Autismus und Autismus-Spektrum-Störungen (ASS). Eine extreme Unfähigkeit, normal zu kommunizieren und soziale Beziehungen aufzubauen. Sie geht oft mit komplexen Verhaltensauffälligkeiten einher, wie zum Beispiel der anhaltenden Fixierung auf ein Objekt oder eine Abfolge von Wörtern oder der völligen Unfähigkeit, zu sprechen. Sie gilt als die komplexeste neurologische Störung im Kindesalter, die am schwersten zu verstehen ist. ASS wird heute manchmal auch als tiefgreifende Entwicklungsstörung (PDD) bezeichnet.

Asperger-Syndrom. Ähnlich wie bei Autismus, aber mit hervorragenden verbalen Fähigkeiten. Wird oft als »Kleiner-Professor-Syndrom« bezeichnet, weil es in der Regel mit einer hohen Intelligenz und einer zwanghaften Fixierung auf bestimmte Wissensgebiete einhergeht. Obwohl das Syndrom nicht mehr als eigenständiges Krankheitsbild im Sinne des neuen DSM gilt, sind der Begriff und die Beschreibung der damit verbundenen spezifischen Symptomatik immer noch gebräuchlich.

Legasthenie und Verarbeitungsstörungen. Die Unfähigkeit, die Lautwerte der Buchstaben zu identifizieren, was auch das Buchstabieren, Schreiben und Sprechen erschwert.

Nonverbale Lernbehinderung. Gekennzeichnet durch eine sehr niedrige nonverbale Intelligenz und durchschnittliche bis überdurchschnittliche verbale Intelligenz.

Zwangsstörung (OCD). Eine Angststörung, die durch ein Muster an Ritualen oder zwanghaftem Denken gekennzeichnet ist, bis hin zur Beeinträchtigung des Alltagslebens.

Oppositionelle Verhaltensstörung oder Oppositionelle Trotzstörung (ODD). Gekennzeichnet durch offen feindseliges und trotziges Verhalten, meist gegenüber Autoritätspersonen.

Sensorische Verarbeitungsstörung (SPD). Diese Störung liegt vor, wenn sensorische Signale nicht integriert werden, um angemessene Reaktionen zu ermöglichen. Die verschiedenen Arten von Sinneseindrücken werden durch multisensorische Integration verarbeitet. SPD ist gekennzeichnet durch erhebliche Probleme bei der Einordnung von körperlichen Sinnesempfindungen sowie Sinneseindrücken aus der Umwelt und äußert sich in Form von Leistungsschwächen in einem oder mehreren der wichtigsten Lebensbereiche: Produktivität, Freizeit, Spiel oder anderen Alltagsaktivitäten.

Tourette-Syndrom. Gekennzeichnet durch unkontrollierbare, plötzliche, sich wiederholende, ungewollte Muskelzuckungen oder verbale Tics (Wortäußerungen).

Wie Brain Balance funktioniert

Das Brain-Balance-Programm basiert auf einer von mir entwickelten Technik namens Hemisphärische Integrationstherapie (HIT). Zunächst wird ein Kind einer Reihe von Tests unterzogen, um seine Symptome und funktionellen Fähigkeiten beurteilen zu können und die betroffene Hemisphäre sowie die Funktionen innerhalb dieser Hemisphäre, die aus dem Gleichgewicht geraten sind, zu bestimmen. Dann wird eine Reihe von sensorischen, körperlichen und mentalen Übungen ausgewählt, die direkt auf die gestörten Bereiche abzielen. Zunächst werden diese Übungen separat eingesetzt, um funktionelle Schwächen zu bessern. Danach wird mit den Übungen gleichzeitig gearbeitet, um große Bereiche des Gehirns, insbesondere die beiden Hemisphären, zu integrieren und wieder in Einklang zu bringen.

Für diese Übungen wird dreimal pro Woche etwa eine Stunde benötigt. Das Brain-Balance-Programm beinhaltet auch ein Ernährungsprogramm zur Behebung von Ernährungsproblemen, die es bei Kindern mit FDS recht häufig gibt. Brain Balance befasst sich auch mit den

Bedingungen des familiären Umfelds. Die Studienlage weist stark darauf hin, dass diese ebenfalls mit dem Problem in Zusammenhang stehen. In Kapitel 4 werden alle Ursachen beschrieben, die mit diesen Bedingungen verbunden sind. Sie zu beachten ist wichtig, weil es Ihnen helfen kann, die Hintergründe für die Entstehung dieser Störungen besser zu verstehen. Bitte lesen Sie unbedingt dieses Kapitel.

Die Ergebnisse des Brain-Balance-Programms sind durchaus erstaunlich. Über 20.000 Kinder haben das Programm absolviert und signifikante Verbesserungen erzielt. Viele Kinder mit Lernschwächen, die an Brain Balance teilgenommen haben, haben sich nach dreimonatiger Teilnahme um mehrere Notenstufen verbessert.

Wir konnten beobachten, dass zurückgezogene Kinder, die nie gesprochen haben, zu glücklichen, geselligen, erfolgreichen Schüler:innen wurden. Viele von ihnen wurden sogar erneut getestet, nur um festzustellen, dass sie nicht mehr die Kriterien für eine Entwicklungsstörung erfüllen, so wie die zwölfjährige Becky, deren Zitat am Anfang dieses Kapitels steht. In diesem Buch werden Sie von vielen anderen Kindern wie Becky hören.

In den vergangenen 20 Jahren habe ich über tausend Fachleuten aus dem Gesundheits- und Bildungswesen auf der ganzen Welt vermittelt, wie sie einige der Prinzipen des Brain-Balance-Programms umsetzen können, und jetzt möchte ich es Ihnen vermitteln. Ich glaube, dass der Weg, diese epidemische Zunahme von neurologischen Störungen (die die geistige Gesundheit künftiger Generationen bedrohen) zu stoppen, darin besteht, so vielen Menschen wie möglich die Tools an die Hand zu geben, mit denen diese Störungen korrigiert und behoben werden können – sowie die Informationen, die dazu beitragen, solchen Störungen vorzubeugen. Zu diesem Zweck habe ich mein supervisiertes Programm so angepasst, dass Eltern, Lehrkräfte und Kliniker:innen es nutzen können, um nachhaltige Ergebnisse zu erzielen. Dieses Buch ist Ihr Leitfaden zum Erlernen und Anwenden desselben Basisprogramms zu Hause, bei Ihrem eigenen Kind. So können Sie messbare, positive Ergebnisse erzielen, ähnlich denen, die wir in unseren Zentren sehen.

Während Sie und Ihr Kind sich durch die in diesem Buch beschriebenen körperlichen und geistigen Übungen sowie das Ernährungs- und Verhaltensprogramm hindurcharbeiten, sollten Sie eine allmähliche Veränderung in den schulischen Leistungen und der Motorik feststellen, wenn das Gehirn Ihres Kindes sich selbst »einholt« und in einen normalen, gesunden Rhythmus findet. Ich werde Sie auf dem gesamten Weg zu diesem wunderbaren Ziel begleiten.

Das Melillo-Brain-Balance-Programm für zu Hause wird Ihnen vermitteln, wie Sie

- bei Ihrem Kind ein Defizit der linken oder rechten Hirnhälfte feststellen können.
- den Bereich oder die Bereiche mit verminderter elektrischer Gehirnaktivität und/oder die Areale mit erhöhter Aktivität bei Ihrem Kind identifizieren können.
- Ernährungsdefizite aufspüren können, die höchstwahrscheinlich zu den Symptomen Ihres Kindes beitragen und diese verschlimmern.
- die notwendigen Ernährungsumstellungen vornehmen können, um das Problem biochemisch zu korrigieren.
- den Lebensstil und das häusliche/familiäre Umfeld untersuchen können, um dann positive Veränderungen vorzunehmen, von denen alle Familienmitglieder profitieren.
- Verhaltensstrategien implementieren können, die dazu beitragen, Spannungen innerhalb der Familie abzubauen, welche auf Verhaltensweisen beruhen, die mit der Zeit verschwinden werden, wenn das Ungleichgewicht behoben ist.

Folgende Resultate können Sie erwarten:

- Verbesserte schulische Leistungen, sogar bessere Noten.
- Weniger negatives Verhalten.
- Beseitigung von abwegigem und/oder extremem Verhalten.

- Deutliche Verbesserung der kommunikativen und sozialen Kompetenzen.

Doch bevor wir beginnen, müssen Sie grundsätzlich verstehen, wie sich das Gehirn eines Kindes entwickelt und was im Gehirn passiert, wenn eine Diskonnektivität auftritt.

Brain-Balance-Fallbeispiel: *Sam*

Ein Eltern-Albtraum endet

Sam lebte im Grunde in einer Blase, als seine Mutter den 14-Jährigen zum ersten Mal in eines unserer Brain-Balance-Zentren brachte. Seine Diagnose war der Albtraum aller Eltern: ADHS, tiefgreifende Entwicklungsstörung und Asperger-Syndrom. Er funktionierte auf einem sehr niedrigen Niveau, und es war offensichtlich, dass er frustriert war. Beim Sprechen kam er beispielsweise oft ins Stocken und machte Geräusche und unbeholfene Gesten, um seinen Standpunkt verständlich zu machen. Er war nicht in der Lage, die unausgesprochenen Regeln und Signale des sozialen Umgangs zu verstehen.

Bevor sie zu Brain Balance kamen, hatte seine Mutter die ganze Bandbreite an Therapien ausprobiert: Logopädie, Ergotherapie, kognitive Verhaltenstherapie – jedoch mit sehr mäßigem Erfolg. Die glutenfreie Ernährung, die sie ebenfalls ausprobierte, hatte praktisch keine Auswirkungen auf seine Hauptprobleme.

Wir führten Sam durch ein motorisch-sensorisches Programm, das auf die defizitären Bereiche in seiner rechten Gehirnhälfte ausgerichtet war. Außerdem verordneten wir ein bestimmtes Ernährungsprogramm, um spezifische Vitamin- und Nährstoffmängel auszugleichen. Die Ergebnisse waren verblüffend. Er wurde ruhiger, war in der Lage, logische Schlüsse zu ziehen und lernte, intellektuell zu verstehen, wie er mit seinem Ärger und seiner Frustration umgehen konnte.

»Sam wurde auf eine Weise ›aufgeweckt‹, wie ich es nie für möglich gehalten hätte,« schrieb seine Mutter, nachdem er das dreimonatige Programm absolviert hatte.

»Er kann sich nun auf eine viel reifere Art und Weise ausdrücken, vor allem in Bezug auf seine Gefühle. Er führt sogar Beispiele an. Er war tatsächlich in der Lage, seiner Lehrerin klarzumachen, dass er nicht länger zulassen wird, vor der Klasse von ihr gedemütigt zu werden.«

Eine weitere sehr positive Entwicklung: Die Familienmahlzeiten sind von einem chaotischen Albtraum zu einem Vergnügen geworden. »Sam muss nicht mehr alle Bestandteile der Mahlzeit separat nacheinander essen und besteht auch nicht mehr darauf, dass sich die verschiedenen Speisen auf seinem Teller nicht berühren«, berichtet seine Mutter. »Seine Handschrift hat sich verbessert. Sie ist jetzt sogar lesbar! Und er hört jetzt zu. Er kann inzwischen viel besser ausdrücken, wo er gerade steht und wie er sich fühlt.«

KAPITEL 2

Das Gehirn eines Kindes ist veränderbar

Wie das sich entwickelnde Gehirn verdrahtet ist

Als der Moment gekommen war, nahm Bobby seinen Platz inmitten der Gleichaltrigen ein. Es gab keinen Zusammenbruch, kein Weinen, er hielt sich nicht die Ohren zu und schloss nicht die Augen. Es war, als ob der Autismus den Raum verlassen hätte und Bobby dageblieben sei.

BOBBYS MUTTER MARILYN

Die meisten Menschen denken bei »Gehirnentwicklung« an all das Wissen, das wir von unserem ersten Atemzug an zwischen unsere Ohren stopfen. Das ist keine abwegige Annahme, wenn man bedenkt, dass ein Baby mit etwa 100 Milliarden Gehirnzellen geboren wird. Das sind mehr Gehirnzellen mit mehr Verbindungen in einem winzigen Kopf als es Sterne in der Galaxie gibt! Es mag Ihnen schwerfallen, sich dies vorzustellen, vor allem, wenn Sie bedenken, dass das Gehirn eines Babys bei der Geburt nur ca. 300 Gramm wiegt, also etwa 25 % seines späteren vollen Gewichts. Aber es gibt eine plausible Erklärung dafür: Diese Gehirnzellen müssen, genau wie das Gehirn selbst, erst noch wachsen. Wenn sie reifen, werden die Gehirnzellen, die sogenannten Neuronen, größer und stärker und bilden tentakelartige Verzweigungen, um sich mit anderen Neuronen zu verbinden und mit ihnen zu kommunizieren und so die Voraussetzungen für unser Überleben und Gedeihen zu schaffen: für unsere Fähigkeit, folgerichtig zu denken, die Welt um uns herum wahrzunehmen, Gefühle auszudrücken, zuzuhören, zu kommunizieren und zu lernen. Das ist die wahre Dimension der Gehirnentwicklung.

Das Gehirn bei der Geburt

Die meisten Menschen glauben, dass wir mit einem vollständig ausgebildeten Gehirn zur Welt kommen, so wie wir beispielsweise mit allen lebenswichtigen Geweben geboren werden, die das Herz schlagen lassen. Das ist aber nicht der Fall. Tatsächlich ist das Gehirn das einzige Organ, das bei der Geburt nicht vollständig entwickelt ist. Nur die Grundstrukturen sind bereits vorhanden. Das Gehirn beginnt jedoch lange, bevor es vollständig ausgebildet ist, als lebenswichtiges, funktionierendes Organ zu arbeiten. Das Wachstum des Gehirns setzt etwa 40 Tage nach der Empfängnis ein, wenn der Kortex, die graue Substanz, die wie tiefe Falten oder Furchen aussieht, sich zu bilden beginnt. Der Neokortex, wie er in der fötalen Entwicklung genannt wird, ist die Keimzelle für die Entstehung von Neuronen, die jetzt rasch sprießen und zunehmen, manchmal mit einer Geschwindigkeit von einer Viertelmillion pro Minute. In den folgenden 125 Tagen findet eine ständige, explosionsartige Bildung neuer Neuronen statt – wie ein Feuerwerk aus den Tiefen des Neokortex. Aber das geschieht nicht planlos. Ihre Wanderung zu ihrem Bestimmungsort wird größtenteils durch den genetischen Code sorgfältig orchestriert. Einige dieser Neuronen werden für den Aufbau des Gehirns selbst benötigt, um die sechs Schichten aufzubauen, die die Großhirnrinde bilden. Nach zwei Monaten ist der Kortex eines Fötus intakt und identifizierbar. Die Zellmigration setzt sich jedoch fort und endet erst gegen Ende des fünften Monats. Inzwischen findet ein weiterer wichtiger Aspekt der Gehirnentwicklung statt: Fetthüllen, sogenannte Gliazellen bilden sich und wachsen mit noch größerer Geschwindigkeit. Sie sind so etwas wie das Stützgewebe oder der Klebstoff des zentralen Nervensystems und für gesunde Neuronen wesentlich, weil sie die elektrische Aktivität und die Kommunikation von Zelle zu Zelle ermöglichen – was von Wissenschaftlern als synaptische Verbindung bezeichnet wird.

Die Gliazellen spielen lebenslang eine wichtige Rolle, um das Nervensystem aktiv und lebendig zu halten. Sie sind für die Versorgung der Neuronen mit lebenswichtigem Sauerstoff und Glukose verantwortlich und helfen bei der Produktion von Axonen und Dendriten, jenen tentakelartigen Strukturen, die die Leitungen (Axone) und Empfänger (Dendriten) im gigantischen Kommunikationssystem des Gehirns sind. Gliazellen sind auch für die Beseitigung von Neuronen zuständig, die verkümmern und absterben. Ihre Hauptaufgabe besteht jedoch darin, die Gehirnentwicklung voranzutreiben, indem sie die Nervenbahnen bilden, die praktisch alles steuern – vom Atmen und Lernen bis zum Denken und Fühlen. Gene sind ebenfalls an der Produktion von Gliazellen beteiligt, wenngleich in begrenztem Maße.

Das Wachstum hängt hauptsächlich von der Rückmeldung des mütterlichen Körpers in Form von Nahrung und Stimulation ab. Die Synapsen entwickeln sich jetzt mit einer erstaunlichen Geschwindigkeit. Bei der Geburt existieren nur wenige synaptische Verbindungen – gerade genug, um Atmung, Herzschlag, Blutdruck, Stoffwechsel und andere lebenswichtige Funktionen zu regulieren. Im Laufe des ersten Lebensjahres wird das durchschnittliche Baby mehr Hirngewebe entwickeln als danach im Rest seines Lebens. Im Alter von zwei Jahren sind etwa 80 % des Gehirns ausgebildet. Im Alter von sechs Jahren hat das Gehirn fast 90 % seiner Größe erreicht und verfügt über etwa 1000 Billionen Synapsen – mehr als selbst der klügste Mensch der Welt jemals nutzen könnte. Das verleiht dem Gehirn ein praktisch unbegrenztes Verarbeitungspotenzial.

Synaptische Verbindungen sind der Schlüssel, der das Lernen – das, was die meisten Menschen als Gehirnentwicklung betrachten – möglich macht. Sie sind auch der Schlüssel für das physische Wachstum. Früher glaubten Wissenschaftler:innen, geistiges und körperliches Wachstum könnten nicht gleichzeitig stattfinden. Das ist jedoch falsch. Das eine ist ohne das andere nicht möglich. Jedes biologisch wichtige Ereignis, vom Erkennen des Lächelns der Mutter oder der Stimme des Vaters bis hin zum Sitzen, Krabbeln, Gehen und Sprechen ist das Ergebnis neuer Verbindungen, die elektrische Impulse zwischen den Neuronen innerhalb der synaptischen Schleife auslösen. Die »Kodak-Moment«-Meilensteine, auf die Eltern ängstlich warten, sind die Marker der synaptischen Entwicklung und Anzeichen für ein normales neuronales Wachstum.

Auch wenn vorgeburtlich eine massive Proliferation von Gehirnzellen stattfindet, entstehen die Synapsen nicht einfach wie durch Zauberei. Für die Bildung und das Wachstum von Synapsen braucht es zwei Dinge: Nahrung in Form von Sauerstoff und Glukose sowie Stimulation. Wenn zwei Neuronen gemeinsam erregt werden, werden sie funktionell miteinander verbunden. Die Erregung lässt die Zellen nachhallen und ermöglicht es ihnen, sich weiter zu verschalten, auch wenn die Empfindung aufgehört hat. Die Zellverbindung muss jedoch wiederholt gemeinsam aktiviert werden, damit stabile synaptische Verbindungen entstehen können. Wir wissen jetzt – und das ist der Kern des Erfolgs von Brain Balance – dass Gehirnzellen nicht durch Nahrung allein wachsen, sondern dass der Prozess auch von der Stimulation abhängt. Wenn das Gehirn größer wird, braucht es mehr und mehr Nahrung, um die zunehmende Arbeitslast zu bewältigen. Aber selbst die gesamte Nahrung im biologischen Universum kann Zellen nicht dazu bringen, sich zu vermehren, wenn keine Stimulation stattfindet. Ohne Stimulation wird das Gehirn nicht wachsen, die Gehirnzellen werden degenerieren und absterben. Bis zum Alter von zehn Jahren verliert ein Kind im Durchschnitt die Hälfte der Billionen Synapsen, die bei der Geburt vorhanden waren.

Sie haben sicher schon die Redewendung gehört: *»Use it oder lose it«* (Benutze es oder verliere es). Nun, das gilt nicht nur für Gehirne, die alt und senil werden. Es ist eine wesentliche Voraussetzung für das Wachstum junger Gehirne.

Wie das Gehirn wächst

Wie sie sich vielleicht vorstellen können, baut sich das Gehirn von unten nach oben auf – vom Hirnstamm, dem am wenigsten komplexen Bereich, bis zur Großhirnrinde, dem komplexesten Bereich. Und von Seite zu Seite: die linke und die rechte Hemisphäre. Was Ihnen vielleicht weniger bekannt ist, ist die Tatsache, dass die beiden Hirnhälften nicht »im Gleichschritt« wachsen. Die Gene zum Aufbau des Gehirns sind bei der Geburt besonders anfällig, weil sie genau zum richtigen Zeitpunkt in Aktion treten müssen, um die neuronalen Bahnen so aufzubauen, wie Mutter Natur es vorgesehen hat. Neuronen müssen blitzschnell zwischen linker und rechter Seite interagieren, um auch nur die einfachste Bewegung oder den winzigsten Gedanken hervorzubringen. Das macht das menschliche Gehirn zu einer der komplexesten Strukturen im Universum.

Im Mutterleib und direkt nach der Geburt beginnt zunächst die rechte Seite des Gehirns zu wachsen – jener Teil, den man gemeinhin als die intuitive Seite betrachtet. Dieser Schwerpunkt wird während der ersten Lebensjahre beibehalten, was dem Baby hilft, seine Umwelt zu interpretieren und die ersten Schritte zu machen. Das bildet die Grundlage für Kompetenzen, welche ein Leben lang von der rechten Hirnhälfte kontrolliert werden. Wenn das Baby weint und zu allem »Nein« sagt, selbst wenn es Ja meint, ist die rechte Hirnhälfte aktiv. Später, im Alter von etwa drei Jahren, verlagert sich der Schwerpunkt auf die linke Gehirnhälfte, jene Seite, die oft als die logische bezeichnet wird. Die linke Hemisphäre wird nun die von der rechten Hälfte erlernten Kompetenzen nutzen, um Ihrem Kleinkind zu helfen, die Einzelheiten seiner Umwelt zu erforschen, mit seinen kleinen Fingern einen Stift zu halten, Geräusche zu unterscheiden und die Gesichter derer, die es lieben, ganz klar zu erkennen. Es ist fasziniert von seiner Welt. Sein Verstand fragt sich: »Wer ist das? Warum tun sie das? Wie geschieht das?« Das ist die Entwicklung der linken Gehirnhälfte. Sie wächst und wird sich in den kommenden Jahren weiterentwickeln. Danach wird sich das Wachstum wieder auf die rechte Gehirnhälfte verlagern und die Entwicklung der beiden Hemisphären wird weiterhin im perfekten Rhythmus und Timing abwechselnd vonstatten gehen. Dabei werden neue Neuronen und Nervenbahnen gebildet und andere gestärkt, während das Gehirn jede neue Verhaltensweise reguliert und fein abstimmt, bis das Kleinkind zu einem jungen Erwachsenen heranwächst.

KÖRPER UND GEIST SIND VONEINANDER ABHÄNGIG

Früher glaubten Wissenschaftler, dass es keine Beziehung zwischen dem sich entwickelnden Gehirn und dem sich entwickelnden Körper gebe. Heute wissen wir, dass das ein Irrtum war. Körper und Geist sind interdependent. Das Gehirn ist auf den Körper angewiesen, der die für das Wachstum notwendige Stimulation liefert, ebenso wie der Körper auf das Gehirn angewiesen ist, das die Neurotransmitter ausschüttet, die den Muskeln übermitteln, sich zu bewegen.

Philip Teitelbaum, ein Experte für menschliche Bewegungsmuster an der *University of Florida* in Gainesville, erkannte die Interdependenz von Körper und Geist, als er die körperliche Entwicklung von Kindern untersuchte, bei denen später Autismus diagnostiziert wurde. Er stellte fest, dass autistische Kinder als Säuglinge und Kleinkinder ungewöhnliche Fortbewegungsstrategien anwenden. Sie rollen sich nicht auf die Seite, setzen sich nicht auf, krabbeln nicht und lernen nicht Laufen wie neurotypische Kinder. Es ist, als ob die Teile des Gehirns, die die Bewegungen kontrollieren, nicht richtig miteinander verbunden seien.

»Wir gehen in der Regel davon aus, dass [Autismus] ein geistiges Problem ist«, sagte Teitelbaum in einem Interview mit der New York Times. »Jetzt, da wir allmählich verstehen, wie das Gehirn funktioniert, wissen wir, dass der Geist verkörpert ist. Der Körper ist Teil des Geistes und es ist unmöglich, beides zu trennen.«

Gesunde Gehirne schaffen

stimulieren (Verb): zu Aktivität oder Wachstum oder zu mehr/intensiverer Aktivität anregen

Diese Definition aus dem Wörterbuch beschreibt die Essenz dessen, worum es bei der Gehirnentwicklung im Grunde geht. Studien haben gezeigt, dass das Gehirn eines Kindes ohne angemessene Stimulation leidet. Forscher des *Baylor College of Medicine* fanden beispielsweise heraus, dass Kinder, die wenig spielen oder selten berührt werden, ein um 20 bis 30 % kleineres Gehirn entwickeln. Ein trauriges Beispiel dafür, was der Mangel an Stimulation dem sich entwickelnden Gehirn antun kann, zeigte sich vor einigen Jahren in Waisenhäusern in Rumänien, in denen verlassene Babys, die in ihren Bettchen lagen, ohne gehalten oder angelächelt zu werden oder jemals ein liebevolles Summen zu hören, unterentwickelte Gehirne hatten – bis hin zur Retardierung. Diese Kinder hatten ein verkümmertes Gehirnwachstum, weil sie ihrer sensorischen Eindrücke beraubt wurden. Die Sinne sind das Vehikel, das die Stimulation des Gehirns antreibt. In der Tat sind die Sinne und die Prozesse, die das Gehirn stimulieren, eng miteinander verknüpft. Obwohl das Gehirn selbst ein gewisses Maß an Stimulation erzeugen kann – Träumen ist das beste Beispiel dafür –, so ist es doch größtenteils abhängig von externen Quellen, um das neuronale Wachstum anzuregen. Die äußeren Quellen der natürlichen Stimuli des Umfelds, auf die das Gehirn angewiesen ist, sind:

- Licht
- Klang oder Vibration
- Geruch
- Geschmack
- Temperatur
- Berührung
- Druck oder Schwerkraft

Die Spiegelung des Sonnenlichts auf dem Wasser an einem Strand, das Geräusch der Wellen, der Geruch der Meeresluft, der Geschmack des salzigen Wassers, die Wärme der Meeresbrise, das Gefühl, wenn die Füße am Wassersaum auf nassem Sand gehen und die Bewegungen beim Spielen im Sand können die Sinne anregen und den Geist stimulieren. Das sensorische System ist mit Rezeptoren ausgestattet, die wie ein Schalter wirken, der den Stimulationsfluss in Gang setzt, welcher das Gehirn aktiviert, so wie das Anknipsen eines Lichtschalters den Stromfluss in Gang setzt, der eine Lampe einschaltet. Die Netzhaut des Auges verfügt über Stäbchen und Zapfen, die als Lichtrezeptoren dienen. Die Ohren sind mit Flimmerhärchen oder Haarzellen ausgestattet, die den Schall weiterleiten. In den Gelenken und Muskeln befinden sich Rezeptoren, die Bewegung und Schwerkraft wahrnehmen. Diese Rezeptoren haben den einzigen Zweck, Informationen aus der Umwelt aufzunehmen und ans Gehirn weiterzuleiten. Wie ein Lichtschalter haben diese Rezeptoren einen festen Schaltplan im gesamten Nervensystem. Die Stimulation verläuft über die Leitung von den Rezeptoren zu den Nerven in der Wirbelsäule, dann hinauf durch den Hirnstamm und durch das gesamte Gehirn, wo sie einen Aktivitätsschub in den Zellen auslöst. Je stärker eine Gehirnzelle stimuliert wird, desto mehr nimmt sie an Größe und Verarbeitungsgeschwindigkeit zu. Ihre Verbindungen werden stärker und neue Synapsen werden gebildet. Der Erfolg hängt von drei Faktoren ab:

- Häufigkeit der Stimulation
- Dauer der Stimulation
- Intensität der Stimulation

Die Impulse, welche die Zellen am häufigsten, am längsten und mit der größten Intensität stimulieren, haben den größten Einfluss auf das Wachstum der Zellen und die Gesamtgeschwindigkeit der Verarbeitung.

Denken Sie an ein Kind, das Fahrradfahren lernt. Auf einem Dreirad lernt ein Kind zu lenken. Es fährt so lange im Kreis, bis etwas »einrastet« –

eine neue Synapse –, nun kann es zielen und geradeaus auf dem Bürgersteig entlang fahren. Durch wiederholtes Üben mit Stützrädern lernt das Kind dann auf einem Zweirad, das Gleichgewicht zu halten.

Ein weiteres Beispiel ist das Auswendiglernen. Denken Sie an die vielen Male, die Sie Gedichtzeilen lesen mussten, bevor Sie sie auswendig aufsagen konnten.

Aber was ist Frequenz? Jetzt denken Sie sicher, dass die Arten von Umweltreizen, von denen ich spreche, nicht konstant und nicht immer verfügbar sind. Licht, Klang, Geschmack und Temperatur sind alle von unterschiedlicher Frequenz, Dauer und Intensität. Sonnenlicht ist beispielsweise nur tagsüber vorhanden und in einigen Teilen der Welt ist es zu bestimmten Zeiten des Jahres monatelang kaum zu sehen.

Es gibt jedoch eine konstante Quelle der Stimulation durch die Umwelt: die Schwerkraft. Wir sind ständig gezwungen, unsere Muskeln und Gelenke einzusetzen, um der Schwerkraft etwas entgegenzusetzen. Da sie ständig Druck auf uns ausübt und wir ununterbrochen gezwungen sind, ihr zu widerstehen, wird das Gehirn durch sie im Hinblick auf Häufigkeit und Dauer viel stärker stimuliert als durch jede andere Empfindung. Jede Bewegung, die wir ausführen, stimuliert das Gehirn. Schon das Aufrechtstehen bestärkt die Muskeln beispielsweise darin, der Schwerkraft zu widerstehen. Wiederholte Muskelaktivität ist das wichtigste Element der Gehirnentwicklung. Im Laufe dieses Buches werden Sie das noch besser verstehen.

Jedes Gehirn hat zwei Seiten

Im Verhältnis zur Körpergröße ist das menschliche Gehirn eines der größten unter allen Lebewesen. Aber es ist nicht nur in Bezug auf seine Größe, sondern auch in seiner Struktur einzigartig. Das menschliche Gehirn ist so hoch entwickelt und für so viele Funktionen ausgelegt, dass bestimmte Aufgaben entweder in der rechten oder der linken Hirnhälfte angesiedelt sind. Das bedeutet, dass jede Seite die Hälfte der Aufgaben des Ganzen übernimmt. Aber um funktionieren zu können, muss das Gehirn als Einheit zusammenarbeiten. Soweit bekannt, gibt es im gesamten belebten Universum kein anderes Gehirn, das auf diese Weise aufgebaut ist. Damit das menschliche Gehirn als Ganzes funktionieren kann, müssen die linke und die rechte Hemisphäre ständig miteinander kommunizieren. Und um effektiv kommunizieren zu können, müssen beide Seiten miteinander Schritt halten: Sie müssen synchronisiert sein. Sie müssen in perfektem Rhythmus, perfekter Harmonie und perfektem Timing zusammenarbeiten, wie ein Paar bei »*Let's Dance*«. Neben der Synchronisation muss auch der Timing-Mechanismus des Gehirns schnell genug sein, um mit dem Informationsfluss Schritt zu halten. Je weiter sich das Gehirn entwickelt, desto höher wird die Geschwindigkeit. Es muss schnell genug sein, um blitzschnelle Entscheidungen zu treffen, beispielsweise, wenn man vor einem heranrasenden Auto zur Seite zu springen oder sich ducken muss, um einem Schlag auszuweichen. Das Gehirn kann nicht derart schnell funktionieren, wenn es nicht synchronisiert ist. Denken Sie an die rhythmische Beinarbeit einer Athletin bei einem Marathon. Wenn sie sich der Ziellinie nähert, legt sie an Geschwindigkeit zu und wird immer schneller. Wenn ein Bein plötzlich einen Muskelkrampf bekommt oder über einen Stein stolpert, ist der ganze Körper außer Gefecht gesetzt, weil das eine Bein mit dem anderen nicht Schritt halten kann: Sie geraten aus dem Takt. Das funktionsfähige Bein kann sie bis zur Ziellinie bringen, aber die Läuferin fällt hinkend hinter die Gruppe zurück. Und je weiter sie vom Ziel entfernt ist, desto weiter wird sie hinter die anderen zurückfallen.

Das ist im Wesentlichen, was in der Schule mit einem Kind passiert, das unter dem funktionalen Diskonnektivitätssyndrom leidet. Der synchronisierte Timing-Mechanismus des Gehirns ist die Grundlage allen Denkens, aller Bewegungen, jeglichen Handelns, aller Sinneswahrnehmungen und lebenswichtigen Funktionen wie Atmung und Verdauung. Jede Hirnhälfte trägt auf unterschiedliche Weise zu unserem Verstehen der Umwelt und unseren Reaktionen auf die Welt, in der wir leben, bei. Die beiden Hirnhälften reagieren unterschiedlich auf Reize. Auch Sinneseindrücke werden in den beiden Hemisphären unterschiedlich verarbeitet.

Um die Welt ganz verstehen und auf sie zu reagieren zu können, muss ein Kind beide Hirnhälften als Ganzes nutzen. Ist eine Hirnhälfte deutlich langsamer als die andere, können die beiden Hemisphären Informationen nicht korrekt austauschen. Wenn also eine der beiden Hälften zu langsam ist, gewinnt die schnellere oder stärkere Seite die Oberhand und beginnt die andere, unteraktive Seite zu ignorieren. Wenn das passiert, sind die Interpretationen des Kindes und seine Reaktionen auf seine Umwelt sozusagen »daneben«, und sein Verhalten erscheint anormal.

Das ist das Hauptproblem von Kindern mit Diskonnektivitätssyndrom. Sie haben Lernschwächen und Verhaltensstörungen, weil ihr Gehirn nicht synchronisiert ist. Ich glaube, dass das die Ursache vieler, wenn nicht aller körperlichen, geistigen und/oder Verhaltens- und sozialen Probleme ist, die mit dem gesamten Spektrum der neurologischen Störungen in der Kindheit in Verbindung stehen.

ALBERT EINSTEINS LERNBEHINDERUNG

Albert Einstein gilt als einer der größten Denker aller Zeiten, aber als Kind war er alles andere als brillant. Tatsächlich sind sich Wissenschaftler:innen inzwischen einig, dass Einstein eine erhebliche Lernstörung hatte, die heute als ADHS und/oder Legasthenie diagnostiziert würde. Er begann erst mit etwa sieben Jahren zu sprechen und seine Leistungen ließen während seiner gesamten Schul- und Collegezeit sehr zu wünschen übrig. Als er im Alter von 20 Jahren keinen Studienplatz bekam, wurde er Angestellter im Schweizer Patentamt. Aber er gab seine intellektuellen Ambitionen nicht auf. Nur sechs Jahre später veröffentlichte er den ersten Entwurf seiner wissenschaftlichen Relativitätstheorie, für die er zehn Jahre später den Nobelpreis erhielt. Was kann also den Geist eines Kindes, das es in der Schule nicht schafft, so transformieren, dass es zu einem, nun ja, Einstein wird?

Die Antwort lautet: Neuroplastizität – die Fähigkeit des Gehirns, sich zu verändern und zu wachsen. Als man Einsteins Gehirn nach seinem Tod im Jahre 1955 untersuchte, sah es im Grunde genauso aus, wie das von allen anderen. Es hatte ungefähr die gleiche Größe und Form wie die meisten Gehirne und verfügte über eine durchschnittliche Anzahl von Gehirnzellen. Eine Wissenschaftlerin entdeckte jedoch etwas ganz Besonderes an Einsteins Gehirn: Es wies eine enorme Anzahl von Verbindungen (Synapsen) zwischen den Gehirnzellen auf. Während man dies früher vielleicht »guten Genen« zugeschrieben hätte, können wir heute erkennen, dass Einsteins Genialität zum großen Teil auf seine Art und Weise, sein Gehirn zu benutzen, zurückzuführen war.

Einstein war ein passionierter Musikliebhaber und spielte regelmäßig Klavier und Geige. Wenn er bei einem mathematischen Problem nicht weiterkomme, würde er, so erzählte er einmal, sich hinsetzen, auf einem seiner Instrumente spielen und sich dabei sein Problem vor seinem geistigen Auge vergegenwärtigen, bis ihm die mathematische Gleichung einfiel. Mit anderen Worten: Musikhören (der Hörsinn) regte ihn an, ein Instrument zu spielen (körperliche Aktivität) – eine Aktivität der rechten Hirnhälfte – und sich auf die Gleichung zu konzentrieren (geistige Aktivität), eine Aktivität der linken Gehirnhälfte. Indem er dies immer wieder wiederholte, wurden nicht nur die elektrischen Verbindungen (Kommunikation) zwischen den Zellen der linken und rechten Hirnhälfte von Einsteins Gehirn gestärkt, sondern es entstanden auch neue Verbindungen. Dieses Zusammenspiel steigerte seine Gehirnleistung. Er wurde ein Genie. Intellektuelles Wachstum dieser Art kann auch bei Ihrem Kind stattfinden. Das Brain-Balance-Programm kombiniert körperliche und geistige Übungen mit sensorischer Stimulation, um die rechte und linke Hemisphäre dazu zu bringen, sich zu verbinden, zu stärken und neue Verbindungen herzustellen. Wenn dies geschieht, verschwinden allmählich die Verhaltensauffälligkeiten, die durch das Ungleichgewicht im Gehirn entstanden sind, sowie die Ernährungsprobleme, die zu diesen Schwierigkeiten beigetragen haben.

Wie das Gehirn neu vernetzt wird

Bei der Geburt existiert im Gehirn lediglich der Bauplan dessen, was es noch werden soll. Die neuronale Aktivität, angetrieben durch eine Flut von Sinneseindrücken, steuert die Gehirnentwicklung und verfeinert sie nach und nach. Wenn ein Baby zum Kleinkind heranwächst und später zum Schulkind wird, wird es immer abhängiger von der Stimulation durch sein Umfeld, die die Entwicklung der Großhirnrinde vorantreibt – jenes größten und komplexesten Teils des Gehirns, der die Art und Weise prägt, auf die ein Kind denkt, handelt und etwas erreicht. Ein Gehirn mag genetisch zu Großem veranlagt sein, aber letztendlich wird die neuronale Aktivität in dieser Region darüber entscheiden, ob sich dieses Potenzial ausschöpfen lässt. Das sind die Fakten und Erkenntnisse, die mich zu der Annahme geführt haben, dass die alarmierende Zunahme von Störungen wie Autismus, ADHS und Legasthenie mehr mit der Umwelt als mit Genetik zu tun hat.

Diese Fakten und Erkenntnisse sind auch von großer positiver Tragweite für Kinder mit dem funktionellen Diskonnektivitätssyndrom, denn sie sind ein Beweis dafür, dass das Gehirn eines Kindes neu verdrahtet werden kann. Wenn die passende Stimulation für die passende Zeitspanne an der passenden Stelle im Gehirn ankommt, kann ein Ungleichgewicht zwischen den beiden Gehirnhälften behoben werden.

In der Vergangenheit haben Ärzt:innen und Therapeut:innen Therapien angewandt, die das gesamte Gehirn stimulieren. Aber sie waren nicht effektiv, weil die Stimulation beider Hirnhälften nicht besonders gut funktioniert. Vielmehr kann sich das Ungleichgewicht dadurch sogar noch verschlimmern. Das Brain-Balance-Programm ist deshalb so wirkungsvoll, weil dabei nur die schwache Seite stimuliert wird, sodass sie stärker werden und sich weiterentwickeln kann, ohne die stärkere, schnellere Seite zu stören. Das Programm ist nicht so kompliziert, dass Eltern es nicht allein durchführen könnten, aber bevor ich Ihnen aufzeige, wie Sie eine Dysbalance bei Ihrem Kind erkennen und korrigieren können, müssen Sie zunächst verstehen, was mit einem Kind passiert, wenn die linke und rechte Gehirnhälfte aus dem Gleichgewicht geraten.

WIE GEHIRNZELLEN ARBEITEN

Eine Hirnzelle hat nur zwei Aufgaben: Sie empfängt und überträgt Informationen. Das ist alles. Aber es ist ein gewaltige Verantwortung, denn genau dieser Prozess, der ständig zwischen Millionen von Zellen abläuft, sorgt dafür, dass das Gehirn überhaupt funktioniert.

Die Gehirnzellen empfangen und übermitteln Informationen mittels elektrischer Impulse, die hauptsächlich durch die Ausschüttung bestimmter chemischer Botenstoffe, der sogenannten Neurotransmitter, übertragen werden. Die Informationen gelangen durch Reize aus der Umwelt in den Körper und werden über Rezeptoren in Form von Licht, Klang, Geruch, Geschmack, Temperatur und Berührung zum Gehirn geleitet. Größere Rezeptoren senden Signale an größere Gehirnzellen und kleinere Rezeptoren senden Signale an kleinere Gehirnzellen. Die meisten großen Zellen leiten ihre Signale an die rechte Hirnhälfte und die kleineren an die linke Hirnhälfte weiter.

Wenn Umweltreize auf den Rezeptor treffen, ist das wie beim Drücken einer Taste. Eine kleine Menge an Reizen drückt die Taste langsam, eine große Menge drückt die Taste sehr schnell. Die Geschwindigkeit oder Häufigkeit des Tastendrucks hängt von der Menge der Umgebungsreize ab.

Brain-Balance-Fallbeispiel: *Katie*

Von der Außenseiterin zum geselligen Mädchen

Katie war sieben Jahre alt, als sie mit Brain Balance begann, aber ihre Eltern hatten ihre mangelnden sozialen Fähigkeiten schon im Alter von drei Jahren erkannt. In Gegenwart ihrer Eltern schien sie sich wohlzufühlen aber zu Gleichaltrigen konnte sie kaum Kontakt herstellen. In der Vorschule kam sie gut zurecht, aber während des Stuhlkreises blieb sie immer für sich. Sie saß stets außerhalb des Kreises. Wenn sich jemand zu nah oder in ihrem Bereich auf den Teppich setzte, entfernte sie sich. Als sie in die erste Klasse kam, spielte sie immer allein und machte sich nichts daraus. Auch beim Mittagessen saß sie ganz allein da. Es schien ihr auch nichts auszumachen, dass sie nie zu Geburtstagsfeiern eingeladen wurde. Das einzige Kind, das sie einen Freund nennen konnte, war ein kleiner autistischer Junge, der kaum sprach.

Als Katie in eines unserer Brain-Balance-Therapie-Zentren kam, war es offensichtlich, dass sie selbst autistisch war, und wir waren nicht überrascht, als unsere Untersuchung dies bestätigte. Wir fanden auch heraus, dass sie von Kopfschmerzen geplagt wurde und Nahrungsmittelunverträglichkeiten hatte. Sie nahm mit niemandem Augenkontakt auf, ihre Sprache war nahezu ausdruckslos, und sie sagte exakt das, was ihr durch den Kopf ging, ohne Rücksicht darauf zu nehmen, wie es auf andere wirken würde. Sie hatte keine Ahnung, wie man ein Gespräch beginnt, und wusste nicht, wie sie es anfangen sollte, jemanden einzuladen, mit ihr zu spielen oder wie man sich einer Mädchengruppe anschließt, indem man einfach mitmacht.

»Diese Verhaltensweisen wurden vier Jahre lang bei jedem Elternabend thematisiert«, berichtete ihre Mutter. »Wir dachten, sie sei nur schüchtern. Und wir haben versucht, sie vom Schulamt begutachten zu lassen, aber sie konnten ihr keine Hilfe anbieten. Von Brain Balance habe ich über meine Schwester gehört. Sie hat Freundinnen, deren Kinder am Programm teilgenommen haben. Ich habe jede Menge Fragen gestellt ... und dann noch mehr Fragen.«

Drei Monate nach Beginn des Brain-Balance-Programms war Katie ein anderer Mensch. »Sie ist jetzt ein geselliges Mädchen mit vielen Freundinnen«, sagt ihre Mutter. Sie kann Anführerin und Initiatorin sein. Sie spricht sanft und freundlich mit ihrer Schwester und ihren Freundinnen und ist um deren Wohlergehen besorgt, wenn sie in der Schule fehlen. Und sie ist die Erste, die anruft, um sich zu vergewissern, dass es ihnen gut geht.

Sie nimmt Augenkontakt auf, wenn sie mit jemandem spricht und verteilt Umarmungen und Küsschen an ihre Eltern und Großeltern – etwas, das sie in der Vergangenheit kaum getan hat.

Katie ist sogar den Pfadfindern beigetreten und kann wirklich Stolz empfinden, wenn sie etwas erreicht hat. Sie ist in der Lage, Menschen in ihrer Gemeinschaft zu unterstützen. Wenn jemand in Not ist, findet sie immer die richtigen Worte. Manchmal erzählt sie sogar einen Witz, damit die anderen sich besser fühlen.

Sie ist im Allgemeinen einfach ein süßes Mädchen. Wir haben so lange darauf gewartet, die Person zu sehen, als die Gott sie erschaffen hat.«

KAPITEL 3

Wenn sich das Gehirn danebenbenimmt

Die linke und rechte Gehirnhälfte entkoppeln sich

Ich merkte kaum, dass ich einen Körper hatte, außer wenn ich hungrig war oder unter der Dusche stand und spürte, dass mein Körper nass wurde ... jede Bewegung ist ein Beweis dafür, dass ich existiere. Ich existiere, weil ich mich bewegen kann.

TITO, 13 JAHRE

Ein Säugling hat, wenn er auf die Welt kommt, gerade so viel Gehirnleistung, dass sein Herz schlagen, die Lunge atmen und der Darm funktionieren kann und andere lebenswichtige Funktionen aufrechterhalten werden. Ein Säugling kann beispielsweise nicht besonders gut sehen. Wenn eine Mutter ihr Neugeborenes zum ersten Mal im Arm hält und in sein Gesicht blickt, sieht sie vielleicht das schönste Wesen der Welt, aber ihr Baby blickt auf ein gedämpftes graues Bild. Es kann die Stimme der Mutter hören und darauf reagieren aber die hochfrequenten Töne müssen erst noch feinabgestimmt werden. Das Baby kann zunächst weder seinen Kopf drehen, noch seine Augen oder die kleinen Finger und Zehen bewegen. Aber nicht für lange. Die Reizüberflutung, die die Bildung der neuronalen Synapsen anregt, welche die Farben und die Welt »einschalten«, nimmt bereits Fahrt auf. Jetzt ist die Welt insgesamt die hauptsächliche Quelle sensorischer Stimulation.

Eine Zeitmaschine

Einer der vielen komplexen Vorgänge im menschlichen Gehirn ist sein zeitversetzter Wachstumsmechanismus. Obwohl das Gehirn auf eine Balance zwischen linker und rechter Hirnhälfte angewiesen ist, um normal funktionieren zu können, findet kein synchrones Wachstum statt. Im Mutterleib und in den ersten Lebensjahren konzentriert sich das Gehirnwachstum fast ausschließlich auf die rechte Hemisphäre, das Fenster zum Gesamtbild der Welt. Die rechte Gehirnhälfte ist für Aufgaben zuständig, die die Muskulatur betreffen. Sie ermöglicht es dem Baby zum Beispiel, seine kleinen Arme und Beine zu bewegen und seinen Kopf zu drehen. Die linke Gehirnhälfte wächst natürlich ebenfalls, aber mit geringerer Aktivität. Dies ist eine entscheidende Zeit in der Gehirnentwicklung.

Sie bildet das Fundament, auf dem alle künftigen Fähigkeiten aufgebaut werden. Im Alter von zwei Jahren verlagert sich das Wachstum dann hauptsächlich auf die linke Gehirnhälfte, das Zentrum für logisches Denken und Details oder für das, was wir lokale Verarbeitung nennen: das Zentrum, in dem die ersten Wörter entstehen. Von da an entwickeln sich die linke und rechte Hemisphäre abwechselnd weiter, bis das Gehirn etwa im Alter von zehn Jahren seine Erwachsenengröße erreicht hat.

Eine weitere komplexe Eigenschaft des menschlichen Gehirns ist seine Asymmetrie (neuroanatomische Ungleichheit, in der Wissenschaft Lateralisation genannt). Die Prozesse, die es einem Kind ermöglichen zu denken, sich zu bewegen, Gefühle auszudrücken und sozial zu interagieren, sind entweder in der rechten oder linken Hemisphäre angesiedelt. Bei anderen Lebewesen sind die Funktionen beidseitig gespeichert. Die neuroanatomische Ungleichheit ermöglicht es dem menschlichen Gehirn, seine ganze Kraft zu bündeln.

Warum Meilensteine wichtig sind

Wir müssen erst noch herausfinden, was tatsächlich vor sich geht, wenn das Wachstum des Gehirns derart aus dem Gleichgewicht gerät, dass es in der Zukunft zu Denk- und Verhaltensstörungen kommt, aber es gibt viele Hinweise darauf, dass es mit dem sensiblen, zeitversetzten Wachstumsmechanismus des Gehirns während der Gehirnentwicklung zu tun hat. Wir wissen beispielsweise, dass sensorische Stimulation und Aktivität nicht zufallsbedingt sind. Die Sinne nehmen Reize auf und leiten sie planmäßig an das Gehirn weiter, um die Bildung bestimmter Areale zu ermöglichen. Deshalb sind diese Meilensteine in der Kindheit so wichtig. Lassen Sie sich also von der Kinderärzt:in nichts anderes erzählen. Eine neue Fertigkeit führt zu einer weiteren neuen Fertigkeit, und zwar in einer planvollen Abfolge und zu einem erwarteten Zeitpunkt. So sollten Babys beispielsweise krabbeln, bevor sie laufen. Wenn ein Kind das Krabbeln überspringt oder kaum krabbelt, bevor es läuft, ist das kein Hinweis auf eine besondere Begabung. Es ist ein Warnzeichen dafür, dass etwas mit der geordneten Entwicklung des Gehirns nicht stimmt.

DIE FEHLERHAFTE VERNETZUNG DES GEHIRNS BEI AUTISMUS

Autismus ist die extremste Form jener Störungen, die ich zusammenfassend als funktionelles Diskonnektionssyndrom bezeichne. Autistische Kinder scheinen gesund zu sein, verhalten sich aber anormal. Sie können stundenlang ins Leere starren oder sich auf eine Stelle am Fußboden fixieren, die andere nicht einmal bemerken. Sie können sich auffällig aufführen und häufig Wutanfälle bekommen. Sie sind auch unsozial und zeigen kaum Interesse an anderen Menschen. Sie können seltsamen Aktivitäten nachgehen (wie zum Beispiel repetitive Handbewegungen machen). Neuere Forschungen über diese verblüffende Erkrankung haben den Wissenschaftler:innen wichtige Details darüber geliefert, wie sich Autismus entwickelt. Expert:innen für kindliche Entwicklung fanden heraus, dass die Gehirne von autistischen Kindern sich nach ähnlichen, nicht synchronen Mustern entwickeln. Mithilfe eines simplen Maßbandes haben Forscher:innen der *University of California* festgestellt, dass Neugeborene, die später Autismus entwickeln, einen kleineren Kopfumfang haben als der Durchschnitt. Während des ersten Lebensmonats setzt plötzlich ein rasches Gehirnwachstum ein und der Kopf wächst viel zu schnell. Ein weiterer Wachstumsschub findet zwischen dem sechsten Monat und dem zweiten Lebensjahr statt und führt zu einem außergewöhnlich großen Kopf. Zwischen dem zweiten und vierten Lebensjahr verlangsamt sich das Gehirnwachstum allmählich und erreicht ein Jahr später seinen Höhepunkt. Ein fünfjähriges autistisches Kind kann die gleiche Gehirngröße haben wie ein neurotypisches 13-jähriges Kind. Aber mitten in der Pubertät, wenn normal entwickelte Kinder aufholen, ist das Gehirn eines autistischen Kindes wiederum vergleichsweise kleiner. Darüber hinaus zeigen die Bereiche des Gehirns, die ein übermäßiges Wachstum aufweisen, Anzeichen einer chronischen Entzündung.

Ruth Carper von der *University of California*, San Diego, fand heraus, dass die Frontallappen, jene Gehirnareale, die sich am langsamsten und als Letztes entwickeln, den stärksten Größenzuwachs von allen aufweisen. Aber die Nervenzellen in dieser Region sind viel kleiner als normal, das heißt, sie sind unterversorgt. Das liefert enorm wichtige Hinweise auf die Art und Weise, wie sich Autismus manifestiert, denn die Frontallappen sind für hochfunktionale Aufgaben zuständig, einschließlich der nonverbalen sozialen Kommunikation und Entscheidungsfindung.

Andere Forschungen haben ergeben, dass subtile Anomalien in den Gehirnvernetzungen bereits bei der Geburt bestehen. Untersuchungen mit bildgebenden Verfahren zeigen, dass einige Bereiche des autistischen Gehirns zu viele Verbindungen aufweisen, während in anderen zu wenige vorhanden sind.

Martha Herbert, pädiatrische Neurologin an der *Harvard Medical School,* fand mithilfe einer neuen postmortalen Technik, der sogenannten morphometrischen Analyse, eine Anomalie in der weißen Substanz von autistischen Gehirnen: Sie ist asymmetrisch.

Bei Autismus wächst die weiße Substanz bis zum neunten Monat normal. Dann geht es drunter und drüber. Im Alter von zwei Jahren findet sich ein Übermaß an weißer Substanz in den Frontallappen, dem Kleinhirn und anderen Bereichen, in denen eine hochfunktionale Verarbeitung stattfindet. Forschungen des Labors von Marcel Just, eines Neurowissenschaftlers an der *Carnegie Mellon University*, bestätigten die außergewöhnliche Verschaltung bei Autismus. Just fand heraus, dass Kinder mit Autismus Buchstaben des Alphabets in einem Teil des Gehirns erinnern, der normalerweise für das Erkennen und die Verarbeitung von Formen zuständig ist. Fehlerhafte Vernetzung des Gehirns ist eine Erklärung dafür, warum autistische Kinder oft ungeschickt oder tollpatschig sind.

Meilensteine sind die offensichtlichen Kontrollpunkte, an denen man erkennen kann, dass die Gehirnentwicklung nicht planmäßig, wie von der Natur vorgesehen, verläuft. Das passiert, wenn die elektrische Aktivität, die das Gehirnwachstum anregt, aus dem Takt gerät. Zu jedem Zeitpunkt finden Abermillionen von elektrischen Aktionen im Gehirn statt, die die Ströme wie einen reißenden Fluss fließen lassen. Wenn ein Kind nicht zur richtigen Zeit die angemessene Stimulation erhält oder wenn eine Nervenbahn zu schwach ist, verpassen die Neuronen, die einen neuen Meilenstein setzen sollen, den Moment, an dem sie sich verbinden müssten. Wenn dies zu häufig oder während einer kritischen Phase der Gehirnentwicklung geschieht, kann das Wachstumsmuster des Gehirns aus dem Takt geraten und zu einer Verlangsamung in einem wichtigen Wachstumsbereich führen. Das führt dazu, dass sich die Seite des

Gehirns, die die Verbindung verpasst hat, ebenfalls verlangsamt. In der Zwischenzeit bleibt die andere Seite in der Spur und lässt die langsamere zurück, was dazu führen kann, dass diese noch mehr zeitlich festgelegte Verbindungen verpasst.

Meistens geschieht das während der wichtigsten Phasen der Entwicklung der rechten Gehirnhälfte – vor der Geburt und in den ersten beiden Lebensjahren. Dies wird aber erst später deutlich, wenn das Kind anfängt, Symptome zu zeigen, die wir als ADHS, Autismus, Legasthenie und andere neurologische Störungen betrachten. Einige dieser Symptome können jedoch schon im Säuglingsalter auftreten, man muss nur wissen, worauf man achten muss. Wie sie sich unterscheiden und manifestieren, hängt davon ab, wann die Entwicklungsstörung auftritt, aber das Ergebnis ist ein und dasselbe: das funktionelle Diskonnektionssyndrom. Die Symptome sind Anhaltspunkte, die uns sagen, ob die Verzögerung in der linken oder der rechten Hemisphäre auftrat. Und das sind die Symptome:

Symptom 1: Mangelndes Körpergefühl

Mangelhafte räumliche Orientierung oder Propriozeption (die Eigenwahrnehmung des Körpers im Raum) ist eigentlich ein Kernmerkmal von Kindern mit Diskonnektionssyndrom – sie wissen einfach nicht, wo sie sich im Raum befinden. Sie haben nicht das Gefühl, geerdet zu sein. Es ist gut möglich, dass einige Kinder mit FDS ihren Körper bereits von Geburt an nicht sehr gut spüren konnten. Leider können uns die meisten Kinder nicht sagen, dass sie sich so fühlen, weil sie eigentlich nie etwas anderes gefühlt haben. Aber man kann es daran erkennen, wie sie ihren Körper bewegen. Auf diese Anzeichen gilt es zu achten:

Kinder, die sich nicht spüren und kein Raumgefühl haben, haben auch kein gutes Gefühl für die Schwerkraft und haben daher Probleme, das Gleichgewicht zu halten. Sie sind normalerweise physisch unbeholfen. Vielleicht ist ihr Gang etwas seltsam, oder sie neigen sich zu einer Seite hin oder haben große Probleme beim Fahrradfahren. Das liegt, wie bereits erwähnt, daran, dass sie ihren Körper nicht gut spüren können. Manche dieser Kinder können ihren Körper überhaupt nicht spüren. Sie sind ungeschickt und laufen in Dinge hinein. Mit geschlossenen Augen wackeln und taumeln sie im Stehen. Wenn man sie bittet, die Augen zu schließen und die Füße eng nebeneinander zu stellen, neigen sie sich zur Seite oder fallen um.

Manche Kinder, insbesondere solche mit der Diagnose ADHS, achten überhaupt nicht auf den (gesamten) Raum um sie herum. Sie ignorieren, was zu ihrer Linken geschieht und scheinen sogar ihre linke Seite nachzuziehen. Wir haben festgestellt, dass sie sogar manchmal die linke Hälfte von Wörtern übersehen, was natürlich ihre Lesefähigkeit beeinträchtigt.

PROPRIOZEPTION: OHNE GEHT ES NICHT

Ohne Augenlicht oder Hörsinn kann sich ein Kind an die Umgebung anpassen und normal funktionieren, aber selbst mit einer nur schwach ausgeprägten Propriozeption bekommt es Schwierigkeiten. Propriozeption, oft auch als sechster Sinn bezeichnet, ist die Fähigkeit, mit Muskelkontrolle und Balance der Schwerkraft zu widerstehen. Sie ist auch der stärkste sensorische Stimulus für das Gehirnwachstum, weil sie im Gegensatz zu jeder anderen Stimulation rund um die Uhr stattfindet. Die Schwerkraft ist ein so starker Stimulus, dass das Überleben ohne sie nicht sehr lange möglich ist. Als Wissenschaftler:innen lebende Organismen ins Weltall schickten, um die Auswirkungen der fehlenden Schwerkraft auf das Gehirn zu testen, stellten sie eine rasche und erhebliche Degeneration von Gehirnzellen fest. Die NASA prägte den Begriff »Weltraum-Legasthenie« für Astronaut:innen, die von Weltraummissionen mit ähnlichen mentalen Verarbeitungsproblemen zurückkehrten, wie wir sie bei Kindern mit diagnostizierter Lernschwäche sehen.

> Wir widerstehen der Schwerkraft mithilfe unserer großen Muskeln und Gelenke. Und das ist eine wichtige Funktion. In einer Studie fanden Wissenschaftler der University of California, Berkeley, heraus, dass Ratten, die ihre Muskeln und Gelenke auf eine neue, ungewöhnliche Weise einsetzten, im Gehirn eine erhöhte Plastizität und ein stärkeres Wachstum aufwiesen. Wurden dieselben Ratten ins All geschickt, zeigte sich ein umgekehrter Effekt: ein Rückgang der Plastizität und eine rasche Degeneration der Gehirnzellen.
>
> Es bedarf nur eines kleinen Gedankensprungs, um zu erkennen, dass ein Kind, das stundenlang vor dem Fernseher sitzt oder seine Zeit mit dem Smartphone vergeudet, die Nutzung der Schwerkraft als Stimulus für die Gehirnentwicklung nicht gerade maximiert.

Diesen Kindern scheint eine Art innere Landkarte zu fehlen, die ein Kind normalerweise in seinen ersten Lebensjahren entwickelt. Viele haben Schwierigkeiten, Körperteile im Spiegel zu identifizieren. Selbst wenn sie wissen, dass sie eine Nase haben, werden sie, wenn man sie bittet, darauf zu zeigen, mit dem Finger stattdessen beispielsweise auf ein Ohr zeigen. Sich körperlich nicht zugehörig zu fühlen, hat tiefgreifende Auswirkungen auf die emotionale und soziale Entwicklung eines Kindes. Kinder, die die Schwerkraft nicht spüren, fühlen sich nicht sicher und geerdet und sind nicht in der Lage, normale emotionale Beziehungen aufzubauen – auch nicht innerhalb ihrer Familien. Mütter erzählen mir oft, dass diese Bindungslosigkeit der erste Hinweis darauf war, dass mit ihrem Kind etwas nicht stimmt. Diese mangelnde Selbstwahrnehmung ist auch die Ursache für ein anderes auffälliges Symptom: Mangelnde Sozialisation.

Symptom 2: Defizite bei den Grob- und feinmotorischen Fähigkeiten

Allen Kindern mit FDS ist vor allem eines gemeinsam: Sie haben Schwierigkeiten mit der Motorik – ihre Muskeln bewegen sich nicht fließend. Praktisch alle diese Kinder waren in diesem Bereich entwicklungsverzögert, und es fiel ihnen schwer, zu lernen, wie sie ihre großen Muskeln einsetzen können – was wir als Grobmotorik bezeichnen. Das führt zu einem ungenügenden Muskeltonus im ganzen Körper. Am auffälligsten sind hier eine schlechte Körperhaltung und ein ungeschickter Gang. Sie sind unkoordiniert und haben wenig Sinn für Rhythmus und Timing. Kinder mit FDS erreichen die ersten motorischen Meilensteine (Krabbeln und Gehen) oft erst sehr spät. Sie bewegen sich dabei vielleicht auf eine ungewöhnliche Art, zum Beispiel auf dem Hintern rutschend. Viele überspringen das Krabbeln ganz und fangen früher als gewöhnlich an zu laufen. Die meisten beginnen jedoch erst spät zu laufen und können dabei unsicher wirken oder häufig stürzen. Im Sitzen können sie auf die Seite fallen, wenn sie nicht gestützt werden. Das ist zum Teil auf eine verzögerte Entwicklung der Muskeln im Rücken und nahe der Wirbelsäule zurückzuführen, die eine normale Körperhaltung unterstützen.

Die motorischen Symptome dieser Kinder sind oft so subtil, dass sie unentdeckt bleiben. Eine Neigung des Kopfes oder Körpers auf eine Seite ist beispielsweise ein Anzeichen dafür, dass die Haltemuskeln nicht in Balance sind. Ein nach innen gedrehter Fuß und Beine, die wie angewinkelt wirken, sind weitere Anzeichen für ungenügendes Wachstum und schlechten Tonus der Haltemuskeln. Kinder mit FDS haben auch oft Schwierigkeiten, ihre Hände, Finger, Zehen und Finger koordiniert zu bewegen – was wir als Feinmotorik bezeichnen. Das zeigt sich später oft als unleserliche Handschrift.

Symptom 3: Fortbestehen der Primitivreflexe

Im Mutterleib und in den ersten Lebenswochen kann ein Baby nur die wichtigsten Muskeln bewegen, die Rumpf-, Kopf-, Mund- und Augenmuskulatur. Es kann Arme und Beine bewegen, hat aber nur wenig Kontrolle darüber. Diese Bewegungen nennen wir primitive Reflexbewegungen – automatische Bewegungen, die keinen Gedanken erfordern. Sie lassen das Baby instinktiv atmen, essen, wenn es Hunger hat, sich winden und schreien, wenn es sich unwohl fühlt, gurren, wenn es liebkost wird. Das instinktive Drehen des Kopfes in Richtung der Mutterbrust, um zu saugen, ist der offensichtlichste Primitivreflex, den die Eltern wahrnehmen. Ein anderer ist seine Art, sich beim Drehen des Kopfes zu krümmen. Wenn der Kopf in eine Richtung gedreht wird, strecken sich der Arm und das Bein auf derselben Seite, während sich der andere Arm und das andere Bein beugen. Primitivreflexe sind schon vor der Geburt wichtig. Sie entwickeln sich im Mutterleib, um dem Baby zu helfen, die Reise durch den Geburtskanal zu bewältigen. Falls sie sich nicht richtig ausbilden, kann das Baby eine schwierige Geburt haben. Eine Steißgeburt deutet darauf hin, dass diese Reflexe möglicherweise nicht vollständig aktiviert und symmetrisch sind. Eine Kaiserschnittgeburt bedeutet, dass das Baby seine erste Gelegenheit, diese Reflexe zu nutzen, verpasst.

Im Alter von drei bis fünf Monaten kündigt sich mit den Primitivreflexen einer der ersten und wichtigsten Meilensteine an: das Umdrehen. Die durch diese Reflexe aktivierten Bewegungen aktivieren die Sinne und richten sie in Bezug auf den Rest des Körpers und die Umgebung aus. Diese Art der Stimulation ist sehr wichtig für die Gehirnentwicklung. Stimulation durch Muskelbewegungen und Sinnesreize aktiviert Gene, die am Aufbau des Gehirns und der Nervenbahnen beteiligt sind, die ein Neugeborenes von einem Meilenstein zum nächsten bringen. Wenn das Gehirn größer wird und sich mehr Verbindungen bilden, kommen höhere Ebenen der Gehirnfunktion ins Spiel. An diesem Punkt sind die Primitivreflexe größtenteils nicht mehr notwendig und bilden sich zurück.

Das Gehirn hemmt sie, damit die komplexeren motorischen Reflexe, die sogenannten Haltereflexe, entstehen können. Primitivreflexe verschwinden nie völlig, sondern werden vom Gehirn kontrolliert.

Bewegt sich ein Kind nicht genügend, um die Gene für die Gehirnentwicklung zu stimulieren, werden die Primitivreflexe nicht gehemmt. Da viele dieser Reflexe bilateral, das heißt, in beiden Hemisphären angesiedelt sind, kann dies zu einer verzögerten Reifung des gesamten Gehirns und zu einem für FDS charakteristischen Ungleichgewicht führen.

Babys sollten bis zum Ende des ersten Lebensjahres aus ihren Primitivreflexen herausgewachsen sein. Bei manchen Kindern bleiben sie jedoch länger bestehen oder werden nie ganz gehemmt. Das kann den Zeitplan für die Entwicklung der großen Muskeln durcheinanderbringen und ist ein frühes Symptom für kommende Probleme. Schwierigkeiten bei der Beherrschung primitiver motorischer Reflexe wie Probleme beim Saugen oder die Unfähigkeit, an der Brust zu trinken, sind ebenfalls Anzeichen für eine unzureichende Gehirnentwicklung. Wenn ein Baby einen motorischen Meilenstein verspätet erreicht, liegt das höchstwahrscheinlich daran, dass seine Primitivreflexe noch aktiv sind.

LINKSHÄNDER, RECHTSFÜSSER

Wir haben zwei Füße, zwei Hände, zwei Augen, zwei Ohren und sogar zwei Gehirne. Links und rechts – die perfekt symmetrische menschliche Form. Aber die menschliche Symmetrie liegt buchstäblich im Auge des Betrachters. Wenn es um Funktion geht, sind wir ausgesprochen einseitig. Am offensichtlichsten ist das natürlich bei der Händigkeit. Etwa im Alter von zwei Jahren sollte es offensichtlich sein, ob Ihr Kind bevorzugt seine linke oder rechte Hand benutzt. Wussten Sie aber, dass Ihr Kind auch einen dominanten Fuß, ein dominantes Ohr und ein dominantes Auge hat? Die meisten Menschen – etwa 90 % der Bevölkerung – sind Rechtshänder. Es ist nicht ungewöhnlich, dass ein Kind mit FDS Linkshänder ist, aber das ist an sich kein Grund zur Sorge. Nicht die Händigkeit, sondern das, was wir als gemischte Dominanz oder gekreuzte Lateralität bezeichnen, ist der Grund für die rote Flagge. Im Idealfall sollten Hand-, Fuß-, Augen- und Ohrdominanz alle auf derselben Körperseite sein. Bei den meisten Menschen ist das die rechte Seite. Es wird angenommen, dass dies die Kontrolle der linken Gehirnhälfte über Sprache und willkürliche motorische Fähigkeiten begünstigt. Bei einem hohen Prozentsatz der Kinder mit Lernschwäche und Verhaltensstörungen liegt eine gemischte Dominanz oder Kreuzlateralität vor. Sie können rechtshändig, linksfüßig und linksäugig sein. Das ist eine Abweichung von der Norm, weil es das Gehirn verlangsamt. Stellen Sie sich vor: Wenn bei einer gemischten Dominanz dominantes Auge und dominantes Ohr auf entgegengesetzten Seiten liegen, müssen die Sehschaltungen auf die andere Seite des Gehirns springen, um sich entsprechend zu verbinden. Das mag nur den Bruchteil einer Sekunde dauern, aber es ist langsam verglichen mit der Lichtgeschwindigkeit des Gehirns und kann die Fähigkeit eines Kindes beeinträchtigen, in der Schule mitzuhalten. Das ist ein häufiger Grund dafür, dass manche Menschen nicht gleichzeitig lesen und zuhören können. Es hat sich übrigens gezeigt, dass ein gemischtes Dominanzprofil häufiger bei Kindern vorkommt, die eine schwierige Geburt hatten.

Symptom 4: Schlechte Augenkoordination

Bei Kindern kann man oft ein leichtes Ungleichgewicht beim Tonus der Augenmuskeln beobachten. Das kann sich als »träges Auge« äußern, bei dem die Funktion eines Auges ausfällt oder sich ein Auge nicht mit dem anderen bewegt. Ein weiteres Anzeichen ist die Unfähigkeit, willentlich zu schielen. Es kann auch sein, dass ein Auge höher liegt als das andere oder dass das Kind seinen Blick nicht stabilisieren kann, wenn es sich bewegt. Ein weniger offensichtliches Anzeichen ist eine schlechte

Augenkoordination, bei der ein sich bewegendes Objekt nicht gut mit beiden Augen verfolgt werden kann. Auch kann der Blick (eines oder beider Augen) oberhalb oder unterhalb eines Ziels auftreffen, wenn dieses schnell verfolgt wird, was zu Schwierigkeiten beim Lesen beiträgt.

Symptom 5: Mangelnde soziale Kompetenz

Mangelnde soziale Kompetenz ist nicht nur ein sehr häufiges Symptom von FDS, sondern stellt auch ein erhebliches Problem dar. Die meisten dieser Kinder sind sehr freundlich und motiviert, soziale Beziehungen zu knüpfen, wissen trauriger Weise aber nicht, wie sie es anstellen sollen. Sie gehen ganz falsch an die Sache heran.

Die normale Entwicklung sozialer Fähigkeiten hängt von der normalen Entwicklung des Gehirnareals ab, der die nonverbale Kommunikation steuert. Nonverbale Kommunikation ist die Fähigkeit, Körpersprache zu lesen, das heißt, die Emotionen und Absichten von Menschen zu verstehen, indem man Körperhaltung, Gesichtsausdruck, Tonfall etc. beobachtet. Das ist keine Fähigkeit, die man erlernen kann; sie entwickelt sich natürlich und unbewusst während der Gehirnentwicklung in den ersten Lebensjahren. Neuere Forschungsergebnisse weisen sogar darauf hin, dass sie bereits in den ersten Lebensmonaten beginnen kann. Wenn das Gehirn eines Kindes die nonverbalen Fähigkeiten zu langsam entwickelt, beeinträchtigt das seine Fähigkeit, Menschen zu »lesen« und soziale Beziehungen aufzubauen. Fachleute und Eltern machen oft einen Fehler im Umgang mit Kindern mit Autismus, Asperger-Syndrom und ADHS, die nur wenig oder gar nicht sprechen. Sie konzentrieren sich meistens auf den Versuch, diese Kinder zum Sprechen zu bringen, weil sie nicht verstehen, dass das eigentliche Problem nicht mit der verbalen, sondern mit der nonverbalen Kommunikation zusammenhängt. Verbale Kommunikation kann nicht stattfinden, wenn nicht zuerst nonverbale Kommunikation erlernt wird.

Die nonverbale Kommunikation ist die Grundlage der verbalen Kommunikation. Sie entwickelt sich zuerst. Wenn sich also die nonverbalen Fähigkeiten nicht richtig entwickeln, wird ein Kind verzögert verbal kommunizieren oder unfähig dazu sein: Ohne die Fähigkeit zu kommunizieren, kann ein Kind keine sozialen Fähigkeiten entwickeln. Das ist auch der Grund, warum es fast unmöglich ist, Beziehungsskills zu lehren. Kinder, die ein Sozialisationstraining absolvieren, lernen zwar die Regeln der sozialen Interaktion, aber sie lernen nie wirklich, wie man sich normalerweise in Beziehungen verhält. Beziehungsfähigkeit kann nicht bewusst erlernt werden, da es sich um eine unbewusste Fähigkeit handelt, die sich natürlich entwickeln muss.

Symptom 6: Anormale emotionale Reaktionen

Ein Kind, das in der Entwicklung seiner nonverbalen Fähigkeiten zurückgeblieben ist, wird aus denselben Gründen auch Probleme in der emotionalen Entwicklung haben. Die emotionale und soziale Entwicklung wird durch ein spezielles Netzwerk von Gehirnzellen, den sogenannten Spiegelneuronen, gesteuert. Sie kommunizieren unbewusst die Emotion, die mit dem, was wir sehen und hören, verbunden ist. Spiegelneurone steuern das nonverbale Kommunikationssystem, das Lachen und Lächeln aus Freude, das Weinen und Stirnrunzeln als Ausdruck der Enttäuschung. Deshalb können wir unterscheiden, ob ein Schrei, der aus einem anderen Zimmer herüberdringt, Ausdruck der Freude oder des Schreckens ist. Wenn ein Baby den Gesichtsausdruck oder die Körperhaltung eines anderen Menschen sieht, lösen Spiegelneurone die gleichen inneren chemischen Reaktionen und instinktiven Muskelbewegungen aus und simulieren sie, um die gleichen Emotionen zu spiegeln. Das Gehirn sagt: »Ich weiß, was diese Person fühlt, denn ich fühle das Gleiche, wenn ich meinen Körper auf diese Weise bewege.« Das Bild prägt sich dann im Gehirn ein. Das Kind kann auch mit den Gefühlen anderer »in Kontakt« kommen.

Wenn Mama lächelt und das Baby das Lächeln erwidert, bedeutet das, dass die Spiegelneurone ihren Job machen. Zumindest sollte es so sein. Einem Kind, das seinen eigenen Körper nicht spüren kann und nicht in der Lage ist, nonverbal zu kommunizieren, fehlt es an der Fähigkeit, einen Schrei der Freude von einem Schreckensschrei zu unterscheiden. Im besten Fall wird es ihm schwerfallen, Freund:innen zu finden, im schlimmsten Fall wird es einfach nicht in der Lage sein, emotionale Ausdrucksformen zu verstehen. Infolgedessen wird es sich auf sozial inakzeptable Weise verhalten.

Symptom 7: Ein überempfindliches Sinnessystem

Mir ist noch kein Kind mit FDS begegnet, das kein abnorm sensibles Sinnessystem hat. Gewöhnlich stimmt mit mindestens einem von Geschmacks-, Geruchs-, Seh-, Hör- oder Tastsinn irgendetwas nicht. Eine wählerische Esser:in hat einen hyposensitiven Geschmacks- oder Geruchssinn. Manche Kinder halten sich die Ohren zu, weil sie ein Geräusch nicht ertragen können, das für alle anderen normal klingt. Manche mögen es nicht, umarmt zu werden, auch nicht von ihren Eltern.

Dies kann einen oder mehrere Sinne betreffen; es können sogar alle Sinne betroffen sein. Es könnte sein, dass ein Sinn überlastet und ein anderer unterfordert ist. Einige Kinder mit FDS können sogar eine diagnostizierte sensorische Integrationsstörung haben, was bedeutet, dass das gesamte sensorische System das Gehirn nur unzureichend stimuliert. Es ist so gut wie sicher, dass, wenn das Timing des Gehirns bei der Verarbeitung der Eindrücke eines Sinnes nicht stimmt, auch die anderen darunter leiden. Oft bekommt ein Kind Probleme, wenn es versucht, mehrere Sinne gleichzeitig zu benutzen.

Ein gesundes Sinnessystem ist eine wesentliche Voraussetzung für eine gesunde Gehirnentwicklung, denn es ist der einzige Motor für die Stimulation des Gehirns. Jeder Sinn spielt auf dieser Reise eine wichtige Rolle. Wenn alle gut aufeinander abgestimmt sind, senden sie Signale ans Gehirn wie ein Hochgeschwindigkeitszug. Aber die, die aus der Spur geraten sind, können den Prozess verlangsamen und dafür sorgen, dass die Reise wie in einem Nahverkehrszug verläuft. So bestätigen beispielsweise Untersuchungen des *Vanderbilt Brain Institute*, dass Kinder mit Autismus-Spektrum-Störungen Schwierigkeiten haben, Informationen zu integrieren, die sie gleichzeitig über ihre Augen und Ohren bekommen. »Es ist, als sähen sie einen ausländischen Film, der schlecht synchronisiert wurde«, so Studienleiter Stephen Camarata: »Die auditiven und visuellen Signale stimmen in ihren Gehirnen nicht überein.«

Ein Defizit im Hinblick auf eines oder mehrere Sinnesorgane führt zu einem Problem, das wir Verarbeitungsstörung nennen. Ich betrachte es jedoch als ein wichtiges Symptom von FDS. Die Art der sensorischen Beeinträchtigung weist darauf hin, ob das Ungleichgewicht in der linken oder rechten Gehirnhälfte existiert. Das sind die Symptome, auf die Sie achten sollten:

▶ Sehen

Mit folgenden Fragen möchte ich ein Problem der visuellen Verarbeitung veranschaulichen: Sehen Sie etwas? Was sehen Sie? Mit anderen Worten, sehen Sie den Wald vor lauter Bäumen?

Ein Kind mit einer visuellen Verarbeitungsstörung hat buchstäblich Schwierigkeiten, den Wald vor lauter Bäumen zu sehen. Optometristen haben festgestellt, dass viele Kinder mit Lernschwierigkeiten eine normale Sehschärfe, aber ein eingeschränktes Sichtfeld haben. Manche dieser Kinder haben sogar große blinde Flecken in ihrem Blickfeld. Das weist darauf hin, dass sie Schwierigkeiten haben, Licht zu verarbeiten. Infolgedessen reagieren sie entweder hypersensitiv oder hyposensitiv auf Licht.

Eine visuelle Wahrnehmungsstörung hat direkten Einfluss auf die Lernfähigkeit eines Kindes, weil der Teil des Gehirns, der für die Verarbeitung von Licht zuständig ist, zu langsam arbeitet. Daher kann das Gehirn alles, was das Kind sieht, nur langsam verarbeiten. Das visuelle System besteht aus zwei Bahnen, die jeweils eine bestimmte Aufgabe haben. Eine wird als das »Was-System« bezeichnet, die andere als das »Wo-System«. Das »Wo-System« im hinteren Teil des Gehirn, schaltet das Gesamtbild ein. Es ist für das periphere Sehen zuständig und hilft dem Gehirn bei der Erkennung von Bewegung. Es lokalisiert Objekte im Raum, kann jedoch keine Farben erkennen. Das »Was-System« im vorderen Teil des Gehirns konzentriert sich auf die Details. Es nimmt diese auf und schaltet die Farbe ein. Es erkennt ebenfalls Bewegungen, ist aber langsamer bei der Verarbeitung.

Wir stellen also fest, dass Kinder mit Lernschwächen den Wald vor lauter Bäumen nicht sehen, weil sie visuelle Informationen nicht richtig verarbeiten können. Mit anderen Worten: Ihre Gehirne haben Schwierigkeiten, das Gesamtbild und die Details zu verbinden. In vielen Fällen haben die Kinder kein Problem mit Details, aber große Probleme mit dem Gesamtbild. Es kann sogar sein, dass sie bei einer Fähigkeit zurückbleiben, weil sie bei der anderen so gut sind. Das Ungleichgewicht kippt sehr oft in eine Richtung! Diese Kinder beginnen oft sehr früh zu lesen – manche bereits im Alter von achtzehn Monaten.

Ohne normale visuelle Verarbeitungskapazität kann ein Kind Informationen nicht verknüpfen und keine übergeordnete Bedeutung erfassen. Wir nennen das schwache zentrale Kohärenz. Viele Kinder mit FDS können beispielsweise eine Geschichte lesen, aber nicht verstehen, worum es geht. Diese Unfähigkeit ist bei Kindern mit Autismus und Asperger-Syndrom offensichtlich. Sie können sich sehr gut an Details, Zahlen, Reihenfolgen und wichtige Daten erinnern – vielleicht sogar an den exakten Wortlaut einer Geschichte – aber sie können nicht erklären, worum es dabei geht. Bei Legasthenie ist genau das Gegenteil der Fall.

► Hören

Wie beim Sehen verarbeitet das Gehirn auch das Hören auf zwei Ebenen. Es gibt ein Basis-Verarbeitungssystem und ein differenziertes (High-Level-) Verarbeitungssystem. Das Basissystem ist das auditive Äquivalent zum »Wo-System« beim Sehen. Es dient vor allem der Lokalisierung von Geräuschen im Raum. Es ist auch mehr auf den emotionalen Tonfall einer sprechenden Person eingestimmt. Es fokussiert sich nicht auf Wörter und nimmt die tieferen Töne wahr. Das High-Level-System ist das auditive Äquivalent des »Was-Systems«. Es ist mehr auf die Details des Gesagten eingestellt. Es hört höhere, sich rasch verändernde Töne, wie die Klänge der Buchstaben, die ein Wort bilden. Ebenso wie beim Sehen ist es nicht ungewöhnlich, dass ein Kind mit einer auditiven Verarbeitungsstörung bei einem Hörtest normal abschneidet.

EIN KLANG- UND LICHTPROBLEM

Oft haben Kinder mit FDS sowohl ein auditives als auch ein visuelles Verarbeitungsproblem. Forscher:innen fanden das mithilfe eines lustigen Experiments für Kinder heraus: einem Klang- und Lichttest. Bei diesem Test folgt auf einen Lichtblitz schnell ein Klatschen. Die Wissenschaftler stellten fest, dass Kinder mit normaler Sinneswahrnehmung in der Lage sind, innerhalb weniger Millisekunden zu erkennen, was zuerst da war – das Geräusch oder das Licht. Kinder mit einer auditiven Verarbeitungsstörung sagten, dass das Geräusch und das Licht gleichzeitig auftraten, es sei denn, sie lagen 2 bis 3 Sekunden auseinander! Alle Kinder, die das Geräusch und das Licht nicht korrekt wahrnahmen, hatten Diagnosen wie Autismus, ADHS oder Legasthenie, also Störungen, die zusammengenommen als funktionelles Diskonnektionssyndrom (FDS) benannt werden.

Kürzlich haben meine Kolleg:innen und ich eine Arbeit im Journal of Autism and Developmental Disability veröffentlicht, bei der wir (mithilfe moderner bildgebender Verfahren) zeigen konnten, dass autistische Kinder nicht in der Lage sind, visuelle und auditive Signale zusammenzuführen – insbesondere zwischen den beiden Hemisphären. Das sind nur weitere Belege dafür, dass es sich bei diesen einzelnen Störungen um ein- und dieselbe handelt.

Eine Hörverarbeitungsstörung kann sich entweder als Hochfrequenz- oder Niederfrequenz-Unterempfindlichkeit äußern. Ein Kind mit einer Hochfrequenz-Hyposensitivität hat zum Beispiel Probleme, die Laute von Wörtern zu hören. Diese mangelhafte sogenannte phonologische Bewusstheit gilt als eine der Hauptursachen für Legasthenie. Kinder, die nicht alle Laute und Wörter hören können, können die Wörter nicht lesen. Ein Kind mit einer Unterempfindlichkeit für niedrige Frequenzen hat Schwierigkeiten, in der Stimme einer Person den Tonfall herauszuhören, der Emotionen ausdrückt (Prosodie). Kinder, die dies nicht hören können, haben Schwierigkeiten mit nonverbaler Kommunikation und Sozialisation. Es kann sein, dass ein Kind hohe Frequenzen besonders gut und niedrigere Frequenzen schlecht hört, wie es bei Autismus typisch ist – oder das Gegenteil – eine der Hauptursachen für Legasthenie.

Manche Kinder haben ein derart empfindliches Gehör, dass sie sich ständig die Ohren zuhalten, weil sie den Lärm nicht ertragen können. Andere sind so sensibel, dass sie zwanghaft hohe Töne von sich geben. Temple Grandin, eine College-Professorin, bei der hochfunktionaler Autismus diagnostiziert wurde, hat mehrere Bücher darüber geschrieben, wie sie in ihrer Jugend zu kämpfen hatte. »Mein Gehör ist wie ein Hörgerät, bei dem der Lautstärkeregler auf ›extra laut‹ steht«, schrieb sie. »Es ist wie ein Mikrofon, das alles aufnimmt. Ich habe zwei Möglichkeiten: das Mikrofon einschalten und von Geräuschen überschwemmt werden oder das Mikrofon ausschalten. Mutter erzählte, dass ich manchmal so tat, als sei ich taub.«

Die Ohren nehmen Geräusche aus der Umwelt auf und leiten sie über haarige Rezeptorzellen, die sogenannten Flimmerhärchen, ans Mittelohr und ans Gehirn weiter, das das Geräusch interpretiert und es als den Klang zurücksendet, den man hört. Wenn das auditorische System nicht im Gleichgewicht ist, ist der aufgenommene Ton falsch und das Gehirn nicht in der Lage, ihn korrekt wiederzugeben. Was gesagt wird, ist möglicherweise nicht das, was ein Kind hört.

Wenn ein Kind ein Problem mit der Modulation von Geräuschen hat, kann es sein, dass es nicht in der Lage ist, Nuancen im Tonfall einer Stimme zu unterscheiden. Eine Stimme, die Aufregung ausdrückt, kann dann als monoton wahrgenommen werden. Das ist ein weiteres Problem, das zur mangelnden sozialen Kompetenz eines Kindes beitragen kann. Manchen Kindern bereitet es auch Schwierigkeiten, rasch wechselnde Töne zu verarbeiten. So kann es sein, dass sie beispielsweise den Unterschied zwischen den Lauten »ba« und »da« nicht erkennen, die sich nur in den ersten Millisekunden voneinander unterscheiden. Das bedeutet, dass sie Silben von Wörtern in einem Satz völlig überhören können. Das ist tatsächlich der eigentliche Kern des Leseproblems, welches charakteristisch für Legasthenie ist. Eines der außergewöhnlichsten Beispiele für eine Verzerrung im auditorischen System findet man bei Kindern, bei denen Autismus diagnostiziert wurde. Einige autistische Kinder haben ein perfektes Gehör für einzelne Töne, was in der Allgemeinbevölkerung eine seltene Gabe ist. Sie können eine Musiknote bereits beim einmaligen Anschlagen einer Klaviertaste erkennen. Wenn jedoch ein komplettes Lied gespielt wird, erkennen sie es möglicherweise überhaupt nicht.

▶ Berührung

Berührungsempfindlichkeit kann für Eltern beunruhigend sein, vor allem, wenn sie nicht verstehen, was der Grund für dieses Verhalten ist. Einige Kinder mit FDS reagieren extrem empfindlich auf Berührungen. Sie wehren sich gegen eine Umarmung und halten Abstand, wenn sie mit ihrer Familie zusammensitzen. Andere sind unempfindlich, können übermäßig anhänglich sein und wollen sich ständig bei Ihnen anlehnen. Sie sehnen sich nach Berührung. Das andere Extrem sind Kinder, die kaum Schmerzen empfinden können. Ein autistisches Kind kann beispielsweise mit dem Kopf auf dem Boden aufschlagen, ohne dass es eine Schmerzreaktion zeigt. Berührungsempfindliche Kinder mögen häufig keine leichten Berührungen – wie beim Haarebürsten – lassen sich aber durch feste Berührungen beruhigen, beispielsweise durch Rubbeln der

Kopfhaut. Eltern erzählen mir oft, dass ihr Kind als Kleinkind ungewöhnlich brav war und nie die berüchtigten »schrecklichen Zweier« durchmachte. Sie sagen, ihr Kind sei »pflegeleicht« gewesen und habe sich kaum beschwert. Dann habe sich das Verhalten des Kindes verändert, und etwa vom sechsten Lebensjahr an sei es ziemlich widerspenstig gewesen. Das weist für mich sofort darauf hin, dass bei diesem Kind eine Entwicklungsverzögerung des taktilen Sinnessystems vorlag. Die »schrecklichen Zweier« sind im Grunde eine normale Phase in der kindlichen Entwicklung. Das ist eine gute Sache. Es zeigt, dass ein Kind beginnt, mit seinem eigenen Körper in Kontakt zu kommen. Kinder loten Dinge aus, weil sie sich verbinden wollen. An diesem Punkt bilden sich ihre Vorlieben und Abneigungen heraus. Es ist ein wesentlicher Meilenstein der Gehirnentwicklung.

▶ Geruch und Geschmack

Die meisten Eltern klagen darüber, dass ihre Kinder wählerische Esser:innen sind. Und die meisten Kinder sind wählerische Esser:innen. Sie werden kein dreijähriges Kind finden, das zum Mittagessen nach Hering und Sauerrahm verlangt. Kinder essen in der Regel eine begrenzte Auswahl an Lebensmitteln, weil sie ihren Geruchs- und Geschmackssinn noch verfeinern müssen. Manche Kinder mögen jedoch noch nicht einmal die Lebensmittel, die bei Kindern normalerweise beliebt sind – gegrillter Käse, Pizza, panierte Hähnchenstreifen. Das weist auf ein Ungleichgewicht im Gehirn hin. Der Geruchssinn ist einer unserer grundlegendsten Sinne. Die Forschung zeigt, dass er auch sehr wichtig für die Fähigkeit ist, sich etwas zu merken und sozial zu verhalten. Kinder, die nicht sehr gut riechen und schmecken können, beurteilen Lebensmittel nicht nach dem Geschmack, sondern danach, wie sie sich in ihrem Mund anfühlen. Sie meiden vielleicht Kekse, weil sie das Mundgefühl nicht mögen. Neurotypische Kinder lernen hingegen, zu ignorieren, wie sich das Essen anfühlt und orientieren sich ausschließlich am Geruch und Geschmack (besonders wenn es süß schmeckt).

Das ist insofern von Bedeutung, als es hierbei um dieselbe Region im Gehirn geht, die zielgerichtetes Handeln steuert – nicht nur bei der Auswahl von Lebensmitteln, sondern auch im sozialen Bereich. Eine Region, die als Inselkortex (oder Inselrinde) bekannt ist, könnte tatsächlich das Bindeglied sein, das all die ungewöhnlichen Verhaltensweisen erklärt, die bei Autismus und anderen neurologischen Verhaltensstörungen auftreten. Geruch und Geschmack, emotionale Berührung, nonverbale Kommunikation, Immunsuppression, Darmregulation und Verdauung, Intuition, »Bauchgefühl« und nicht bewusste Körperwahrnehmung, Gleichgewichts- und Raumgefühl, Spiegelneuronenfunktion und emotionales Gewahrsein in Bezug auf sich selbst und andere laufen alle in diesem Bereich des Gehirns zusammen. Daher kann ein reduzierter Geruchs- und Geschmackssinn eine viel größere Bedeutung haben als nur seine Auswirkungen auf das Essen und die Auswahl der Lebensmittel.

Meine eigene klinische Erfahrung hat mir gezeigt, dass praktisch alle Kinder mit neurologischen Verhaltensstörungen einen schlecht entwickelten oder völlig fehlenden Geruchssinn haben. Bei einem Test wissen viele dieser Kinder nicht einmal, wie man schnuppert. Sie schnäuzen aus der Nase, anstatt einzuatmen. Sie können es nicht einmal, wenn man es ihnen zeigt. Das weist auf jeden Fall darauf hin, dass sie nicht gut riechen können. In unseren Brain-Balance-Zentren haben wir Zehntausende dieser objektiven, standardisierten Tests durchgeführt und fast jedes Kind hat anfangs ein abnormes Geruchs- und Essverhalten. Bei fast allen normalisiert sich der Geruchssinn durch das Brain-Balance-Programm. Und wenn sich der Geruchssinn normalisiert, verbessern sich auch die Essgewohnheiten des Kindes.

Symptom 8: Geschwächtes Immunsystem

Das Gehirn ist das Kontrollzentrum der Immunantwort, nicht umgekehrt. Das Immunsystem ist ein gutes Beispiel dafür, wie die zwei Gehirnhälften als Ganzes zusammenarbeiten. Wie bei den meisten körperlichen

Vorgängen ist das Immunsystem in beiden Hemisphären angesiedelt, aber jede Hemisphäre hat eine bestimmte Aufgabe. Das linke Immunzentrum ist wie die Nationalgarde. Es aktiviert Antikörper, wenn eine Krankheit droht. Die rechte Seite unterdrückt das Immunsystem, indem sie es daran hindert, übermäßig aktiv zu werden – etwa so, wie danach geschaut wird, dass die Nationalgarde für Ordnung sorgt, ohne selbst einen Krieg loszubrechen. Wenn das Immunsystem jedoch einen Krieg führt, greift es sich manchmal selbst an. Verwüstungen zeigen sich in Form von Autoimmunerkrankungen wie Allergien und Asthma.

Bei einem Defizit der linken Gehirnhälfte ist also immer die Immunabwehr geschwächt. Bakterien, Viren und andere Feinde können die Grenzlinie des geringsten Widerstands überwinden und machen sich auf den Weg zu den Nasennebenhöhlen, zur Lunge, zum Atemtrakt oder wo auch immer sie sich ansiedeln wollen. Kinder mit Defiziten in der linken Hirnhälfte werden häufig krank. Wenn etwas im Umlauf ist, werden sie sich höchstwahrscheinlich anstecken. Sie bekommen Ohrenentzündungen, und es ist nicht ungewöhnlich, dass sie bis zum Alter von acht oder neun Jahren 15 – 20 Behandlungszyklen mit Antibiotika hinter sich haben. Eine Schwäche in der rechten Gehirnhälfte führt zu einem überaktiven Immunsystem. Es geht selbst dann in Gefechtsbereitschaft, wenn kein Feind vorhanden ist, und gerät außer Kontrolle. Das ist der Grund, weshalb die Kinder schließlich Autoimmunerkrankungen wie Asthma und Allergien entwickeln. Es kann auch zu subtileren Problemen in Form von chronischen Nahrungsmittelunverträglichkeiten führen. Allerdings scheinen diese Kinder vollkommen immun gegen häufig auftretende Kinderkrankheiten und Infektionen wie Erkältungen und Halsentzündungen zu sein. Sie werden manchmal sogar als »Teflon-Kinder« bezeichnet, weil sie selten aufgrund von Infekten erkranken.

Ein Kind mit FDS hat höchstwahrscheinlich ein aus dem Gleichgewicht geratenes Immunsystem. Es ist entweder überaktiv oder unteraktiv. Wie auch immer, das Kind ist deutlich häufiger krank als der Durchschnitt. Das ist ein hervorstechendes Merkmal bei Kindern mit FDS.

Es sind Kinder, die sich (bei defizitärer linker Hemisphäre) ständig mit Erkältungen und anderen Infekten, die gerade grassieren, herumschlagen und möglicherweise chronische Ohrentzündungen entwickeln oder (bei einer Schwäche der rechten Hemisphäre) zu häufigen Allergien neigen. Viele Kinder mit FDS haben eine extrem schwache Immunabwehr und leiden unter chronischen Infektionen. Andere wiederum scheinen ein überaktives Immunsystem zu haben, das, wie bereits erwähnt, zu Autoimmunproblemen wie Asthma, Allergien und Ekzemen führt. Oft laufen diese Immunreaktionen jedoch subtil ab und manifestieren sich eher als chronische Entzündungsprozesse oder Nahrungsmittelunverträglichkeiten, denn als Lebensmittelallergien.

Viele halten Autismus sogar für eine Autoimmunerkrankung, die zu chronischen, lebenslangen Entzündungsprozessen nicht nur im Körper, sondern auch im Gehirn führt. Aber das ist nicht der Fall. Diese Immunreaktionen sind nicht die Ursache der neurologischen Störungen, vielmehr sind sie, wie die anderen an dieser Stelle besprochenen Symptome, Teil des umfassenderen Problems.

Symptom 9: Hohe Pulsfrequenz und Verdauungsprobleme

Ein Kind wird mit einem primitiven Nervensystem geboren, welches die automatischen Vitalfunktionen wie Atmung, Herzschlag und Verdauung steuert. Es wird als das limbische System bezeichnet und liegt zwischen der Großhirnrinde und dem Hirnstamm. Es ist das, was Tiere als primäres Gehirn haben. Das limbische System ist auch für die grundlegenden Überlebensfähigkeiten wie Hunger, Durst und Schutz zuständig. Babys reagieren aufgrund ihrer unmittelbaren Bedürfnisse, die ihr Überleben sichern, sehr impulsiv. Deshalb weinen und schreien sie, wenn sie etwas brauchen oder sich bedroht oder verängstigt fühlen. Wenn das Gehirn eines Kindes wächst und reift, übernehmen die höheren Zentren die Kontrolle über diese automatischen Körperfunktionen. Dies setzt normalerweise etwa im Alter von drei Jahren ein. Der größere Kortex hemmt, verlangsamt und optimiert dann die Funktionen des Herzens und des Verdauungssystems. Bei einer Entwicklungsverzögerung dieses wichtigen Teils des Gehirns hat ein Kind weiterhin einen hohen Puls, eine flache Atmung und eine unausgereifte Verdauung. Diese Symptome sind für Kinderärzte oft verwirrend, weil das Kind ansonsten gesund erscheint.

Symptom 10: Nahrungsmittelunverträglichkeiten

Die Nahrungsmittelunverträglichkeiten, von denen Kinder mit FDS geplagt werden, sind nicht dasselbe wie die Lebensmittelallergien, mit denen viele Eltern vertraut sind. Da gibt es einen großen Unterschied. Zum Einen ist es in der Regel nicht schwer, herauszufinden, ob Ihr Kind eine Lebensmittelallergie hat. Die Symptome zeigen sich sofort oder innerhalb weniger Stunden in Form von Nesselsucht, tränenden Augen, Niesen oder Atembeschwerden. Es kann sogar zu einem lebensbedrohlichen allergischen (anaphylaktischen) Schock kommen. Das ist die Art von Allergie, bei der ein Kind eine Erdnuss isst und fast stirbt. Solche Allergien sind den meisten Eltern bekannt und Grund zu großer Vorsicht. Es sind jedoch nur etwa 10 % der Kinder mit FDS von dieser Art der Allergie betroffen. Ungefähr 85 % der FDS-Kinder leiden unter Nahrungsmittelunverträglichkeiten (Überempfindlichkeit), die keine typischen allergischen Reaktionen hervorrufen, welche zu körperlichen Symptomen führen. Vielmehr verursachen sie eine Entzündungsreaktion, die zu subtileren mentalen Symptomen und Verhaltensauffälligkeiten führt. Es kann sechs bis zu 72 Stunden dauern, bis diese auftreten. Die Forschung bestätigt, dass es einen direkten Zusammenhang zwischen dieser Art von Nahrungsmittelunverträglichkeit und einem Ungleichgewicht im Gehirn gibt.

Wenn Eltern ihre Kinder zur Begutachtung in eines unserer Brain-Balance-Zentren bringen, stellen wir ihnen unter anderem folgende Fragen: »Hat Ihr Kind irgendwelche Nahrungsmittelallergien oder Unverträglichkeiten?« Die meisten antworten mit »Nein« und sagen, sie müssten es ja wissen, wenn ihr Kind negativ auf ein bestimmtes Lebensmittel reagierte. Dann erkläre ich ihnen, warum sie sich irren. Im Gegensatz zu den offensichtlichen und oft beängstigenden körperlichen Symptomen von Allergien sind Nahrungsmittelunverträglichkeiten ohne einen Bluttest schwer zu erkennen, weil die Symptome schleichend auftreten. Zu den Symptomen gehören die folgenden, sind aber nicht auf diese beschränkt:

- Reizbarkeit und gelegentliche emotionale Zusammenbrüche
- Unfähigkeit, sich zu fokussieren oder zu konzentrieren
- Impulsive Handlungen
- Aggressives Verhalten
- Fatigue (chronische Müdigkeit)
- Bettnässen
- Schlafstörungen, wie häufiges Erwachen und Albträume
- Lernbehinderungen
- Hyperaktivität

Ein Kind kann auf fast jedes Lebensmittel überempfindlich reagieren, aber die häufigsten Unverträglichkeiten sind die auf Gluten, eine proteinähnliche Substanz, die in Weizenprodukten (und anderen Getreidearten) vorkommt, und Kasein, ein Protein, das in Milchprodukten vorkommt. Gluten und/oder Kasein finden sich in Nudeln, Pizza, Brötchen, Milch, Müsli und Käse – einigen der kinderfreundlichsten Lebensmittel überhaupt. Andere Lebensmittel, die häufig Überempfindlichkeiten verursachen, sind:

- Zitrusfrüchte
- Mais
- Eier
- Gemüsesorten wie Erbsen, Bohnen, Erdnüsse und Soja
- Tomaten
- Hefeprodukte

Symptom 11: Leaky-Gut-Syndrom

Bleibt ein Bereich des Gehirns eines Kindes unreif, bleibt es auch sein Verdauungssystem. Das Verdauungssystem praktisch aller Kinder mit FDS ist hauptsächlich in dreierlei Hinsicht gestört:

- Sie produzieren weniger Magensäure und Verdauungsenzyme, die die Nahrung chemisch aufspalten und dafür sorgen, dass sie gut verdaut werden kann.
- Sie haben einen schlechten Muskeltonus und weniger Muskelkontraktionen der Darm- und Magenmuskulatur, die zur mechanischen Aufspaltung der Nahrung beitragen.
- Ihre Darm- und Magenschleimhaut ist schlecht durchblutet.

Je mehr (neue) Nahrungsmittel dem Verdauungssystem heranwachsender Kinder angeboten werden, umso mehr Blut wird benötigt, um die Verdauungsprozesse in Gang zu halten. Wenn das Verdauungssystem nicht richtig heranreift, laufen auch diese Prozesse nicht richtig ab. Normalerweise ist der Magen mit eng miteinander vernetzten Zellen ausgekleidet, die eine dichte Barriere gegen kleinste Moleküle bilden. Dies schützt den Magen vor fremden Eindringlingen wie Bakterien, Viren, Pilzen oder Parasiten. Eine unzureichende Durchblutung verhindert jedoch, dass diese Zellen die Dichtigkeit der Barriere aufrechterhalten können. Eine Minderdurchblutung macht den Magen nicht nur anfälliger für fremde Eindringlinge, sondern erlaubt auch größeren Molekülen in den Blutstrom zu entweichen, bevor sie aufgespalten werden können, um Vitamine und Mineralstoffe freizusetzen. Infolgedessen gehen Nährstoffe verloren.

Dieser Teufelskreis ist als Leaky-Gut-Syndrom bekannt. Kinder mit einem durchlässigen Darm können Nährstoffmängel haben, selbst wenn sie ständig gesunde, nährstoffreiche Lebensmittel essen. Ein undichter Darm kann auch zu Nahrungsmittelunverträglichkeiten führen. Tatsächlich stellte die *American Academy of Pediatrics* 2012 fest, dass das Syndrom, welches mit einem undichten Darm einhergeht, existiert und ein wesentlicher Faktor bei Autismus ist. Der Großteil der Antikörper des Immunsystems (etwa 60 %) befindet sich in der Darmwand. Sie sind wie Soldaten, die eine Festung bewachen. Sie bleiben friedlich, bis ein fremder Eindringling auftaucht, der die Verteidigungslinie zu durchbrechen und die Routineabläufe zu stören droht. Die Antikörper werden also sofort aktiv, falls etwas auftaucht, das verdächtig aussieht. Große Eiweißmoleküle aus nur teilweise verdauter Nahrung sehen bedrohlichen Bakterien, Viren und Pilzen sehr ähnlich, also behandelt das Immunsystem sie alle gleich und bekämpft sie mit Antikörpern. Geschieht dies häufig, beginnt der Körper, empfindlich auf diese Proteine zu reagieren und sie wie Feinde zu behandeln. Dieser Teufelskreis ist der Grund dafür, dass Kinder mit FDS schließlich bestimmte Lebensmittel nicht mehr vertragen. Wenn FDS korrigiert wird, verschwinden die Nahrungsmittelunverträglichkeiten.

Brain-Balance-Fallbeispiel: *Gabriel*

Eine schwere Diskonnektionsstörung korrigiert sich

Gabriel war sechs Jahre alt, als seine Mutter ihn zu mir brachte. Ich war sofort von ihr beeindruckt. Sie war äußerst sachkundig und hatte all ihre Zeit und Ressourcen darauf verwendet, Wege zu finden, ihrem Sohn zu helfen, bei dem sowohl mittelschwerer Autismus als auch ADHS diagnostiziert worden war.

Als ich Gabriel zum ersten Mal untersuchte, hatte er erhebliche Sprachschwierigkeiten. Er kommunizierte wenig und wiederholte Sätze, die er im Fernsehen gehört hatte. Es war jedoch klar, dass er die Wörter, die er ständig wiederholte, nicht wirklich verstand.

Gabriel nahm keinen Augenkontakt mit mir auf. Seine Mutter sagte mir, dass er das bei allen Menschen so hielt. Wenn ich ihm nur eine Sekunde den Rücken kehrte, rannte er sofort weg. Ich bin ihm oft hinterhergelaufen – den Flur hinunter – um ihn zur Sitzung zurückzubringen. Er hatte auch keinen Geruchssinn und eine hohe Herzfrequenz für sein Alter, was seinem Kinderarzt ein Rätsel war. Gabriel war physisch erschöpft. Er wies zweifellos die klassischen Anzeichen von Autismus auf. Ich begann mit ihm zu arbeiten, indem ich eine Reihe von körperlichen Übungen und sensorischen Stimulationen durchführte, um seine rechte Gehirnhälfte zu aktivieren. Die Tests ergaben außerdem, dass Gabriel mäßig bis stark empfindlich auf eine Reihe von Lebensmitteln reagierte, vor allem auf Milchprodukte, Weizen und Eier.

Also haben wir diese Lebensmittel weggelassen und seine Ernährung so umgestellt, dass er mehr Nährstoffe erhielt. Nachdem er sechs Wochen am Programm teilgenommen hatte, brachte ihn seine Mutter eines Tages mit Freudentränen in die Sitzung. »Ich hatte gerade mein erstes richtiges Gespräch mit meinem Sohn,« sagte sie. Von diesem Zeitpunkt an zeigte Gabriel deutliche positive Veränderungen in seinem Verhalten, seiner Motorik und seinen schulischen Leistungen. Er entwickelte allmählich auch einen Geruchssinn. Seine Mutter war begeistert: »Zum ersten Mal sah ich ihn den Duft von frisch gebackenen Schokoladenkeksen einatmen.« Nach der zwölften Woche kam seine Mutter mit seinem Zeugnis vorbei. Zu Beginn des Schuljahres hatte er nur »Rs« im Zeugnis, was für »Requires Support« (»Förderbedarf«) steht. Jetzt hatte er nur noch »Ms« für »Meets Expectations« (»Erfüllt die Erwartungen«). Sie war überglücklich. Etwa um diese Zeit führten wir auch erneute Bluttests durch, um seine Nahrungsmittelunverträglichkeiten zu überprüfen. Seine Überempfindlichkeit gegen Weizen war verschwunden und er zeigte jetzt nur noch eine leichte Empfindlichkeit gegenüber Milchprodukten. Das war ein Zeichen dafür, dass sein Verdauungssystem besser funktionierte und sein Immunsystem nicht mehr so hyperaktiv war. Sein Kinderarzt berichtete, dass Gabriels Herzfrequenz inzwischen normal sei.

Symptom 12: Schwierigkeiten mit schulischen Leistungen

Kinder mit FDS sind oft intelligent – manche sind sogar außergewöhnlich intelligent – aber sie haben trotzdem Schwierigkeiten in der Schule. In einigen Fächern erhalten sie normale oder überdurchschnittliche Noten, in anderen schneiden sie unterdurchschnittlich ab. Viele Kinder mit ADHS und Asperger-Syndrom haben beispielsweise von Anfang an überdurchschnittliche verbale Fähigkeiten. Sie können schon früh Wörter lesen. Manche autistische Kinder bringen sich selbst früh das Lesen bei. Einige verblüfften sogar ihre Eltern, indem sie im Alter von 18 Monaten Wörter aus einem Kinderbuch vorlasen! Andere Kinder sind außergewöhnlich gut im Rechnen. Kopfrechnen fällt ihnen leicht, aber sie haben Probleme mit logisch-mathematischem Denken.

Alle diese Kinder können anfangs ihre Eltern und Lehrer:innen mit ihren mathematischen und/oder Lesefähigkeiten beeindrucken, aber etwa ab der vierten oder fünften Klasse beginnen die Probleme mit den schulischen Leistungen. Kinder, die gut lesen können, haben beispielsweise Schwierigkeiten, das Gelesene zu verstehen. Ihre Lehrer:innen stellen fest, dass sie nicht verstehen können, was die Figuren in der Geschichte tun oder warum sie sich auf eine bestimmte Weise verhalten. Besondere Probleme haben die Kinder mit den praktischen Aspekten der Sprache und mit Metaphern. Sie können keine Schlussfolgerungen ziehen. Deshalb haben sie keine Freude am Lesen und meiden es im Allgemeinen. Bei Basis-IQ-Tests für Kinder zeigt sich eine große Diskrepanz zwischen verbalen und nonverbalen Fähigkeiten. Im Normalfall ist der Unterschied zwischen diesen beiden Werten gering, aber bei manchen dieser Kinder beträgt er 30, 40 oder 50 Punkte. Ich habe mit Kindern gearbeitet, die bei den verbalen Fähigkeiten auf 150 Punkte kamen – das Niveau eines Genies – und in nonverbalen Fähigkeiten nur 70 Punkte erreichten! Wie kann das sein? Wie kann ein Kind in bestimmten akademischen Bereichen nahezu geniale Fähigkeiten haben und in anderen Bereichen derart retardiert sein? Diese Frage hat Pädagog:innen jahrelang verwirrt und verunsichert. Ich halte Vorträge vor vielen Lehrkräften und Schulpsycholog:innen, und sie räumen ein, dass dies verblüffend ist. Das ist keine Überraschung, denn bisher wurde nicht verstanden, warum dies auftritt. Wir wissen schon seit Langem, dass die wachsende Zahl von Kindern, die Schwierigkeiten beim Verstehen von Zusammenhängen und bei mathematischem Denken haben, keine inneren Bilder von den Worten und Konzepten erzeugen können. Anstatt die Gesamtheit oder Gestalt der dargebotenen Informationen zu verarbeiten, neigen sie dazu, sich nur mit Teilen dessen zu verbinden, was sie lesen oder hören. Das liegt daran, dass bei ihnen das Verstehen – eine Fähigkeit der rechten Gehirnhälfte – und die bildliche Wortvorstellung – eine Fähigkeit der linken Gehirnhälfte – nicht miteinander verschmelzen. Und sie tun das deshalb nicht, weil das Gehirn nicht in Balance ist. Die linke und die rechte Gehirnhälfte kommunizieren nicht richtig miteinander. Die Liste der Symptome für schulische Leistungsschwächen ist lang, aber hier sind einige der häufigsten:

- Schlechter mündlicher und schriftlicher Ausdruck
- Schlechtes Lese- und Schriftverständnis
- Schlechte Schreibfähigkeiten
- Unfähigkeit, sich zu organisieren
- Mangelnde Fähigkeit, sich zu fokussieren
- Lese- und Rechtschreibprobleme
- Unfähigkeit, Anweisungen zu befolgen
- Schwierigkeiten, Ursache und Wirkung zu verstehen
- Unfähigkeit, Abläufe zu planen
- Verwirrung bei Konfrontation mit mehreren Informationen
- Mangelnde soziale Fähigkeiten

Symptom 13: Mangelnde kognitive Fähigkeiten

Mangelnde kognitive Fähigkeiten führen zu jenen Symptomen, die die meisten Menschen mit Lern- und Verhaltensstörungen assoziieren, und denen Eltern, Erzieher:innen, Lehrer:innen und Gesundheitsexperten am meisten Aufmerksamkeit schenken, und über die sie sich die größten Sorgen machen. Sie machen sich darüber Sorgen, weil sie ADHS in erster Linie für ein Aufmerksamkeitsproblem, Autismus für ein Kommunikations- und Sozialisationsproblem und Legasthenie für ein Leseproblem halten. Nur sind sie das nicht. Es steht außer Frage, dass Defizite bei diesen Fähigkeiten ein Problem darstellen, aber sie sind nicht *das* Problem. Sie sind nur Symptome des eigentlichen Problems, nämlich eines Ungleichgewichts zwischen der linken und der rechten Hirnhemisphäre.

Die kognitiven Fähigkeiten machen ein Kind zu einem Individuum mit einer einzigartigen Persönlichkeit. Es sind die Fähigkeiten, die den zukünftigen Erfolg eines Kindes im Leben beeinflussen. Sie bestimmen, wie ein Kind denkt, lernt, Schlüsse zieht, Entscheidungen trifft, plant, Dinge initiiert, Gefühle ausdrückt, Impulse kontrolliert, sich Ziele setzt, sein Verhalten steuert, Beziehungen aufbaut und andere hochrangige Aktivitäten angeht. Sie sind so etwas wie der Boss des Gehirns – der Chef aller Funktionen und Prozesse. Aus diesem Grund werden kognitive Fähigkeiten auch als exekutive Fähigkeiten bezeichnet, die aus dem präfrontalen Lappen des frontalen Kortex gesteuert werden. Es ist der am langsamsten wachsende und anspruchsvollste Teil des Gehirns.

Unangemessenes Verhalten für das jeweilige Alter, Unfähigkeit, in der Schule aufzupassen, Probleme mit sozialen Kontakten und dem Schließen von Freundschaften sind Anzeichen dafür, dass sich dieser wichtige Teil des Gehirns nicht richtig entwickelt.

Zu den Symptomen gehören unter anderem:

- Unangemessenes Lachen oder Kichern
- Furchtlosigkeit bei Gefahr
- Risikoverhalten

- Abneigung gegen Kuscheln oder Umarmungen
- Dauerhaft ungewöhnliches oder repetitives Spielverhalten
- Vermeidung von Augenkontakt
- Zieht es vor, allein zu spielen
- Schwierigkeiten, Bedürfnisse auszudrücken
- Wildes Gestikulieren
- Besteht darauf, dass alles so bleibt, wie es ist
- Schwierigkeiten bei der Interaktion mit anderen
- Schwierigkeiten, Ziele zu setzen und zu priorisieren
- Schwierigkeiten, Emotionen zu regulieren
- Schwierigkeiten beim Lernen, Erinnern und Aufpassen
- Mangelnde motorische Kontrolle
- Unfähigkeit, eigene Handlungen zu überblicken
- Unfähigkeit, Freundschaften zu schließen oder Beziehungen aufrechtzuerhalten

Sie werden feststellen, dass eine Reihe dieser Symptome bereits in anderen Teilen dieses Kapitels auftauchen. Das ist nur ein weiteres Beispiel für die Wechselbeziehung der Prozesse, die in den Gehirnen von Kindern mit dem Diskonnektionssyndrom ablaufen.

Der Mangel an Synchronisation oder, wissenschaftlich ausgedrückt, an zeitlicher Kohärenz zwischen den beiden Hirnhälften und/oder verschiedenen großen Bereichen des Zentralnervensystems führt zu einer Unterbrechung der Funktionen. Es ist, als würden in einem großen Raum voller Lampen verschiedene Glühbirnen durchbrennen.

Wenn die beiden Hemisphären nicht in der Lage sind, sich zu verbinden und Informationen auszutauschen, führt das zwangsläufig zu einer Dominanz einer der beiden Seiten. Deshalb können die Fähigkeiten, die in der stärkeren Gehirnhälfte angesiedelt sind, übersteigert erscheinen. Wie bereits erwähnt, bedeutet das nicht, dass das Gehirn geschädigt ist. Es ist nur in der einen Hemisphäre zu langsam und in der anderen zu schnell. Das kann behoben werden. Der Raum kann wieder heller werden.

Um das Problem jedoch dauerhaft zu beheben, muss die Ursache (oder die Ursachen) des Problems angegangen werden. Das ist ein kontrovers diskutiertes Thema, das wir als Nächstes behandeln werden.

Brain-Balance-Fallbeispiel: *Robbie und Paul*

Erstaunliche Fortschritte in nur sechs Monaten

Robbie war drei Jahre alt und sein Bruder Paul gerade 16 Monate, als seine Eltern zu mir kamen, nachdem bei beiden Jungen schwerer Autismus diagnostiziert worden war.

Ihre Mutter Regina, eine Sportphysiologin und Physiotherapeutin, war seit Beginn beider Schwangerschaften sehr umsichtig, und ihre Entbindungen verliefen normal. Sie hatte die Kinder nie impfen lassen und ernährte die Familie ausschließlich mit Bio-Produkten. Trotzdem bemerkten Regina und Ihr Mann, dass fast von Anfang an mit ihren Kindern irgendetwas nicht stimmte. Beide Jungen waren in ihrer Entwicklung verzögert. Robbie begann spät zu krabbeln und zu laufen. Als wir uns kennenlernten, sprach er überhaupt nicht. Paul konnte weder krabbeln noch laufen und nur auf seinem Po umher rutschen. Seine Symptome waren stärker ausgeprägt. Er schrie aus Leibeskräften, wenn sich ihm jemand anderes als ein Elternteil näherte, und er wand sich aus den Armen seiner Mutter, wenn er unglücklich war. Er saß da und schlug seinen Kopf auf den Boden und seine fehlende Reaktion auf Schmerz war für seine Eltern äußerst beunruhigend. Robbie konnte einfache Anweisungen befolgen, aber er wirkte relativ ausdruckslos und schien nicht mitzubekommen, was um ihn herum geschah. Er hatte ein reduziertes Empfinden für Klänge und Berührungen. Diese und weitere Symptome deuteten darauf hin, dass beide Jungen eine Entwicklungsverzögerung der rechten Hirnhälfte hatten. Urin- und Bluttests bestätigten eine Reihe von Nahrungsmittelunverträglichkeiten sowie einen Vitamin-, Aminosäure- und Mineralstoffmangel. Wir erstellten für beide ein individuelles Bewegungsprogramm sowie ein sensorisches Stimulationsprogramm, das auf ihre jeweilige Störung der rechten Hirnhälfte zugeschnitten war. Außerdem versuchten wir ihre Ernährungsprobleme mit einer Eliminationsdiät und der Gabe von Nahrungsergänzungsmitteln in den Griff zu bekommen. Obwohl Paul schwerer von Autismus betroffen ist, reagierte er schneller auf die Behandlung, weil er der Jüngere ist. Nach nur sechs Monaten stand er auf einem Trampolin, lachte, konnte das Alphabet aufsagen und erkannte sich zum ersten Mal im Spiegel. Zur selben Zeit begann Robbie zu sprechen und sich auszudrücken, auch wenn es länger dauerte, bis er seinen altersgemäßen Entwicklungsstand erreichte. Beide Jungen waren auf dem besten Weg in eine normale Kindheit.

KAPITEL 4

Was ist die Ursache für all das?

Hören wir auf, die Dinge durcheinanderzubringen

Wenn junge Körper in schlechter Verfassung sind,
was ist dann mit den Gehirnen, die mit ihnen verbunden sind?

JANE HEALEY

Wenn ich mit Eltern und Lehrkräften spreche, werde ich immer gefragt: »Warum? Warum bekommen so viele Kinder Autismus und ADHS? Warum sind die Klassenzimmer voll mit Kindern, die Medikamente einnehmen? Warum hat mein Kind so viele Schwierigkeiten in der Schule? Warum ist das mit meinem Kind passiert?« Es ist nicht immer einfach, auf diese Fragen zu antworten. Nicht, weil ich keine Erklärung dafür habe, sondern, weil so viele Menschen über die Natur neurologischer Störungen bei Kindern verwirrt und falsch informiert sind. Das ist sehr bedauerlich, weil es die Angst und Verzweiflung der wohlmeinenden Menschen, die versuchen, mit diesen Störungen zu Hause und in der Schule umzugehen, noch verstärkt. Deshalb ist dieses Kapitel so wichtig. Sie können mein Brain-Balance-Programm zu Hause anwenden und bemerkenswerte, ja sogar außergewöhnliche Verbesserungen bei Ihrem

Kind feststellen, aber Sie werden diese Ergebnisse nicht dauerhaft halten können, wenn Sie nicht verstehen, was unserer Meinung nach die Ursache für das Ungleichgewicht im Gehirn ist, und nicht Ihren Teil dazu beitragen, es zu korrigieren – insbesondere, wenn Sie planen, noch weitere Kinder zu bekommen. Nach 20 Jahren der Forschung und der Arbeit mit mental dysfunktionalen Kindern kann ich, ohne zu zögern sagen, dass die Ursachen für einen Großteil der Probleme, die wir heute beobachten, im näheren Umfeld zu finden sind: nicht nur wegen der Giftstoffe, denen wir täglich ausgesetzt sind, sondern auch aufgrund unserer Art und Weise, unser Leben zu leben und unsere Kinder zu erziehen. Es ist das Umfeld!

Viele sogenannte Expert:innen möchten Ihnen weismachen, dass die Zunahme dieser Probleme überdramatisiert wird. Sie sagen, dass es nur den Anschein hat, als würde die Häufigkeit von Autismus und ADHS zunehmen, weil bessere Diagnosemöglichkeiten und frühere Diagnosen diesen Anschein erweckten. Da mag zwar etwas dran sein, aber es ist keine plausible Erklärung. Tatsächlich werden zwei große Studien über Autismus, die in den letzten Jahren veröffentlicht wurden, dieses Argument – hoffentlich – aus der Welt schaffen.

Im Rahmen einer dieser Studien schauten sich Wissenschaftler:innen der *Yale University* fast fünf Millionen Geburtsurkunden und 20.000 Berichte des *California Department of Developmental Services* an (Behörde, die Dienstleistungen für Menschen mit Entwicklungsstörungen anbietet, A.d.Ü) und kamen zu dem Schluss, dass oben genannte Begründung bestenfalls weniger als die Hälfte des heute zu beobachtenden Anstiegs erklären kann. Sie erläuterten, dass etwa 25 % des Anstiegs auf den sogenannten »Diagnostischen Zuwachs« zurückzuführen sind – was bedeutet, dass Kinder, bei denen man vor zehn Jahren eine geistige Retardierung diagnostiziert hätte, jetzt sowohl als retardiert als auch als autistisch diagnostiziert werden.

Die Forscher:innen glauben, dass weitere 15 % auf eine bessere Erkennung durch bessere Aufklärung zurückzuführen sind. Etwa 4 % führen sie auf eine »geographische Häufung« zurück, was, kurz gesagt, bedeutet, dass eine hohe Diagnoserate in einer Gemeinde natürlich zu mehr Untersuchungen führt, was wiederum zu noch mehr Diagnosen führt (obwohl es auch andere Gründe für die Häufung gibt). Das macht insgesamt 44 % aus. Die Forscher:innen schätzten außerdem, dass weitere 10 % auf ein höheres Autismus-Risiko bei Kindern älterer Eltern zurückzuführen sind, obwohl dies in meinen Augen eine umfeldbedingte Ursache ist. Wie dem auch sei – addiert man die Zahlen, kommt man dennoch auf höchstens 54 %. Die Forscher:innen hatten keine Erklärung für die anderen 46 % des Anstiegs.

Auf welcher Seite der Debatte man auch steht, niemand kann leugnen, dass 46 % ein hoher Prozentsatz ist. Wenn man sich die gesamte Forschung ansieht und nur etwa die Hälfte der Fälle mit besserer Aufklärung und besseren Diagnoseverfahren »wegerklären« kann, kann man nur zu dem Schluss kommen, dass die andere Hälfte eine Zunahme der neuen Fälle oder der Inzidenz repräsentiert. Viele sind der Ansicht (die ich teile), dass es sich um eine Epidemie handelt. Einen weiteren Beweis liefert eine der umfassendsten Autismus-Studien, die je in den Vereinigten Staaten durchgeführt wurden. Forscher:innen der *University of California* in Davis stellten im Verlauf von 16 Jahren bei Kindern eine Zunahme von 800 % der Autismus-Diagnosen fest. Sie kamen zu dem Schluss, dass Änderungen der Diagnose-Kriterien, die Einbeziehung leichterer Fälle und eine frühere Diagnose-Stellung bestenfalls für 50 % des Anstiegs verantwortlich sein können. Wie viele führenden Forscher:innen bin auch ich der Ansicht, dass diese beiden großen Studien die Realität abbilden, mit der wir heute konfrontiert sind. Ich will nicht abstreiten, dass heute mehr Kinder – und zwar sehr viele – die Diagnose »Entwicklungsstörung« erhalten, die möglicherweise übersehen würden, gäbe es nicht inzwischen ein geschärftes Bewusstsein für die Problematik und bessere Diagnosemöglichkeiten. Aber wir können auch nicht ignorieren, dass ebenso viele neue Fälle registriert werden. Sogar wenn die neuen Fälle nur die Hälfte ausmachen, sind 400 % ein hoher Anstieg.

Die Wissenschaftler:innen in Davis bezeichnen das als »ein großes Problem für das öffentliche Gesundheits- und Bildungswesen«. Dem kann ich nur zustimmen.

Es gibt andere, die behaupten, diese Störungen – insbesondere Autismus – seien rein genetisch bedingt. Auch das ist nicht plausibel, denn jede/r Wissenschaftler:in wird bestätigen, dass genetische Probleme nicht massenweise einfach so auftauchen. Der Anstieg war zu schnell und zu spezifisch. Dennoch hat eine berühmte, oder sollte ich sagen berüchtigte, Studie, die in 1977 durchgeführt wurde, zur heute immer noch weit verbreiteten Meinung geführt, dass Autismus erblich sei.

An der Studie, über die schon Tausende Male berichtet wurde, nahmen elf eineiige und zehn zweieiige Zwillingspaare teil, bei denen ein Geschwisterteil mit Autismus diagnostiziert wurde. Die Forscher:innen fanden heraus, dass die Wahrscheinlichkeit, dass der zweite Zwilling Autismus entwickeln würde, bei den eineiigen Zwillingen signifikant erhöht, bei den zweieiigen jedoch relativ gering war. Die Handvoll Studien, die auf diese folgten und ebenso klein waren, ergaben, dass die Wahrscheinlichkeit, dass der zweite eineiige Zwilling eine Autismus-Diagnose erhalten würde, zwischen 60 % und 95 % lag. Trotz der offensichtlich begrenzten Aussagekraft dieser Studien hat sich die Vorstellung, dass Autismus praktisch zu 100 % vererbbar sei, hartnäckig gehalten.

Eine weitere Behauptung im Hinblick auf einen genetischen Kontext hat mit zahlreichen Studien zu tun, die zeigen, dass über 50 % der Kinder mit der Diagnose ADHS (und allen anderen verhaltensneurologischen Störungen) auch die medizinischen Diagnose-Kriterien für eine oder mehrere psychiatrische Störungen wie Stimmungsschwankungen, Angst-, Lern- oder Verhaltensstörungen erfüllen. In diesem Fall vermuten Expert:innen, dass diesen Störungen ähnliche genetische Mutationen zugrunde liegen, obwohl es keine Belege für eine solche Behauptung gibt. Auch dies ist wiederum nicht plausibel. Die genetische Theorie wurde im Juli 2011 durch eine weitere Zwillingsstudie entkräftet, die sowohl umfangreicher als auch besser kontrolliert war.

Diese Studie, die an der *Stanford University School of Medicine* mit 192 eineiigen und zweieiigen Zwillings-Paaren durchgeführt wurde, lieferte überzeugende Beweise dafür, dass Umweltfaktoren einen deutlich größeren Einfluss darauf haben, ob ein Kind Autismus entwickelt, als die Genetik. Wie aufgrund der Ergebnisse früherer Studien zu erwarten, fanden die Forscher:innen heraus, dass, wenn ein eineiiger Zwilling Autismus hatte, auch bei dem anderen ein Autismus-Risiko bestand. Merkwürdigerweise machten sie aber auch eine unerwartete Beobachtung. Sie entdeckten, dass die Wahrscheinlichkeit, Autismus zu entwickeln, bei den zweieiigen Zwillingen höher war als bei den eineiigen – und das konnte nicht allein mit Genetik erklärt werden. Es konnte nur bedeuten, dass die Krankheit auch von der Umwelt beeinflusst wurde. Zweieiige Zwillinge haben keine identische DNA, aber sie sind nahezu identischen Einflüssen in ihrem Umfeld ausgesetzt. Bei einer statistischen Analyse stellten die Forscher:innen fest, dass Umweltfaktoren für über die Hälfte des Autismus-Risikos verantwortlich sind. Gene hatten einen Einfluss von etwa 40 %, aber Umweltfaktoren waren zu fast 60 % für das Autismus-Risiko verantwortlich.

Das ist bisher eine der überzeugendsten Studien, die zeigt, dass das Umfeld eine größere Rolle bei den Fehlentwicklungen im Gehirn spielt. Eine genauere Betrachtung früherer kleinerer Studien legt den gleichen Schluss nahe. Die Tatsache, dass bei eineiigen Zwillinge nicht in allen Fällen beide an Autismus erkranken, sagt uns, dass etwas Nicht-Genetisches im Spiel ist. Eine der früheren Studien, die 1998 in Skandinavien durchgeführt wurde, ergab eine sehr hohe Konkordanzrate von 91 % bei eineiigen Zwillingen, aber die Forscher:innen betonten, dass praktisch alle von ihnen auch Stress im Mutterleib ausgesetzt gewesen waren und nach der Geburt ein hohes Stressniveau aufwiesen – zwei Risikofaktoren, die inzwischen weithin bekannt sind.

Die neuen Zwillingsstudien zeigen uns, dass die Gene allein nicht die gesunde Entwicklung des sich im Wachstum befindlichen Gehirns beeinträchtigen können. Aber die Genetik spielt bis zu einem gewissen

Grad eine Rolle, und das sagt uns, dass nicht die Gene an sich das Problem verursachen, sondern die Art und Weise, wie die Gene exprimiert werden. Das heißt, wie sie in den entscheidenden Phasen der Gehirnentwicklung ein- oder ausgeschaltet, geschwächt oder gestärkt werden. Wir nennen das den epigenetischen Effekt.

Der neue Code der Epigenetik

Die Wissenschaft der Epigenetik hat in den letzten 100 Jahren einen langen Weg zurückgelegt. Damals waren wir überzeugt, dass unsere Gene unser Schicksal sind – und zwar mit derselben Gewissheit, wie wir wissen, dass Eltern mit braunen Augen Kinder mit braunen Augen bekommen werden.

Wir haben geglaubt, dass Gene nicht verändert oder modifiziert werden können. Diese Vorstellung hat viele Menschen zu der Annahme verleitet, dass Fälle von Herzkrankheiten in der eigenen Familie dazu führen, dass man selbst auch eine Herzkrankheit entwickelt. Doch die Genetik wird nicht mehr, wie einst, als bestimmend für unser Schicksal betrachtet. Es sei denn, man hat einen seltenen genetischen Marker für einige seltene Krankheiten. Ihre Lebensweise hat einen größeren Einfluss auf Ihr Schicksal als Ihre Gene. Das ist der epigenetische Effekt. Im Gegensatz zur DNA, dem Bauplan des Lebens, der sich nicht verändern lässt, kann das Schicksal Ihrer Gene verändert werden. Und genau das geschieht laut neuerer Forschungsergebnisse in den sich entwickelnden Gehirnen von Kindern.

Die Epigenetik besagt, dass die Genexpression in der frühen Kindheit im Laufe der Zeit unterschiedliche Wege einschlägt, je nachdem, welche Erfahrungen das Kind macht und welchen Umwelteinflüssen es ausgesetzt ist. Stellen Sie sich Ihre DNA als ein Klavier und Ihre Gene als die Tastatur vor. Im Wesentlichen bestimmt die Epigenetik, wie und ob sich das Gehirn harmonisch entwickelt oder ob es durch einen epigenetischen Effekt aus dem Takt gerät. Die Prädisposition für eine Krankheit – sei es ein Herzleiden, Diabetes, ADHS oder Autismus – ist beispielsweise ein epigenetischer Effekt. Man kann also eine Veranlagung erben, aber sie ist kein Schicksal. Es muss nicht passieren. Das heißt, wenn Sie ADHS haben oder ein Kind, das eine Veranlagung zum Autismus hat, ist es nicht zwingend und noch nicht einmal wahrscheinlich, dass Ihr Kind oder weitere Kinder es auch haben werden. Es bedeutet jedoch, dass sich Ihr Risiko, ein Kind mit einer Entwicklungsstörung zu bekommen erhöht, wenn Sie eine Reihe von Risikofaktoren haben, von denen wir heute wissen, dass sie die Genexpression verändern können. Und das gilt für *alle*.

Die Auswirkungen des modernen Lebensstils

Ich glaube – und es gibt viele Beweise dafür -, dass die epidemische Zunahme von neurologischen Verhaltens- und Lernstörungen durch negative Umwelteinflüsse verursacht wird, insbesondere durch viele jener Verhaltensweisen, die den typischen, modernen Lebensstil ausmachen. Dies ist nicht schwer zu erkennen, wenn man es im Zusammenhang mit den sozialen Veränderungen betrachtet, die (vor allem in den Vereinigten Staaten) in den vergangenen zehn bis 20 Jahren stattgefunden haben: Faktoren wie eine ungesunde Lebensweise der Eltern; späte Eheschließungen, die dazu führen, dass ältere Eltern ein Kind (insbesondere das erste) bekommen, die Gesundheit der Mutter während der Schwangerschaft, traumatische Schwangerschaften, einschließlich des dramatischen Anstiegs an Kaiserschnitten, die Zunahme von Giftstoffen in unserer Atmosphäre, Kinder, die stundenlang am Computer oder vor dem Fernseher sitzen und das sehr heikle Thema der Fremdbetreuung.

Allerdings – und das darf man keinesfalls vergessen – gibt es nicht den einen Risikofaktor, der dazu führt, dass bei Ihrem Sohn oder ihrer Tochter Autismus, ADHS, eine Zwangsstörung oder eine der anderen Erkrankungen, die ich unter dem Oberbegriff FDS zusammengefasst habe, diagnostiziert wird. Vielmehr ist das Risiko kumulativ. Nach dem, was wir wissen, ist ein Zusammentreffen mehrerer Risikofaktoren erforderlich, um den epigenetischen Effekt zu erzeugen, der ein Gen oder eine Gruppe von Genen ein- oder ausschaltet, die letztlich die Entwicklung des Gehirns beeinträchtigen.

Vergessen Sie nicht, dass das Gehirn eines Säuglings nicht eine Mini-Version des Gehirns eines Erwachsenen ist. Das sich entwickelnde Gehirn ist viel anfälliger für Dinge wie giftige Chemikalien und andere negative Umwelteinflüsse als ein erwachsenes Gehirn. Das gilt insbesondere für die frühe Gehirnentwicklung im Mutterleib. Da das Gehirn in seiner Komplexität durch die Interaktion mit der Umwelt wächst, kann sich jede negative Einwirkung in einem frühen Stadium über verschiedene Phasen der Gehirnentwicklung fortsetzen. Die Plazenta bietet eine schützende Barriere gegen einige Umwelteinflüsse, aber nicht gegen alle.

Wenn die Gehirnfunktion gestört ist, sind auch andere Systeme beeinträchtigt, die vom Gehirn gesteuert oder reguliert werden. Kinder mit FDS haben typischerweise Probleme mit ihrem Verdauungssystem, ihrem Immunsystem und der Hormonproduktion, und Studien zeigen, dass ihre Eltern in vielen Fällen ebenfalls betroffen sind. Alles, was wir über die Umweltfaktoren wissen, die zu FDS beitragen, deutet darauf hin, dass die Gesundheit der Eltern vor der Schwangerschaft und die der Mutter während der Schwangerschaft eine wichtige Rolle für das Risiko spielen, ein Kind mit einem zerebralen Ungleichgewicht zu bekommen. Die Umwelteinflüsse, die sich auf die Art und Weise, wie Gene an die Kinder weitergegeben und ausgedrückt werden, auswirken, können im Laufe des Lebens kulminieren.

Der Einfluss der Umwelt auf die gesunde Entwicklung von Kindern ist ein wichtiges Thema. Die Nationale Akademie der Wissenschaften begann vor einem Jahrzehnt die Aufmerksamkeit auf diesen Aspekt zu lenken, als sie öffentlich erklärte, dass Umwelteinflüsse zu neurologischen Entwicklungsstörungen bei Kindern beitragen. Als die Akademie den Begriff »Umwelt« definierte, meinte sie damit nicht nur toxische Chemikalien, sondern auch die Gesundheitspraktiken und den Lebensstil beider Eltern.

Seit der Veröffentlichung der ersten Auflage von Außer Balance im Jahr 2009 sind Dutzende neuer Studien durchgeführt worden, die darauf hinweisen, dass der Zusammenhang zwischen diesen Faktoren und verschiedenen Formen neurologischer Erkrankungen von Kindern sehr real ist. Kürzlich veröffentlichte die renommierte Zeitschrift JAMA der *American Medical Association* eine Studie, die darauf hinweist, dass Umweltfaktoren eine viel größere Rolle spielen, als viele Forscher:innen uns glauben machen wollen. Die Studie, bei der die Krankenakten von über zwei Millionen schwedischer Kinder analysiert wurden, kam zu dem Ergebnis, dass die Genetik nur bei 50 % der 14.516 Kinder, die schließlich Autismus entwickelten, ausschlaggebend war. Die anderen 50 % wurden auf Umweltfaktoren wie Komplikationen bei der Geburt, sozioökonomischer Status oder Gesundheitszustand und Lebensstil der Eltern zurückgeführt.

Der Blick auf das Umfeld

Bislang wurden Dutzende von Umwelteinflüssen mit den neurologischen Störungen in Verbindung gebracht, die wir heute bei Kindern beobachten. Als Eltern eines entwicklungsgestörten Kindes sollten Sie wissen, welche das sind – nicht als Schuldzuweisung, sondern um die Gesundheit Ihrer Familie und der Kinder, die Sie vielleicht bekommen möchten, zu schützen. Ich habe über diese wissenschaftlichen Erkenntnisse in meinem Buch *Autism: The Scientific Truth About Preventing, Diagnosing and Treating Autism Spectrum Disorders* ausführlich geschrieben – und darüber, was Eltern jetzt tun können. Nachfolgend nenne ich die wichtigsten Faktoren, die nach gegenwärtiger wissenschaftlicher Erkenntnis das Risiko erhöhen, ein Kind mit einer neurologischen Entwicklungsstörung zu bekommen. Ausführlichere Erklärungen zu diesen Ursachen finden Sie in meinem Buch *Autism*.

Ältere Mütter und Väter. Studien zeigen, dass Ihr Risiko, ein Kind zu bekommen, das mit Autismus, ADHS oder irgendeiner anderen der unter dem Oberbegriff FDS zusammengefassten Störungen diagnostiziert wird, umso höher ist, je älter Sie bei der Empfängnis waren. Und es sind nicht nur die älteren Mütter, die das Risiko erhöhen. Neue Untersuchungen haben ergeben, dass das Alter und der Gesundheitszustand des Vaters ein noch größerer Risikofaktor sein können. Wie alt ist alt? Elf Studien, die das Alter der Mutter im Zusammenhang mit Autismus untersucht haben, kamen zu dem Ergebnis, dass das Risiko, ein autistisches Kind zu bekommen, ab dem Alter von 35 Jahren um 50 % ansteigt, obwohl eine Studie aus dem Jahr 2014, an der über 417.000 Lebendgeburten beteiligt waren, die Grenze bereits bei 30 Jahren zog. Was die Männer betrifft, so liegt, wenn man alle Studien zum väterlichen Alter betrachtet und daraus einen Durchschnittswert errechnet, das Risiko, ein autistisches Kind zu bekommen nach dem 40. Lebensjahr bei 50 % und verdoppelt sich nach dem 50. Lebensjahr.

Eine Dysbalance im Gehirn bei einem oder beiden Elternteilen. Hier kommt die Genetik ins Spiel. Ein Elternteil mit einem Ungleichgewicht zwischen den beiden Hirnhälften hat ein viel größeres Risiko, ein Kind mit einer Hirnleistungsstörung zu bekommen als ein Elternteil, bei dem dies nicht der Fall ist. Wenn beide Eltern von einer solchen Dysbalance betroffen sind, ist das Risiko noch größer. Es steht außer Frage, dass die Symptome, die wir bei Kindern mit FDS beobachten, familiär gehäuft vorkommen. Studien haben zum Beispiel durchweg ergeben, dass die Prävalenz von Autismus unter Geschwistern etwa 15 – 30 Mal höher ist als in der Allgemeinbevölkerung. Wenn man ein autistisches Kind hat, liegt das Risiko, ein zweites Kind mit Autismus zu bekommen, bei 1:500. Wenn Sie zwei autistische Kinder haben, liegt das Risiko, dass Ihr drittes Kind autistisch ist, bei 1:3.

Die Ernährungsgewohnheiten der werdenden Mutter und des werdenden Vaters. Es braucht nicht viel Fantasie, um zu erkennen, wie wichtig die Ernährung für eine gesunde Schwangerschaft ist. Den meisten Menschen ist nicht bewusst, wie weitreichend die Folgen einer schlechten Ernährung sein können. Ernährung ist einer der wichtigsten Wege, über die die Epigenetik den Verlauf der Genexpression verändern kann. Und das geschieht sowohl bei Frauen als auch bei Männern. Mehrere Studien haben ergeben, dass eine schlechte Ernährung die Gene verändern kann, die dann an zukünftige Generationen weitergegeben werden, selbst wenn der gleiche Ernährungsstil von nachfolgenden Generationen nicht wiederholt wird.

Gestresste Mütter und Väter. Die Wissenschaft weiß schon seit einiger Zeit, dass die Belastung des Fötus durch mütterlichen Stress während der Schwangerschaft ein Risiko für eine gesunde Gehirnentwicklung darstellt. Sowohl bei Müttern als auch Kindern, bei denen neurologische Entwicklungsstörungen diagnostiziert wurden, findet man häufig hohe Werte des Hormons Cortisol. Ein hoher Cortisolspiegel ist ein Anzeichen für chronischen Stress. Seit Kurzem gibt es erste Hinweise darauf, dass gestresste Väter die Gehirnentwicklung ihres Nachwuchses beeinträchtigen können. An der Universität von Pennsylvania durchgeführte Untersuchungen ergaben, dass Stress bei Vätern, selbst wenn er in deren Kindheit auftrat, eine dauerhafte Auswirkung auf die Spermien haben kann, die die Stressreaktion seiner Kinder und ihr Risiko, eine neurologische Entwicklungsstörung zu entwickeln, beeinflusst.

Übergewichtige Mütter und Väter. Eine Studie, die in der Fachzeitschrift *Pediatrics* veröffentlicht wurde, ergab, dass fettleibige Frauen ein um 67 % höheres Risiko haben, ein autistisches Kind zu bekommen als normalgewichtige Frauen. Außerdem haben sie ein doppelt so hohes Risiko, ein Kind mit einer anderen Entwicklungsverzögerung zu bekommen. Auch hier sind es nicht nur übergewichtige Mütter, die ein Risiko für die gesunde Entwicklung ihrer Kinder darstellen können. Eine neue (erstmals durchgeführte) Studie, die ebenfalls in der Zeitschrift *Pediatrics* veröffentlicht wurde, ergab, dass fettleibige Männer ein doppelt so hohes Risiko haben, ein Kind zu zeugen, bei dem entweder Autismus oder das Asperger-Syndrom diagnostiziert wird (obwohl das Risiko relativ gering war).

Vitamin-D-Mangel bei Eltern. Es scheint ein Zusammenhang zwischen einem Mangel an Vitamin D und zumindest einer zerebralen Entwicklungsstörung zu bestehen: Autismus. Vitamin-D-Mangel bei Eltern vor der Empfängnis wurde bei einer großen Übersichtsstudie, die von Forscher:innen der *Harvard University*, dem *Boston Children‹s Hospital* und dem *McLean Hospital* in Belmont, Massachusetts durchgeführt wurde, als Hauptrisikofaktor für Autismus identifiziert. Die Wissenschaftler:innen wiesen sogar darauf hin, dass die Supplementierung mit Vitamin D vor der Empfängnis eines Tages eine Rolle bei der Verringerung des Risikos spielen könnte, ein autistisches Kind zu bekommen.

Psychiatrische Erkrankungen in der Familiengeschichte. Mehrere Studien haben Gemeinsamkeiten zwischen Eltern mit einer Vorgeschichte von psychischen Störungen und deren Kindern, die ähnliche Störungen entwickeln, entdeckt (einschließlich Autismus, affektive Störungen, bipolare Störungen, schizophrenie-ähnliche Psychosen und andere).

Die Gesundheit der werdenden Mutter. Die Forschung zeigt, dass das aktuelle und frühere Niveau der körperlichen und geistigen Gesundheit einer schwangeren Frau, ihre körperliche Aktivität, ihre Ernährungsgewohnheiten, ihr Schlafmuster und ihr Stresslevel später das Verhalten und die intellektuellen Fähigkeiten ihres Kindes beeinflussen können. Ebenso kann alles, was den Hormonspiegel sowie die Funktionen des Immun- und Nervensystems der Schwangeren beeinträchtigt, sich negativ auf das Gehirn eines sich entwickelnden Fötus auswirken. Dazu gehören Schad- und Giftstoffe, schlechte Ernährung, Alkoholkonsum, Rauchen, Partydrogen und während der Schwangerschaft eingenommene Medikamente.

Im Rahmen einer Studie untersuchten Forscher:innen beispielsweise die Krankengeschichten von 300 hyperaktiven Kindern und 300 neurotypischen Kindern. Sie fanden heraus, dass die Mütter von Kindern mit ADHS im Vergleich zu Müttern mit neurotypischen Kindern zu Beginn der Schwangerschaft älter waren, sich im Allgemeinen in einem schlechteren Gesundheitszustand befanden, höhere Konzentrationen von Giftstoffen im Blut aufwiesen, länger in den Wehen lagen (über 13 Stunden) und mit ihrem ersten Kind schwanger waren. Sie hatten auch ein höheres Risiko, während der Schwangerschaft Bluthochdruck zu entwickeln. Weitere Gesundheitsprobleme, die mit einem erhöhten Risiko einhergehen, ein Kind mit einer neurologischen Entwicklungsstörung zu bekommen, sind Zöliakie, Typ-1-Diabetes und rheumatoide Arthritis.

Chronische Entzündungen und der Immunstatus der Mutter. Entzündungen können, auch wenn keine Autoimmunerkrankung vorliegt, für den Fötus ein feindliches Umfeld erzeugen. Studien haben gezeigt, dass eine Untergruppe von autistischen Kindern und ihre Mütter hohe Werte an entzündungsfördernden Antikörpern aufweisen, die, so wurde vermutet, durch die Plazenta auf den Fötus übergehen und das fetale Gehirn schädigen. Dies wurde durch weitere Studien belegt, die zu dem Ergebnis kamen, dass bestimmte Muster dieser Antikörper nur bei Müttern von autistischen Kindern, nicht aber bei Müttern mit nicht-autistischen Kindern gefunden werden.

Erhöhte Hormonspiegel. Die beiden Sexualhormone Testosteron und Östrogen sind während der Schwangerschaft sehr aktiv, und Studien zeigen, dass ein Zusammenhang zwischen anormalen Spiegeln dieser Hormone – sowohl im Mutterleib als auch nach der Geburt – und einem erhöhten Risiko für Autismus und ADHS besteht. Vor einigen Jahren fanden britische Forscher:innen heraus, dass hohe Testosteronwerte im Fruchtwasser bei Müttern von Kindern gefunden werden können, die später an Autismus erkranken.

DER WEIBLICHE VORTEIL

Es steht außer Frage, dass Autismus und ADHS bei Jungen viermal häufiger auftritt als bei Mädchen. Eine Studie aus dem Jahr 2014 bestätigte dies und erklärte, wie es dazu kommt: Jungen sind viel anfälliger für genetische Mutationen als Mädchen, was den Frauen einen klaren Vorteil verschafft. Die Studie, die im *American Journal of Human Genetics* veröffentlicht wurde, untersuchte DNA-Proben von über 16.000 Personen und kam zu dem Ergebnis, dass Mädchen stärkere und größere Mengen an genetischen Mutationen erwerben müssen, um ein zerebrales Ungleichgewicht zu entwickeln. »Das spricht sehr dafür, dass Frauen vor Autismus und Entwicklungsverzögerungen geschützt sind und einer höheren Mutationslast oder mehr schwerwiegenden Mutationen ausgesetzt sein müssen, um die Schwelle zur Erkrankung zu überschreiten«, sagte Evan Eichler, ein Wissenschaftler der *University of Washington* in Seattle. »Männer sind dagegen eher so etwas wie der Kanarienvogel im Minenschacht – und sie sind deutlich weniger robust. Diese Studie zeigt, wie das passiert, aber warum es passiert ist noch umstritten. Meiner Meinung nach besteht jedoch kein Zweifel daran, dass eine Kombination aus Umweltfaktoren, hormonellen Einflüssen und Timing diese Mutationen hervorbringt.

Schilddrüsenschwäche. Schwangere Frauen, deren Produktion von Schilddrüsenhormonen weit unterhalb der Norm liegt, haben ein nahezu viermal höheres Risiko, ein autistisches Kind zu bekommen als gesunde Frauen. Zu diesem Ergebnis kam eine holländische Studie mit 4.039 Müttern und deren Kindern. Die Forscher:innen fanden auch heraus, dass autistische Kinder ausgeprägtere Symptome aufwiesen, wenn es ihren Müttern stark an Thyroxin (T4) mangelte.

Fötale Exposition gegenüber Medikamenten. Schwangere Frauen, die Medikamente einnehmen oder so krank werden, dass sie während der Schwangerschaft Medikamente einnehmen müssen, sollten mit ihrem Kinderarzt besprechen, ob sie ein bestimmtes Medikament weiter einnehmen oder ein anderes anwenden sollten.

Bei fast allen Arzneimitteln gibt es ein Nutzen-Risiko-Verhältnis, insbesondere, wenn es um die Gesundheit des Fötus geht. Es gibt mindestens fünf Arten von verschreibungspflichtigen und rezeptfreien Medikamenten, die das Risiko erhöhen, ein Kind mit einer Hirnfunktionsstörung zu bekommen: das gängige Schmerzmittel Paracetamol, Medikamente zur Einleitung der Geburt, Antidepressiva, Medikamente gegen Epilepsie und Angstzustände und Thalidomid, das derzeit zur Behandlung von Morbus Crohn (einer entzündlichen Darmerkrankung) und dem Multiplen Myelom (einer Erkrankung des blutbildenden Systems) eingesetzt wird.

Erkrankung während der Schwangerschaft. Ein ausgezeichneter physischer Gesundheitszustand vor der Empfängnis trägt dazu bei, das Erkrankungsrisiko während der Schwangerschaft zu verringern, denn alles, was die Gesundheit der Mutter in den neun Monaten der Schwangerschaft beeinträchtigt, kann auch den Fötus schädigen. Als Forscher:innen die Schwangerschaftshistorie von 66.445 Frauen untersuchten, die an der Nurses Health Study II teilnahmen, fanden sie einen Zusammenhang zwischen Komplikationen während der Schwangerschaft und einem erhöhten Risiko für Autismus, Asperger-Syndrom und tiefgreifende Entwicklungsstörungen. Dabei handelt es sich um Schwangerschaftsdiabetes, Präeklampsie, Influenza und andere Infektionen wie Röteln sowie Fieber und Hyperemesis gravidarum (unstillbares Schwangerschaftserbrechen).

Traumatische Geburt. *Forscher der Harvard School of Public Health* und der *Brown University* überprüften 40 Studien, in denen 50 verschiedene geburtsbedingte Gesundheitsprobleme untersucht wurden, die im Verdacht stehen, das Autismus-Risiko zu erhöhen. Sie bestätigten einige und verwarfen andere. Beruhigend ist ihre Schlussfolgerung, dass keine einzige Geburtskomplikation für sich genommen zu Autismus führen kann. Die Harvard Studie sowie andere Forschungsergebnisse deuten auf einen Zusammenhang zwischen folgenden Ereignissen und einem zerebralen Ungleichgewicht hin:

- Frühgeburt
- Kaiserschnittgeburt
- Steißgeburt
- Niedriges Geburtsgewicht
- Klein für das Gestationsalter
- Fetaler Stress
- Verlängerte Wehen
- Komplikationen mit der Nabelschnur
- Sauerstoffmangel

Rauchen und Passivrauchen. Es gibt noch einen weiteren Grund, nicht zu rauchen – und sich von rauchenden Menschen fernzuhalten. Es existieren gut dokumentierte Belege für einen Zusammenhang zwischen der Exposition des Fötus gegenüber den Giftstoffen des Tabaks und Autismus und ADHS.

Umweltschadstoffe. Umweltchemikalien sind eine derartige Bedrohung für das sich entwickelnde Gehirn von Kindern in aller Welt, dass zwei führende Wissenschaftler:innen dies kürzlich als Pandemie bezeichneten. »Unsere große Sorge ist, dass Kinder weltweit unerkannten giftigen Chemikalien ausgesetzt sind, die schleichend die Intelligenz untergraben, zu Verhaltensstörungen führen, zukünftige Erfolge verhindern und die Gesellschaft schädigen«, sagten Philippe Grandjean und Philip Landrigan in ihrer vielbeachteten Studie, die 2014 in der Zeitschrift *Lancet Neurology* veröffentlicht wurde. Sie führten ein Dutzend Umwelteinflüsse an, die mit neurologischen Entwicklungsstörungen in Verbindung gebracht werden, und sie postulieren, dass »noch mehr Neurotoxine ermittelt werden müssen«. Dies sind die zwölf:

- *Chlorpyrifos* und andere *Organophosphate,* denen wir durch den Verzehr von Lebensmitteln, die mit ihnen besprüht wurden, ausgesetzt sind oder indem wir Wasser trinken, in das sie übergegangen sind, oder Luft einatmen, in der sie sich anreichern.
- *Polybromierte Diphenylenether (PBDE),* Flammschutzmittel, die in Baumaterialien, Elektronik, Einrichtungsgegenständen und Matratzen, Textilien, Autos Flugzeugen, Kunststoffen verwendet werden und in Staub zu finden sind.
- *Polychlorierte Biphenyle (PCB),* die bei der Gebäudeisolierung zur Anwendung kommen, um Brände zu verhüten, außerdem werden sie in Motorkühlmitteln eingesetzt.
- *DDT/DDE.* Obwohl seit 1977 in Deutschland und inzwischen den meisten Industriestaaten verboten, kann man die Chemikalie noch auf importiertem Obst und Gemüse sowie landesweit im Boden und im Wasser finden.
- *Tetrachlorethylen,* ein in der chemischen Reinigung verwendetes Lösungsmittel.
- *Toluol,* das zur Erhöhung der Oktanzahl in Benzin und zur Herstellung von Nylon und Kunststoffen verwendet wird.
- *Quecksilber,* das in Schornsteinemissionen enthalten ist, welche im Wasser landen und sich in Fischen anreichern, die wir verzehren.
- *Blei.* Es herrscht noch immer Uneinigkeit darüber, welches Ausmaß der Exposition als sicher betrachtet werden kann. Im Jahr 1970 wurde die Grenze bei 60 Mikrogramm pro Deziliter Blut gezogen, heute liegt sie bei 10 Mikrogramm.
- *Mangan,* das bei der Herstellung von Getränkedosen und rostfreiem Edelstahl verwendet wird, um Korrosion zu verhindern.
- *Arsen,* das beim Brünieren und bei der Herstellung von Pyrotechnik und Pestiziden Verwendung findet.

- *Ethanol.* Das Risiko des Konsums alkoholischer Getränke während der Schwangerschaft ist bereits hinreichend belegt.
- *Fluorid.* Kein Grund zur Panik in diesem Fall: die Vorteile von Fluorid zur Vorbeugung von Karies und zur Unterstützung des Knochenwachstums sind – in niedrigen Dosen – gut belegt. Landrigan und Grandjean betonen, dass eine übermäßige Exposition gegenüber Fluorid in den westlichen Industriestaaten keine Gefahr darstellt, wohl aber in anderen Teilen der Welt, beispielsweise in China.

NATÜRLICH LEBEN, EXPOSITION REDUZIEREN

Das Wichtigste, was eine schwangere Frau tun kann, um ihren Fötus vor der Belastung durch Pestizide in Lebensmitteln zu schützen, ist der Verzehr von Bio-Produkten. Das kann laut dem führenden Experten für Umweltgifte, Philip Landrigan, MD, die Belastung um 80 bis 90 % senken. Er stellt fest, dass derzeit etwa 45 Organophosphat-Pestizide auf dem Markt sind und dass die meisten von ihnen das Potenzial haben, das sich entwickelnde Nervensystem zu schädigen.

Brain-Balance-Fallbeispiel: *Savannah*

Von der Lernbehinderung auf die Bestenliste

Savannah kam gesund zur Welt und war ein reizendes Kleinkind: perfekte Manieren und so gut erzogen, dass ihre Eltern mit ihr in feine Restaurants gehen konnten. Doch noch als Kleinkind stürzte sie und erlitt laut Kinderarzt eine leichte Gehirnerschütterung. Der erste deutliche Hinweis, dass etwas nicht stimmte, kam in der ersten Klasse, als sie mit ihren Klassenkamerad:innen nicht mehr mithalten konnte. Sie verhielt sich nicht auffällig und zeigte auch keine Anzeichen von ADHS, also empfahl ihre Lehrerin, sie auf eine Lernschwäche zu testen. Es wurde eine Verarbeitungsstörung diagnostiziert. Damit begann für Savannah eine emotionale Abwärtsspirale. Sie weinte oft und wurde zu Hause schwierig. Sie hatte keine freundschaftlichen Kontakte und bettelte darum, der Schule fernbleiben zu dürfen. Sie fiel zwar nicht durch, aber ihre Noten waren unterdurchschnittlich. Weinend sagte sie ihren Eltern, dass sie sich einfach »dumm« fühle. Savannahs Kummer veranlasste ihre Eltern, zu Brain Balance zu kommen.

Als wir Savannah untersuchten, stellten wir fest, dass ihre Lernschwäche auf eine mangelnde Frühentwicklung der linken Gehirnhälfte zurückzuführen war. Das konnte durchaus mit dem Sturz als Kleinkind zusammenhängen, denn er ereignete sich in einem Alter, indem der Schwerpunkt auf der Entwicklung der linken Gehirnhälfte liegt. Wir versicherten ihren Eltern, dass es nichts sei, was nicht behoben werden könnte. Savannah begann zum gleichen Zeitpunkt mit Brain Balance, als ihre Eltern sich für Heimunterricht entschieden. Wir stellten ihre Ernährung um, verabreichten ihr spezielle Nahrungsergänzungsmittel und verordneten individuelle Übungen zur Stimulation ihrer linken Gehirnhälfte. Innerhalb weniger Wochen fühlte sie sich nach eigener Aussage besser. Ihr Energielevel stieg und sie begann allmählich aus sich herauszugehen. Und das Beste von allem: Sie lächelte wieder! Im weiteren Verlauf des Brain-Balance-Programms besserten sich sowohl ihre schulischen Leistungen als auch ihre Verarbeitungsstörungen.

Neun Monate, nachdem sie Brain Balance erfolgreich abgeschlossen hatte, erhielt ich eine Nachricht von ihrer Mutter. Savannah hatte eine Einladung zu einem nationalen Wettbewerb erhalten, bei dem es um natürliche Schönheit und Talent ging – und hatte gewonnen! Das Selbstwertgefühl war nun kein Problem mehr. Aber das Sahnehäubchen auf dem Kuchen waren ihre schulischen Leistungen und soziale Kompetenz. Heute gehört Savannah zu den Besten an ihrer Mittelschule und genießt es, mit ihren Freundinnen »abzuhängen« und Golf zu spielen. Und das Beste von allem, so ihre Mutter, »Sie strahlt ein Gefühl von Stolz aus.«

Das Problem mit dem Bewegungsmangel

Wenn Sie am späten Nachmittag durch ein beliebiges Wohnviertel spazieren, werden Sie wahrscheinlich eine Menge Dinge sehen – Bäume, Autos, Häuser, Bürgersteige. Was Sie jedoch kaum sehen werden, sind Kinder, die im Freien spielen. Wo sind sie also? Drinnen. Sie sehen fern, spielen Computerspiele oder sitzen in einem Sessel und schreiben Nachrichten an ihre Freund:innen. All das ist so ziemlich das Schlimmste, was sie ihrem wachsenden Gehirn antun können.

Junge Leute heute sind mehr außer Form und übergewichtiger als jemals zuvor. Als Gruppe betrachtet, sind sie so untrainiert, dass die US-Armee ihre körperlichen Anforderungen in der Grundausbildung herunterschrauben musste. Ein Offizier erklärte damals: »Junge Leute, die jetzt zum Militär kommen, haben mehr Zeit vor dem Fernseher verbracht als auf dem Sportplatz oder Fußballfeld.« Und das war vor 25 Jahren! Seitdem ist es sogar noch schlimmer geworden, wie die andere Epidemie zeigt, die die Gesundheit unserer Kinder bedroht: Übergewicht. Amerikanische Kinder sind nicht nur die unfittesten der Welt, sondern auch die fettesten. Wissenschaftler:innen beobachten seit den 1980er-Jahren, dass Kinder immer weniger Sport treiben und immer dicker werden. Sie konnten einen direkten Zusammenhang zwischen der Abnahme körperlicher Aktivität und einem Anstieg des Körperfettanteils herstellen – insbesondere in den vergangenen zehn Jahren. Es ist kein Zufall, dass im vergangenen Jahrzehnt auch der Anteil von Kindern mit schweren Verhaltensstörungen, mangelnden sozialen Fähigkeiten, Lernschwächen, Aufmerksamkeitsproblemen und Kindern, die Ritalin und andere starke Psychopharmaka einnehmen, am drastischsten angestiegen ist. Lehrer:innen berichten, dass innerhalb dieses Zeitraums die Aufmerksamkeitsspanne der Kinder kürzer geworden sei, sich das Verhalten im Klassenzimmer verschlechtert habe und die Kinder Informationen viel langsamer verarbeiteten.

Fettleibigkeit ist für das sich entwickelnde Gehirn ebenso gefährlich wie körperliche Inaktivität. Zunächst einmal sind sowohl Übergewicht als auch Bewegungsmangel mit einer geringeren Muskelmasse und verringertem Muskeltonus verbunden – insbesondere der großen Muskeln (Antigravitationsmuskeln), die für eine gute Körperhaltung und einen stabilen Gang sorgen. Ein verringerter Muskeltonus steht wiederum in direktem Zusammenhang mit einer verringerten Stimulation des Gehirns und zwar besonders der Zentren für komplexeres Lernen und Denken. Außerdem fanden Forscher:innen in Toronto heraus, dass die Gehirne von Kindern, die sich fettreich ernähren, nicht genügend Glukose, also Gehirnnahrung, erhalten. Infolgedessen zeigten die Kinder in dieser Studie Gedächtnis- und Konzentrationsschwächen. Die Forscher:innen gehen davon aus, dass das Fett die Glukosezufuhr zum Gehirn blockiert und es auf diese Weise »aushungert«. Sie äußerten die Sorge, dass die sich entwickelnden Nervenbahnen dadurch dauerhaft geschädigt werden könnten. Das Traurigste an der ganzen Sache ist, dass nicht unbedingt die Kinder an diesen Problemen schuld sind. Es handelt sich vielmehr um ein familiäres Problem.

Wer zieht unsere Kinder groß?

Was ich jetzt sage, wird einige Kontroversen auslösen, aber ich sage es trotzdem: Ich glaube – und es gibt Beweise dafür –, dass moderne Erziehungstrends, unbewusst und ungewollt vonseiten der Eltern, eine Rolle bei den Problemen spielen, die wir heute bei unseren Kindern beobachten. Die meisten Kinder, die schließlich irgendeine Form von neurologischer Dysfunktion entwickeln, befinden sich zu Beginn ihres Lebens und ihrer Gehirnentwicklung in der Obhut einer Person, die nicht ihre Mutter oder ihr Vater ist, weil beide Eltern berufstätig sind. Die Elternschaft wird oft zu einem zweiten Job oder, wie ich es nenne, einem »Nebenjob«.

Aufgrund der Notwendigkeit oder des Wunsches, zwei Karrieren aufrechtzuerhalten, verbringen die Eltern von heute nicht mehr so viel Zeit mit ihren Kindern, wie es in früheren Zeiten der Fall war. Und aufgrund von Zeitmangel sprechen Eltern nicht mehr so viel mit ihren Kindern wie früher, lesen ihnen seltener vor und sind einfach weniger mit ihnen zusammen. Die überaus wichtige Mutter-Kind-Bindung wird mit einer außenstehenden dritten Partei geteilt. Neueste Statistiken zeigen, dass mehr als die Hälfte der einjährigen Kinder in den USA ihre Tage mit einer anderen Person als ihrer Mutter verbringen. Drei Viertel der Kinder im Schulalter und zwei Drittel der Kinder im Vorschulalter haben erwerbstätige Mütter. Das weist darauf hin, dass ein großer Prozentsatz der Schulkinder nach der Schule in ein Haus ohne Eltern oder Erziehungsberechtigten zurückkehrt.

Andere Statistiken zeigen, dass 50 % der Eltern mit zwei Einkommen oder alleinerziehende Mütter keine angemessene Tagesbetreuung zur Verfügung haben. Hinzu kommt, dass – in den USA – Englisch für viele in der Kinderbetreuung Tätige die Zweitsprache ist. Das heißt, diese Kinder lernen ihre Muttersprache u. a. von einer erwachsenen Person, für die diese selbst nicht die Muttersprache ist. Ich habe festgestellt, dass manche Kinder in solchen Situationen lernen, mit einem leicht fremdsprachlichen Akzent zu sprechen. Die Lehrkräfte weisen darauf hin, dass sie die Auswirkungen im Klassenzimmer erleben.

Wenn die Eltern nicht da sind, werden Fernseher, Computer und Videospiele zur Ersatz-Babysitter:in. Und es gibt viele Studien, die darauf hinweisen, dass solche Aktivitäten nicht dazu geeignet sind, eine gesunde Gehirnentwicklung zu fördern. Sitzende Tätigkeiten bedeuten sitzende Körper. Viele Eltern von Kindern mit Lern- und Verhaltensstörungen sind übergewichtig und untrainiert, was wiederum einen großen Einfluss auf das Gewicht und die physische Aktivität ihres Kindes hat. Dies deutet stark darauf hin, dass viele Eltern keine Ahnung von den Grundprinzipien einer gesunden Ernährung haben und ihre Kinder oder sich selbst nicht richtig ernähren. Es ist eine weithin anerkannte Tatsache, dass Kinder lernen, ihren Körper zu benutzen und zu bewegen, indem sie ihre Eltern unbewusst nachahmen. Es ist überhaupt nicht ungewöhnlich, Kinder zu sehen, die genauso laufen und sprechen, wie ihre Eltern. Das hat nichts mit Genetik zu tun, sondern mit Nachahmung. Wenn

Eltern sich also nicht ausreichend oder nicht richtig bewegen – was übrigens ihre eigene Gehirnleistung beeinträchtigt – werden ihre Kinder das ebenfalls nicht tun. Sie werden einfach wiederholen, was sie durch ihre Eltern kennengelernt haben. Da die körperliche Fitness von Erwachsenen auf einem Allzeit-Tief ist und Übergewicht unglaubliche 70 % der erwachsenen Bevölkerung betrifft, kann man davon ausgehen, dass viele Eltern in dieser Hinsicht keine guten Vorbilder sind.

Fernsehen lässt das Gehirn abstumpfen

Zu viel Fernsehen ist sowohl für das Gehirn als auch für den Körper schädlich. Studien zeigen, dass sich die Gehirnaktivität von Kindern verlangsamt, wenn sie vor dem Fernseher sitzen. Stundenlanges Fernsehen begünstigt sogar Muskelschwund – vor allem der Muskeln in der Nähe der Wirbelsäule (Antigravitationsmuskeln), die für eine gute Körperhaltung und den richtigen Gang sorgen. Atrophie reduziert den Muskeltonus, was wiederum die Stimulation des Gehirns verringert, insbesondere der Frontallappen, dem Zentrum für komplexeres Denken und Lernen. Es gibt so viele Untersuchungen über die negativen Auswirkungen von übermäßigem Fernsehkonsum, dass die *American Academy of Pediatrics* vor mehr als zehn Jahren empfahl, dass Kinder unter zwei Jahren überhaupt nicht fernsehen sollten. Neuere Studien haben ergeben, dass jede Stunde, die Kindergartenkinder täglich vor dem Fernseher verbringen, ihr Risiko für die Entwicklung von ADHS später im Leben um 10 % erhöht.

Eine japanische Studie mit Kindern, die durchschnittlich zwei Stunden pro Tag vor dem Fernseher saßen, kam zu dem Ergebnis, dass diese Kinder einen niedrigeren verbalen IQ aufwiesen. Eine weitere Studie ergab, dass Kinder, die im Durchschnitt vier Stunden täglich oder länger fernsehen, einen höheren Körperfettanteil haben als Kinder, die eine bis drei Stunden fernsehen. Im Gegensatz dazu haben Kinder, die täglich eine Stunde oder weniger fernsehen, den geringsten Anteil an Körperfett.

Bedenken Sie nun einmal, was mit den Gehirnen der jungen Menschen von heute passiert: Die durchschnittliche High-School-Absolvent:in hat 15.000 bis 18.000 Stunden vor dem Fernseher verbracht, aber nur 12.000 Stunden in der Schule.

Computerspiele und Gehirnaktivität

Viele Eltern glauben, dass Computerspiele Kindern helfen, ihre Gehirnleistung zu verbessern aber das ist ganz und gar nicht der Fall. Obwohl die Forschung darauf hinweist, dass das Spielen am Computer einige kognitive Fähigkeiten fördert, scheinen die negativen Auswirkungen bei weitem zu überwiegen. Anscheinend spürte sogar der verstorbene Apple-Gründer Steve Jobs intuitiv, dass diese Technologien für Kinder riskant sind, und erlaubte seinen eigenen Kindern nur begrenzten Zugang dazu. Einem Artikel der New York Times zufolge ließ er sie nicht einmal sein berühmtes iPad benutzen, als es auf den Markt kam. Am offensichtlichsten ist die Zeit, die Kinder an mobilen Geräten verbringen – schätzungsweise durchschnittlich 7,5 Stunden pro Tag. Ich muss Ihnen nicht sagen, dass das zu viel ist! Wenn Kinder Computerspiele spielen, verarbeitet ihr Gehirn Informationen auf eine ganz andere Art als beispielsweise beim Herumrennen auf einem Spielplatz. Es sieht vielleicht so aus, als würden sie sich konzentrieren, aber das ist nicht die Art von Aufmerksamkeit, die es braucht, um in der Schule oder im Leben erfolgreich zu sein.

Jüngste Studien haben gezeigt, dass das Spielen von Computerspielen nur eine sehr kurzfristige Aufmerksamkeit fördert, die häufig belohnt werden muss. Um in der Schule und in sozialen Gemeinschaften gut zurechtzukommen, müssen Kinder die Fähigkeit zu langfristiger, nicht extern belohnter Aufmerksamkeit entwickeln – das genaue Gegenteil dessen, was durch Videospiele und Fernsehkonsum angeregt wird. Durch Videospiele lernen Kinder beispielsweise nicht auf die gleiche Weise wie beim traditionellen Lernen im Klassenzimmer oder durch Lebenserfahrungen. Eine Forscher:in erklärte, dass die einzige wertvolle Fertigkeit, die Kinder durch Videospiele erwerben, darin besteht, Icons und Symbole zu erkennen.

Andere Studien zeigen, dass Videospiele, vor allem Gewaltspiele, die linke Gehirnhälfte stimulieren und die rechten Frontallappen hemmen, die für anhaltende, nicht belohnte Aufmerksamkeit, Inhibition und die Entwicklung sozialer Fähigkeiten entscheidend sind. Viele Menschen, die stundenlang Videospiele spielen und viel Zeit in einer virtuellen Welt verbringen, haben angegeben, dass sie oft anfangen, das reale Leben mit ihrem virtuellen Leben zu verwechseln. Sie verlieren allmählich den Bezug zur Realität: die Definition einer Psychose. In einem Videospiel gehen die Spieler:innen tatsächlich durch ein Einkaufszentrum und töten Menschen. Stellen Sie sich vor, sie würden diese Realität verwechseln. Eine Studie kam zu dem Ergebnis, dass Computerspiele die Entwicklung des Gehirns beeinträchtigen können. Japanische Forscher:innen wendeten eine hochspezialisierte Mind-Mapping-Technologie an, um die Gehirnaktivitäten von Hunderten von Nintendo spielenden Teenagern zu beobachten, und verglichen die Ergebnisse mit den Gehirn-Scans von Hunderten von Kindern, die einfache Rechenaufgaben lösten. Die Wissenschaftler:innen fanden heraus, dass in den Gehirnen der Teenager, die am Computer spielten, ausschließlich jene Bereiche aktiv waren, die das Sehen und die Bewegung kontrollieren. Sie entdeckten keine Aktivität in den Frontallappen. Im Gegensatz dazu stellten die Forscher:innen fest, dass bei den Kindern, die rechneten, sowohl die linke als auch die rechte Gehirnhälfte sehr aktiv waren. Das zeigt zumindest, dass Eltern die Zeit, die ihre Kinder am Computer verbringen, im Auge behalten sollten. Erhebungen weisen jedoch darauf hin, dass die meisten Eltern dies nicht tun. Selbst Eltern, die den Fernsehkonsum überwachen, kontrollieren nicht unbedingt die Computerzeit.

Brain-Balance-Fallbeispiel: *Allan*

Als würde das Leben neu beginnen

Allan war ein Kind, das schreiend auf die Welt kam und nie mehr damit aufzuhören schien. Obwohl er ein glückliches und »aktives« Baby gewesen war, mussten seine Eltern erleben, wie er zu einem wütenden und unangenehmen Kleinkind wurde. Da sie merkten, dass er sich nicht wie ein typisches Kind verhielt, brachten sie ihn zu einer Psychologin, die ADHS diagnostizierte. Da war er drei.

Damit begann eine Odyssee durch die Therapielandschaft mit teuren Untersuchungen, Förderunterricht, Sozialtraining, Inklusionstherapie und Neurofeedback, um nur einige zu nennen. All das erschöpfte seine Eltern und forderte seinen Tribut von der gesamten Familie. Doch seine entmutigten Eltern sahen nur, dass es mit ihm immer schlimmer wurde.

Als wir uns zum ersten Mal begegneten, war Allan, wie viele Kinder mit dieser Diagnose, ein unberechenbarer Achtjähriger. Er war zu Hause und in der Schule so auffällig, dass er ständig beaufsichtigt werden musste. Er konnte noch nicht einmal mit den anderen Kindern im Schulbus fahren. Brain Balance brachte den ersten Durchbruch in Allans Verhalten. Nach zwölf Wochen fuhr er mit seinen Geschwistern im normalen Schulbus und benötigte nach dem Förderunterricht keine Schulbegleitung mehr. Seine Noten verbesserten sich in allen Fächern. Als der Sommer kam, nahm Allan zum ersten Mal in seinem Leben an einem Ferienlager teil und schloss neue Freundschaften. Brain Balance war die erste Methode, die eine signifikante Veränderung in Allans Verhalten bewirkte, so seine Eltern. »Unsere Verwandten und Freunde sind entzückt über den reizenden ›neuen‹ Allan«, sagten sie. »Wir sind Ihnen sehr dankbar. Allan ist zwar noch zu jung, um wirklich zu verstehen, was mit ihm geschah, aber eines Tages wird auch er Ihnen danken.«

KAPITEL 5

Linkes Gehirn, rechtes Gehirn

Das eine kann ohne das andere nicht stark werden

»Den meisten Eltern wird gesagt, dass ihre Kinder keine Fortschritte machen werden, und so verlieren sie jede Hoffnung. Ich sage den Eltern: ›Schaut euch meine Jungs an. Wenn sie Fortschritte machen können, dann können eure das auch.‹«

Regina, Mutter von zwei Jungen
bei denen schwerer Autismus diagnostiziert wurde

Von dem Moment an, in dem das Gehirn im Mutterleib zu wachsen beginnt, bis zur Geburt und darüber hinaus bis zum Alter von etwa zwei Jahren, konzentriert sich die Gehirnentwicklung auf die rechte Seite. Das ist eine verletzliche Phase für das Gehirn, da es in dieser Zeit besonders anfällig für einige der negativen Umwelteinflüsse ist, über die Sie in Kapitel 4 gelesen haben. Alles, was die pränatale Entwicklung, den Geburtsvorgang oder das gesunde Wachstum in den ersten beiden Lebensjahren beeinträchtigt, kann sich auf das Wachstum der rechten Hirnhälfte auswirken. Das ist wahrscheinlich der Hauptgrund dafür, dass ein Defizit der rechten Hemisphäre häufiger vorkommt als ein Defizit der linken.

Wie die rechte Gehirnhälfte funktioniert

Die rechte Gehirnhälfte ist für das Gesamtbild der Welt zuständig. Sie ist gut darin, das Ganze zu sehen, aber weniger die Details. Sie sieht sozusagen den Wald, kann aber die Bäume nicht sehen. Die rechte Gehirnhälfte ist auch für die Bewegung der großen Muskeln zuständig. Sie kontrolliert die Körperhaltung und den Gang sowie die räumliche Wahrnehmung. Sie ermöglicht es einem Kind, sich selbst im Raum zu spüren. Sie steuert das Gleichgewicht und die sogenannte Propriozeption, die Wahrnehmung des Körpers im Raum und im Verhältnis zu sich selbst und anderen. Die rechte Hemisphäre ist die nonverbale Kommunikatorin des Gehirns. Sie liest und interpretiert Körperhaltung, Gesichtsausdruck und Tonfall und versteht, was eine Person denkt oder fühlt. Nonverbale Kommunikation ist die Grundlage der Sozialisation, daher ist die rechte Gehirnhälfte das »soziale Gehirn«. Da sie nonverbal kommuniziert, lernt sie unbewusst oder unterschwellig. Einem Kind ist ja nicht immer bewusst, dass es lernt – schließlich ist für einen Säugling und ein Kleinkind alles eine neue Lernerfahrung –, aber das macht es nicht weniger wichtig. Nonverbale Fähigkeiten sind auch die Grundlage für die verbale Kommunikation, die sich später in der linken Hemisphäre entwickeln wird. Die rechte Hemisphäre ist die emotionalere Seite. Sie hilft einem Kind, seine eigenen Emotionen, aber auch die anderer wahrzunehmen. Das nennen wir emotionale Intelligenz oder EQ. Die rechte Gehirnhälfte steuert auch die Sinnesorgane, sie nimmt also den ganzen Körper wahr und spürt ihn. Das liegt daran, dass die rechte Seite an den als Inselrinde bezeichneten Teil des Gehirns grenzt, in welchem ein Kind die inneren Empfindungen von Darm, Herz und Lunge spürt, die es ihm ermöglichen, Emotionen zu fühlen. Die rechte Gehirnhälfte ist auch die einfühlsame Hemisphäre. Sobald ein Kind Emotionen in sich selbst wahrnehmen kann, entwickelt es die Fähigkeit, über nonverbale Kommunikation die Gefühle anderer zu deuten. Die rechte Gehirnhälfte ist auch mit dem Geruchs- und Geschmackssinn assoziiert. Sie ist dafür verantwortlich, zu entscheiden, ob ein

Geruch gut ist und somit, ob eine Person oder ein Objekt gut ist oder ob der Geruch unangenehm ist und die Person oder das Objekt daher gemieden werden sollte. Sie ist auch für den Empfang von Informationen vom auditorischen System zuständig sowie für unser Selbstgefühl oder unsere Selbstwahrnehmung. Sie wird vom sogenannten Vermeidungsverhalten gesteuert, ist also die »vorsichtige Hemisphäre«. Es ist der Teil des Gehirns der für die Sicherheit eines Kindes sorgt. Bevor die neugierige linke Gehirnhälfte sich einer Sache nähern kann, muss erst die rechte zustimmen und bestätigen, dass das sicher ist. Indem sie für Vermeidung zuständig ist, ist die rechte Gehirnhälfte die Hüterin negativer Gefühle wie Angst, Wut und Ekel. Da sie vorsichtig und für die Sinneswahrnehmung zuständig ist, ist sie auch für die Aufmerksamkeit verantwortlich. Sie kontrolliert Impulse und wird ein Kind davon abhalten, alle möglichen Dinge zu tun, besonders, wenn sie sozial unangemessen sind. Die rechte Gehirnhälfte mag neue oder neuartige Situationen oder Orte. Sie hasst es, immer wieder das Gleiche zu tun. Routine langweilt sie leicht. Sie trägt auch zur Kontrolle des Immunsystems bei, indem sie es hemmt und verhindert, dass es überreagiert und seine schützenden Antikörper gegen den eigenen Körper richtet. Die rechte Hemisphäre kontrolliert auch die meisten lebenserhaltenden automatischen Reaktionen wie die Verdauung und die Systeme, die den Herzschlag steuern.

DAS SAVANT-SYNDROM

Savants sind Kinder, in der Regel Jungen, die trotz schwerer mentaler und manchmal sogar körperlicher Einschränkungen eine bemerkenswerte Begabung zeigen. In manchen Fällen wird diese Begabung als Genialität betrachtet. Am häufigsten tritt das Savant-Syndrom bei Kindern auf, bei denen

Autismus diagnostiziert wurde: eine Störung der rechten Gehirnhälfte. Es ist das Ergebnis einer stark ausgeprägten oder dominanten linken Gehirnhälfte, die gleichzeitig mit sehr schwach ausgeprägten Fähigkeiten der rechten Gehirnhälfte einhergeht. Tatsächlich können einige Savants geniale Fähigkeiten haben, aber ansonsten unfähig zur Kommunikation sein. Manche werden sogar als geistig zurückgeblieben betrachtet. Eine der am häufigsten beobachteten Fähigkeiten eines Savants ist ein bemerkenswertes Talent, ein Musikinstrument zu spielen, auch wenn das Kind keine Noten lesen kann und nie Unterricht genommen hat. Einige Savants sind dafür bekannt, dass sie aus dem Gedächtnis verblüffend genaue Zeichnungen von Orten oder Objekten anfertigen können. Diese Zeichnungen sind bemerkenswert detailliert und weisen auf eine außergewöhnliche Feinmotorik hin. Die musikalische Begabung beruht auf einer erhöhten Aktivität der linken Gehirnhälfte, die mit dem einzigartigen Talent einhergeht, eine gehörte Note in der perfekten Tonhöhe wiederzugeben. Diese Begabung ist in der Allgemeinbevölkerung selbst bei hochqualifizierten Musiker:innen selten. Man glaubte, dass Mozart ein autistischer Savant war. Seine Musik wird als einzigartig betrachtet, weil sie eine ungewöhnlich hohe Anzahl hochfrequenter Töne enthält – viel höher als bei anderer Musik. Hochfrequente Töne stimulieren die linke Gehirnhälfte.

Andere typische Savant-Fertigkeiten sind die bemerkenswerte Fähigkeit, mit Zahlen umzugehen und ein erstaunliches Gedächtnis für Daten oder Details (zum Beispiel Sport-Statistiken). Der wohl bekannteste Savant der letzten Zeit war Kim Peek, der Barry Morrow zu seinem 1988 erschienenen Film *Rain Man* inspirierte. Peek, der 2009 im Alter von achtundfünfzig Jahren starb, konnte mit einer erstaunlichen Geschwindigkeit lesen und sich an fast alle Details in fast jedem Buch, das er gelesen hatte, erinnern, obwohl er bei einem allgemeinen IQ-Test unterdurchschnittlich abschnitt. Berichten zufolge hat er in seinem Leben über 12.000 Bücher gelesen.

> Man geht davon aus, dass Peek autistisch war. Er wurde mit einem anormalen Kleinhirn geboren, was auf das Fehlen der Brücke zurückzuführen ist, die die beiden Hirnhemisphären verbindet: ein echtes strukturelles Diskonnektionssyndrom.

▶ Wenn die rechte Hälfte defizitär ist

Kinder mit Defiziten der rechten Hemisphäre spüren ihren Körper nicht gut. Sie haben vor allem in den großen Haltemuskeln in der Nähe der Wirbelsäule einen schlechten Muskeltonus. Das auffälligste Symptom ist ihr merkwürdiger Gang. Die grobmotorischen Fähigkeiten sind mangelhaft und verzögert, auch in Bezug auf Balance, Rhythmus und Koordination. Das bedeutet, dass sie oft ohne Grund stolpern und hinfallen. Diese Merkwürdigkeit kann man auch in Bezug auf ihre sozialen Fähigkeiten feststellen. Sie sagen vielleicht unangemessene Dinge, ohne zu verstehen, warum das falsch ist. Sie haben es oft schwer, Freund:innen zu finden. Und sie sind in der Regel sehr wählerische Esser:innen. Diese Kinder meiden bestimmte Lebensmittel, weil sie keinen normal ausgeprägten Geruchs- oder Geschmackssinn haben, und sie essen kaum Lebensmittel, die Kinder normalerweise mögen, insbesondere Süßigkeiten.

Bei der rechten Gehirnhälfte geht es um das Deuten von Situationen und Personen, bei der linken um das Lesen von Wörtern. Wenn Kinder also die nonverbalen Fähigkeiten der rechten Gehirnhälfte nicht entwickeln, wird das Erlernen verbaler Fähigkeiten erschwert oder sogar unmöglich. Kinder mit Defiziten der rechten Hemisphäre können vielleicht sehr gut Wörter lesen, sind aber nicht in der Lage, das Gelesene zu interpretieren. Sie können auch gut mit Zahlen umgehen, haben aber Probleme, wenn es um höhere mathematische Fähigkeiten geht. Bei einer Schwäche der rechten Hemisphäre fällt es Kindern schwer, aufmerksam zu sein. Diese Kinder sind impulsiv und ängstlich. Sie neigen auch zu zwanghaftem Verhalten, können ungewöhnlich leichtsinnig oder unvorsichtig sein oder Wutanfälle bekommen, wenn sie frustriert sind. Autoimmunerkrankungen wie Allergien und Asthma gehen oft Hand in Hand mit einer Dysbalance der rechten Gehirnhälfte. Solche Kinder reagieren oft sehr empfindlich auf die Umwelt und bestimmte Nahrungsmittel und haben möglicherweise eine Reihe von Kontaktallergien. Wenn die rechte Seite das Immunsystem nicht unterdrücken kann, kann das zu Entzündungen im Körper und im Gehirn führen, die chronisch werden können. Diese Kinder haben auch Probleme mit der Verdauung. Auch ein schneller Herzschlag ist häufig. Defizite der rechten Gehirnhälfte werden oft diagnostiziert als

- ADS
- ADHS
- Asperger-Syndrom
- Autismus
- Tourette-Syndrom
- Zwangsstörung (OCD)
- Oppositionelle Verhaltensstörung (ODD)
- Nonverbale Lernstörung (NLD)
- Tiefgreifende Entwicklungsstörung (PDD)
- Entwicklungsbedingte Koordinationsstörung
- Verhaltensstörung (CD)

Profil eines Kindes mit einer Leistungsschwäche der rechten Gehirnhälfte

Ein Defizit der rechten Hemisphäre zeigt sich in der Regel zuerst als Verhaltensproblem. Mütter erzählen mir oft, dass ihre Kinder ihnen von Anfang an das Leben schwer gemacht haben. Das sind die Kinder, die im Mutterleib so viel gestrampelt und sich bewegt haben, dass ihre Mütter nicht mehr schlafen konnten. Oft war auch die Geburt nicht einfach. Vielleicht zogen sich die Wehen ungewöhnlich lang hin oder mussten eingeleitet werden, weil der Fötus überfällig war. Als Säuglinge bereiteten diese Kinder ihren Müttern Probleme beim Stillen und durch anhaltendes Schreien aufgrund von Koliken. Sie waren aufgeregte Babys, die nur mit Mühe in den Schlaf zu bringen waren. Aber bald lässt der elterliche Stolz über diese offenbar sehr klugen Babys die Erinnerungen an all diese Probleme verblassen. Sie erfreuen ihre Eltern mit schnellem und frühem Lernen. Als Kleinkinder nehmen sie vielleicht ein Buch in die Hand und versuchen es zu lesen – oder lesen tatsächlich ein paar Worte. Sie hören alles, was ihre Eltern sagen, und haben ein Gedächtnis wie ein Elefant. In diesem Stadium ist die größte Beschwerde der Eltern, dass ihr Kind überall zu sein scheint. Es sind die Kinder, die ihre Mütter auf Trab halten. Sie können kaum eine Minute stillsitzen. Trotzdem faszinieren sie mit ihrer ungewöhnlichen Neugier und ihrem schnellen Lernvermögen. Das ist für die Eltern oft verwirrend, denn so schlau diese Kinder auch sind, die ersten Worte lassen oft lang auf sich warten. Es kann sogar sein, dass sie überhaupt nicht viel sprechen. Was ihnen jedoch an verbaler Ausdruckskraft fehlt, machen sie durch Lernen wieder wett. Solche Kinder beginnen ihre Schullaufbahn oft mit beeindruckenden Lese- und Rechtschreibkenntnissen. Leider dauert es nicht lange, bis diese Welt einstürzt. Die Rückmeldungen der Lehrer:innen kommen oft sehr früh: Ausraster, Zusammenbrüche und eigensinniges, impulsives, störendes und oppositionelles Verhalten gehören zu den Beschwerden, die Eltern von Lehrkräften zu hören bekommen. Die Hoffnung der Eltern ist, dass sich dieses Verhalten bei ihrem Kind »auswächst«. Zumindest sind seine Noten gut. Aber auch das beginnt sich zu ändern – meist etwa ab der vierten Klasse.

Plötzlich haben diese brillanten Kinder in der Schule zu kämpfen. Sie lesen, aber es wird schnell klar, dass sie das Wesentliche von dem, was sie da lesen, nicht verstehen. Sie haben Schwierigkeiten mit Mathematik. Ihre Leistungen werden schwächer, weil sie all das, was unterrichtet wurde während sie unaufmerksam waren, verpasst haben. Ihre grundlegenden Fähigkeiten werden so schwach, dass ihr frühes Wissensfundament allmählich wie ein Schweizer Käse aussieht – voller Löcher, die sie nicht füllen können. Wie alle Kinder sehnen sie sich nach Freundschaft, aber es fällt ihnen sehr schwer, Freund:innen zu finden. Wie sehr sie sich auch bemühen, sie machen es einfach nicht richtig. Sie dringen in den Intimbereich anderer Kinder ein und sagen das Falsche zur falschen Zeit. Die anderen Kinder halten sie einfach für seltsam.

Das führt zu großer Frustration, vor allem, weil sie wissen, dass sie intelligenter sind als die meisten ihrer Mitschüler:innen. Je frustrierter und ängstlicher sie werden, desto widerspenstiger und eigensinniger werden sie. Das lassen sie normalerweise zuerst an der Mutter aus, um dann später alle Autoritätspersonen herauszufordern. Diese Kinder haben auch oft sensorische Probleme: Sie sind entweder über- oder unterempfindlich gegen viele sensorische Umwelteinflüsse und neigen dazu, extrem wählerische Esser:innen zu sein.

Mütter erzählen mir oft, dass sie immer gespürt haben, dass ihr Kind »irgendwie anders« ist als andere Kinder. Mütter, die noch andere Kinder haben, sagen im Nachhinein, dass es das Kind war, das sich schon früh von Eltern und Geschwistern scheinbar »abgekoppelt« habe. Sie vertrauen uns an, dass ihr Kind wenig Emotionen zeigte und dass sogar seine Stimme monoton wirkte. Einige dieser Kinder scheinen mit fast allem Probleme zu haben. Leider müssen sich die Eltern dafür erschreckende Begriffe anhören: Autismus, ADHS, tiefgreifende Entwicklungsstörung. Es haut sie total um.

ANALYTISCHES GEHIRN VERSUS KREATIVES GEHIRN

Es herrscht die landläufige Meinung, dass bei Künstler:innen und Schriftsteller:innen die rechte Hemisphäre dominiert, weil sie kreativ sind, und dass bei Computerfachleuten eine Dominanz der linken Gehirnhälfte vorliegt, weil sie analytisch denken. Das ist jedoch nicht ganz richtig. Viele der größten Musiker:innen und Künstler:innen der Welt gelten als hochgradig linkshirnig. Hierfür gibt es eine logische Erklärung: Beim Musizieren und in der Kunst geht es meistens darum, einem Muster zu folgen, das bereits geschaffen wurde. Wenn man zum Beispiel lernt, ein Instrument zu spielen, folgt man einer Partitur, in der Kunst ahmt man etwas aus der Natur nach. Tatsächlich müssen viele große Künstler:innen, die Stillleben oder Porträts malen, das Motiv vor sich haben. Sie hätten große Probleme damit, die Szene aus dem Gedächtnis zu malen. Bei abstrakter Kunst verhält es sich jedoch anders. Sie ist wirklich einzigartig, weil sie nicht auf der Realität basiert. Das macht abstrakte Kunst zu einer Fähigkeit der rechten Gehirnhälfte und daher stammt die Vorstellung vom Zusammenhang zwischen der rechten Hemisphäre und der Kreativität. Denn etwas völlig Neues, Einzigartiges oder Neuartiges zu schaffen, fällt in die Zuständigkeit der rechten Hirnhälfte. Ich kann Sie also beruhigen: Ihr Kind kann kreativ sein, egal, ob es nun linkshirnig oder rechtshirnig ist.

Wie die linke Gehirnhälfte funktioniert

Die linke Hemisphäre sieht die Welt in Einzelbildern – vergleichbar mit den Einzelbildern, aus denen ein Film zusammengesetzt ist. Sie ignoriert das Gesamtbild und fokussiert sich auf die Details. Sie zerlegt die Dinge in Einzelteile und untersucht sie. Die linke Gehirnhälfte steuert die kleinen Muskeln und damit die Feinmotorik. Alles, was mit den Händen, Fingern, Füßen und Zehen gemacht wird, wie beispielsweise Schuhe binden oder Klavier spielen, ist eine Fähigkeit der linken Hemisphäre. Die linke

Gehirnhälfte bewegt die kleinen Muskeln des Rachens und des Mundes in schneller Folge, damit ein Kind sprechen kann. Ebenso übersetzt sie die schnell wechselnden Laute von Buchstaben und Silben in Sprache. Die linke Hemisphäre ist die verbale Seite des Gehirns. Hier ist alles angesiedelt, was mit Sprache zu tun hat. Lesen, Schreiben, Sprechen und Interpretieren finden hier statt. Sie liest einzelne Wörter in einem Satz und übersetzt deren Bedeutung, Buchstabe für Buchstabe und Silbe für Silbe. Die linke Gehirnhälfte versteht die Dinge wörtlich, das heißt, nur die primäre Bedeutung eines Wortes. Da sie auf Wörter eingestellt ist, ist sie die bewusste Seite des Gehirns. Sie ist an jeder bewussten Bewegung des Körpers beteiligt. Sie ist auch an bewussten Gedanken beteiligt: Ein Kind führt mit der linken Gehirnhälfte Selbstgespräche. Wenn Ihr Kind Hausaufgaben macht, ein Buch liest, eine Matheaufgabe löst oder für einen Test lernt, benutzt es seine linke Gehirnhälfte. Es ist die lineare und logische Gehirnhälfte. Sie ist für das Rechnen mit natürlichen Zahlen (Grundrechenarten) zuständig und für das Erinnern von Zahlen in einer bestimmten Reihenfolge. Die linke Gehirnhälfte ist auch gut im Erkennen von Mustern, das heißt, sie kann herausfinden, was in einer Sequenz als Nächstes kommt. Sprache entwickelt sich aufgrund der Fähigkeit, Muster zu erkennen. Man nimmt an, dass das der Grund dafür ist, dass es Kindern so leicht fällt, eine neue Sprache zu lernen. Wenn man lernt, ein Musikinstrument zu spielen, geht es dabei ebenfalls um die Fähigkeit, Muster zu erkennen. Das steht natürlich auch im Zusammenhang mit der Feinmotorik, die von der linken Hälfte gesteuert wird. Auch bei Computerspielen und Videospielen geht es um diese Fähigkeit zum Erkennen von Mustern. Die linke Hemisphäre liebt Computerspiele. Es geht um Systematisierung, denn sie denkt linear und logisch. Sie untersucht die Dinge gerne der Reihe nach und geordnet und beschäftigt sich gerne mit Grundlagen der Wissenschaft, mit Mathematik und anderen Dingen, bei denen es um Logik geht. Sie ist das denkende Gehirn, das gerne immer und immer wieder die gleiche Routine abspult. Neues mag sie nicht. Sie ist sehr neugierig und steuert das suchende und zielgerichtete

Verhalten. Und sie ist vor allem für die verbale Intelligenz zuständig. Bei herkömmlichen IQ-Tests werden die Fähigkeiten der linken Hemisphäre eher gemessen als die der rechten. Auf das Verhalten bezogen, steuert die linke Gehirnhälfte das, was wir als Annäherungsverhalten bezeichnen. Sie will sich einer Situation nähern, um alle Details zu untersuchen, ein Muster zu erkennen und sich dieses Muster zu merken. Gefühlsmäßig ist sie für positive Emotionen und Motivation zuständig – Glücksgefühle, Spaß haben, Aufstehen und Loslegen. Sie hat auch mit Wut zu tun, wenn also irgendetwas dem Erreichen eines Zieles im Wege steht, reagiert sie frustriert und wütend. Das hilft uns, angesichts von Widerständen und Widrigkeiten durchzuhalten. Die linke Hemisphäre ist darauf spezialisiert, hochfrequente Töne zu hören, die sich rasch ändern und visuell sehr detaillierte Informationen zu verarbeiten – was länger dauert –, das Timing muss also perfekt sein, um diese unterschiedlichen Geschwindigkeitsanforderungen zu kompensieren.

Wie die rechte Gehirnhälfte ist auch die linke in die Steuerung des Immunsystems involviert. Sie aktiviert es zur Bekämpfung von Infektionen und Toxinen. Sie stimuliert das Wachstum und die Entwicklung des Immungewebes, des sogenannten lymphatischen Gewebes, das weiße Blutkörperchen und andere immunvermittelte Botenstoffe enthält. Es aktiviert das Immunsystem zur Produktion von Antikörpern zur Bekämpfung von fremden Eindringlingen. Wenn ein Kind krank ist und eine Infektion hat, mobilisiert die linke Hemisphäre das Immunsystem, um die Infektion zu bekämpfen. Sie hilft auch bei der Regulierung einiger automatisch ablaufender Körperfunktionen, wie beispielsweise des Herzrhythmus.

▶ Wenn die linke Hemisphäre aus dem Takt gerät

Die Anzeichen für ein Defizit der linken Gehirnhälfte sind in der Regel subtiler als bei einem Problem der rechten Hemisphäre und können oft unentdeckt bleiben, bis das Kind in die Schule kommt. Diese Kinder wirken vielleicht etwas schüchtern und sogar zurückgezogen und sind vielleicht nicht so motiviert, Dinge zu tun, die Kinder normalerweise gerne tun.

Oft hängen sie lieber zu Hause herum als hinauszugehen und mit Freund:innen zu spielen. Manche sind vielleicht auch etwas missmutig und traurig. Tatsächlich nimmt man an, dass Depressionen das Resultat einer verminderten Aktivität der linken Gehirnhälfte sind. Das sind die Kinder, die normalerweise erst relativ spät sprechen lernen. Ihre verbalen Fähigkeiten sind vielleicht nicht besonders gut und oft sprechen sie auch nicht gerne viel. Oder sie bringen beim Sprechen ihre Sätze durcheinander, sodass sie schwer zu verstehen sind. Mangelhafte verbale Fähigkeiten sind ein Merkmal für eine Dysbalance der linken Gehirnhälfte, vor allem bei älteren Kindern. Diese Kinder haben Probleme beim Lesen und mit der Rechtschreibung, weil sie die Laute der Buchstaben nicht identifizieren können. All das kann das Resultat eines Problems mit der Verarbeitung von Wörtern und Lauten sein. Aber nicht nur die Lese- und Sprachfähigkeiten sind dadurch beeinträchtigt, sondern auch die musikalischen Fähigkeiten. Es kann sein, dass sie nicht in der Lage sind, eine Melodie zu spielen. Sie haben möglicherweise Probleme in vielen Fächern, vor allem beim Rechnen mit den Grundrechenarten, weil sie sich Einzelheiten nicht gut merken können. Das schließt auch die Feinarbeit mit den Händen ein. Am deutlichsten äußert sich dies in einer unleserlichen Handschrift.

Kinder mit einem Ungleichgewicht der linken Gehirnhälfte sind oft sehr darauf bedacht, wie sie aussehen und sich kleiden, und machen sich übermäßig Gedanken darüber, was andere von ihnen denken. Sie können von Gefühlen überwältigt werden, weil sie so stark in Kontakt mit ihren Gefühlen sind. Es ist ihnen so wichtig, anderen zu gefallen und es ihnen recht zu machen, dass sie ohne Grund überwältigende Schuld- oder Schamgefühle haben können. Bei älteren Mädchen kann das zu selbstverletzendem Verhalten (Ritzen) oder Essstörungen führen. Sie können einzigartige Fähigkeiten haben, Menschen und Situationen zu »lesen«. Auch können sie sehr sozial sein, wenn sie ihre Schüchternheit und ihre Unsicherheiten überwinden. Sie können sehr gute Sportler:innen sein und werden von anderen Menschen und Lehrkräften normalerweise sehr gemocht. Sie tendieren dazu, außerhalb des Klassenzimmers beliebt und führend zu sein.

Kinder mit einem Ungleichgewicht der linken Gehirnhälfte sind anfällig für chronische Infektionen wie Erkältungen und Ohrentzündungen. Sie können auch einen anormalen oder unregelmäßigen Herzschlag, eine sogenannte Arrhythmie, haben. Bei Defiziten in der linken Gehirnhälfte werden oft folgende Diagnosen gestellt:

- Legasthenie
- Essstörungen
- Verarbeitungsstörungen
- Zentrale auditive Verarbeitungsstörung
- Dyspraxie
- Dysgraphie (schlechte Handschrift)
- Lernbehinderung
- Sprachstörung
- Leseschwäche
- Dyskalkulie (Rechenschwäche)
- Selektiver Mutismus

Profil eines Kindes mit einem Defizit der linken Gehirnhälfte

Ein Defizit der linken Gehirnhälfte macht sich in der Regel zuerst in Form von Leistungsschwächen im schulischen Bereich bemerkbar. Im Gegensatz zu Kindern mit einer Rechtshirnschwäche beginnt das Leben eines Kindes mit einer Dysbalance der linken Gehirnhälfte ziemlich normal. Kinder mit einer Entwicklungsverzögerung der linken Hemisphäre haben nicht die vielfältigen Probleme, die wir bei Defiziten der rechten Gehirnhälfte beobachten können. Sie bekommen keinen Ärger in der Schule, fangen keinen Streit an, treiben ihre Eltern nicht mit hyperaktivem Verhalten in den Wahnsinn und machen auch nicht die Mahlzeiten durch wählerisches Essverhalten unerträglich. Zumindest nicht am Anfang. In der Tat beschreiben Eltern diese Kinder als »anfangs pflegeleicht«.

Ihr größtes Problem in der Anfangszeit sind Krankheiten. Chronische Ohrinfektionen sind recht häufig, und das kann sich leicht auf die Entwicklung des Hörvermögens auswirken. Das verschlimmert die Hirnleistungsprobleme, die ihre Eltern noch nicht erkannt haben. Diese Kinder sind sehr koordiniert und können sogar schon früh sportliche Fähigkeiten zeigen. Dennoch können sie ein bisschen ungeschickt mit den Händen sein, was man meistens an ihrer schrecklichen Handschrift bemerkt. Oft fragen sich Eltern dann, ob das daran liegt, dass ihr Kind offensichtlich Linkshänder:in oder beidhändig ist. Diese Kinder haben ein gutes Raumgefühl und lieben es, draußen zu sein. Sie mögen physische Aktivitäten: klettern, fahren Fahrrad, Rollschuhe und Skateboard. Oft beherrschen sie diese Fertigkeiten früh, weil sie einen ziemlich guten Gleichgewichtssinn haben. Vor dem Tanzen und vor Mannschaftssportarten wie Fußball oder Baseball schrecken sie allerdings zurück, weil sie Probleme mit dem Timing, dem Rhythmus und dem Verständnis der Regeln haben. Diese Kinder fangen oft erst spät an zu sprechen, was sie aber durch außergewöhnlich gute nonverbale Kommunikation kompensieren. Mütter wissen, dass diese Kinder sie und andere sehr gut deuten können. Es sind gutmütige kleine Kinder, die gerne mit Mama und Papa zusammen sind und vielleicht sogar ein wenig bedürftig wirken. Diese liebevolle Art steht in krassem Gegensatz zu ihrem Leben, wenn sie in die Schule kommen. Kinder mit Defiziten der linken Gehirnhälfte haben dort in der Regel vom ersten Tag an Probleme. Sie haben Schwierigkeiten mit dem Lesen und können sich kaum etwas merken. Was sie an einem Tag lernen und behalten, ist am nächsten Tag oft wieder weg. Sie haben Probleme beim Lesenlernen, weil es ihnen schwerfällt, den Laut jedes einzelnen Buchstabens zu identifizieren und diese Laute dann zu verbinden.

Sie hassen es, zu lesen, weil es so frustrierend für sie ist. Erzieher:innen und Grundschullehrer:innen lieben diese Kinder, weil sie keine Disziplinprobleme mit ihnen haben – zumindest noch nicht. Deren offensichtliches Desinteresse an schulischen Leistungen beunruhigt sie allerdings. Die Lehrkräfte stellen fest, dass diese Kinder nicht gerne stillsitzen und viel lieber draußen spielen würden. Es sind jene Kinder, von denen die Lehrer sagen, dass sie »ihr Potenzial nicht ausschöpfen«. Man könnte sie sogar als faul bezeichnen, das aber nur, weil sie die Schule nicht mögen. Wenn es um Dinge geht, die diese Kinder nicht gerne tun, sind sie sehr schwer zu motivieren. Es ist nicht das absichtlich oppositionelle Verhalten, wie man es bei Kindern mit einem Ungleichgewicht der rechten Hemisphäre beobachtet – zumindest noch nicht. Sie haben einfach diese »Ich habe keine Lust«- oder »Ich will einfach nicht«-Haltung, und das führt zu Problemen. Die Veränderung beginnt in der Regel um die vierte Klasse herum, wenn die schulischen Anforderungen größer werden. Das erhöht ihren Frustrationspegel und stellt ihre Gutmütigkeit auf die Probe. Sie fangen an zu glauben, dass sie »dumm« oder »blöd« sind – oft weil sie hören, dass andere Kinder so über sie sprechen. Sie denken, dass sich andere Kinder über sie lustig machen, wenn sie in der Klasse vorlesen, weil sie es so schlecht machen. Ihnen ist sehr bewusst, wie sie von anderen Kindern gesehen werden.

Einige Kinder können das durch ihre angenehme Persönlichkeit oder ihre sportlichen Fähigkeiten kompensieren (das Klischee vom »dummen« Sportler kommt einem in den Sinn). Meistens stauen sie jedoch ihre Wut auf und werden trotzig. Dann hört man von den Eltern, dass sie sich nicht erklären können, was plötzlich passiert ist. Ihr Kind, das von allen gemocht wurde und mit dem alle gut auskamen, ist jetzt ein Problemkind in der Schule und in Bezug auf sein Verhalten. Jetzt kommen die Nachhilfelehrer:innen, die Sonderpädagog:innen und vielleicht sogar die Förderschule ins Spiel. Es kommen die Psycholog:innen und Therapien zur Verhaltensänderung ins Spiel.

LINKS VERSUS RECHTS

Hier ein einfaches Schema, um sich daran zu erinnern, was in jeder Hirnhälfte abläuft. Stellen Sie sich den Körper als Auto und das Gehirn als den Motor vor. Die linke Gehirnhälfte ist wie das Gaspedal, die rechte wie die Bremse.

Linke Gehirnhälfte	**Rechte Gehirnhälfte**
Kleines Bild (Details)	Großes Bild (Gesamtbild)
Verbale Kommunikation	Nonverbale Kommunikation
Kontrolle der kleinen Muskeln	Kontrolle der großen Muskeln
IQ	EQ
Lesen von Wörtern verstehen	Mathematische Berechnungen
	Mathematisches Denken
Verarbeiten von Informationen	Interpretieren von Informationen
Bewusste Handlungen	Unbewusste Handlungen
Positive Gefühle	Negative Gefühle
Hochfrequenter Ton	Niederfrequenter Ton
Niederfrequentes Licht	Hochfrequentes Licht
Empfangen von auditivem Input	Interpretieren von auditivem Input
Lineares und logisches Denken	Verstehen abstrakter Konzepte
Neugieriges und impulsives Handeln	Vorsichtiges und sicheres Handeln
Mag Routine, Gleichförmigkeit	Mag Neues, Neuartigkeit
Aktiviert die Immunreaktion	Unterdrückt die Immunreaktion
	Raumgefühl
	Geschmacks- und Geruchssinn
	Soziale Kompetenz
	Verdauung

Schwierigkeiten, an denen die rechte Gehirnhälfte beteiligt sein kann
Probleme mit dem visuellen Gedächtnis
Probleme beim Erkennen von Gesichtern
Mangelnde Flexibilität
Schwierigkeiten beim Verstehen und Problemlösen
Probleme mit dem Verstehen von Emotionen
Mangelndes Raumgefühl
Schwierigkeiten mit visuellem Lernen
Probleme mit Kreativität

Schwierigkeiten, bei denen die linke Gehirnhälfte beteiligt sein kann
Probleme mit dem Verständnis von Sprache
Unfähigkeit, Reaktionen zu kontrollieren
Geringe Selbstachtung und Mangel an Selbstvertrauen
Schwierigkeiten, sich auszudrücken
Fehlerhafte Logik
Probleme mit dem verbalen Gedächtnis

Brain-Balance-Fallbeispiel: *Lori*

Lori hatte vom ersten Tag an kein gutes Leben. Sie hatte eine äußerst traumatische Geburt wegen einer Nabelschnurstrangulation und einer vorzeitigen Plazentaablösung. Als Säugling entwickelte sie sich viel zu langsam und litt von Kopf bis Fuß unter schweren Ekzemen. Sie war bei allen Meilensteinen zu spät dran, einschließlich einer stark verzögerten Muskelentwicklung. Im Alter von fünf Jahren wurde bei ihr ein ausgeprägter Autismus diagnostiziert. Als wir Lori im Alter von sieben Jahren kennenlernten, war sie derart entwicklungsverzögert, dass ihre Eltern befürchteten, sie in ein Heim geben zu müssen. Sie nahm Gefahren nicht wahr, und ihre Eltern lebten in ständiger Angst, dass sie unbemerkt aus der Tür und in ein Auto rennen könnte. Sie litt unter Migräneanfällen und einem ständigen Zucken auf der linken Körperseite. Außerdem war sie stark untergewichtig, aggressiv und konnte nur wenige Wörter sagen. Wegen ihrer Hyperaktivität konnte sie nachts nicht durchschlafen. Sie nahm kaum noch Kontakt zu anderen auf und hatte so viele Harnwegsinfektionen hinter sich, dass sie allergisch auf Antibiotika reagierte. Außerdem wurde bei ihr im Alter von sechs Jahren ein seltenes Herzklappenproblem festgestellt. Nach drei Wochen Brain Balance meldete sich ihre Mutter begeistert bei uns – Lori hatte zum ersten Mal in fünf Jahren eine Nacht durchgeschlafen! Aber das war erst der Anfang ihrer Fortschritte. Nach sechs Monaten im Brain-Balance-Programm hörten ihre Zuckungen auf und sie sprach von Tag zu Tag mehr. Zum ersten Mal in ihrem Leben nahm sie Blickkontakt auf, und ihre Eltern mussten sich keine Sorgen mehr machen, dass sie auf die Straße rennen würde. Ihre Muskeln und ihre Koordination verbesserten sich derart, dass sie nun sogar mit ihrem Fahrrad fuhr. Die besten Neuigkeiten kamen aber von ihrer auf Entwicklungsstörungen spezialisierten Ärztin, die sie testete und feststellte, dass Lori einen Sprung vom geistigen Entwicklungsstand einer Zweijährigen auf den einer Sechsjährigen gemacht hatte. Heute, so Loris Eltern, ist sie größtenteils wie ein ganz normales kleines Mädchen. »Sie ist sehr lebendig und nimmt am Leben teil«, berichtete Loris Mutter. Die Aggressionen sind Vergangenheit, sie wächst und nimmt an Gewicht zu, ist bei den Pfadfindern und singt im Kirchenchor. Auch liebt sie es, zu campen und wandern und geht gerne zur Schule. »Ich kann sie bei anderen Leuten lassen, ohne dass ich ihre Vorgeschichte oder ihren medizinischen Hintergrund erwähnen oder Angst haben muss, dass sie einen Zusammenbruch hat«, sagt ihre Mutter. »Auch die Migräne ist verschwunden und es gibt keine ständigen Infekte mehr. Sie ist sehr liebevoll und lächelt viel« – so wie ihre Eltern.

TEIL 2

Das Melillo-Brain-Balance-Programm für zu Hause

KAPITEL 6

Das Gehirn wieder verkoppeln

Die zehn Grundprinzipien des Brain-Balance-Programms

Mir kommen Tränen der Freude, wenn ich daran denke, welche Fortschritte Brenda gemacht hat. Sie spricht. Sie bewegt sich koordinierter. Sie äußert ihre Bedürfnisse. Sie ist ein neuer kleiner Mensch.

CARLA P., BRENDAS MUTTER

Das Brain-Balance-Programm ist der umfassendste Ansatz für die Behandlung von Autismus, ADHS, Asperger-Syndrom, Legasthenie und einer Vielzahl anderer neurologischer Verhaltensstörungen und Hirnleistungsproblemen. Weltweit gibt es kein vergleichbares Programm. Es ist absolut ganzheitlich und führt nachweislich zu messbaren Veränderungen im Verhalten und bei den schulischen Leistungen. Im besten Fall kann es diese Störungen dauerhaft beheben, das heißt, die Symptome verschwinden vollständig und damit auch die ursprüngliche Diagnose. Zumindest werden sich die Symptome deutlich verringern, sodass das Kind sowohl in sozialer als auch kognitiver Hinsicht in der realen Welt (wieder) zurechtkommen kann.

Brain Balance war ein revolutionärer Ansatz, als wir vor über zwanzig Jahren damit begannen. Jetzt betreten wir Neuland, denn ich habe das Brain-Balance-Programm, mit dem wir in unseren Zentren arbeiten, so angepasst, dass es auch von Laien zu Hause angewendet werden kann. Alles, was es dazu braucht, sind Engagement und die richtigen Tools. Die Werkzeuge stelle ich zur Verfügung, aber das Engagement müssen Sie aufbringen.

Das Melillo-Brain-Balance-Programm für zu Hause greift auf die gleichen Methoden zur Rehabilitation des Gehirns zurück, wie sie im professionellen Setting angewendet werden. Ich nenne sie die drei Säulen der Gehirnentwicklung:

- Sensomotorische Übungen
- Neuro-akademische Übungen
- Ernährungsmanagement/Nahrungsergänzungsmittel

Der Rest dieses Buches ist Ihr Arbeitsbuch. In jedem der drei Bereiche werden Sie eine Bewertung Ihres Kindes vornehmen, um festzustellen, ob es an einem funktionellen Diskonnektionssyndrom leidet, und um die Art der Dysbalance zu bestimmen. Sie werden auch erfahren, wie Sie das Immunsystem Ihres Kindes beurteilen können, um Hinweise auf die zugrundeliegenden Ursachen seines Problems zu bekommen. Und Sie werden erfahren, wie Sie versteckte Nahrungsmittelunverträglichkeiten aufdecken, die seine Symptome verschlimmern und Schwachstellen in seinem Verdauungssystem erkennen. Dann werde ich Ihnen zeigen, wie Sie ein Förderprogramm auswählen, das die drei Säulen der Gehirnentwicklung umfasst, ein Ernährungs- und Nahrungsergänzungsprogramm zusammenstellen und sogar ein wirksames Programm zur Verhaltensänderung einführen, das Struktur ins Leben Ihres Kindes und Ihrer Familien bringen wird. Sie können all das voller Zuversicht tun und brauchen keine medizinische Diagnose zur Orientierung. Ihre Zuversicht kommt daher, dass Sie genau wissen, worum es bei Brain Balance geht, wie es funktioniert und vor allem, warum es funktioniert. All das ist in den untenstehenden zehn Prinzipien des Brain-Balance-Programms zusammengefasst. Lesen Sie sich diese sorgfältig durch. Werfen Sie öfter einen Blick darauf. Verinnerlichen Sie diese Prinzipien. Wenn Ihnen etwas nicht absolut klar ist, gehen Sie zurück und lesen Sie die Kapitel 1 – 6 noch einmal.

IST IHR KIND EIN FALL FÜR BRAIN BALANCE?

Jedes Kind, das ein Lern- oder Verhaltensproblem hat, welches nicht auf eine körperliche Schädigung des Gehirns zurückzuführen ist, kann entweder zu Hause oder in einem Brain-Balance-Zentrum von diesem Programm profitieren. Zu den Bedingungen, die Ihr Kind ausschließen würden, gehören unter anderem, aber nicht ausschließlich, organische Hirnerkrankungen, Down-Syndrom, Fragiles-X-Syndrom, Infektions- und Stoffwechselkrankheiten, Hirnverletzungen, Schlaganfälle oder Hirntumore, psychiatrische Erkrankungen (Psychosen), Persönlichkeitsstörungen, echte Verhaltensstörungen oder Verhaltensprobleme, die auf eine dysfunktionale Familie oder schlechte Erziehung zurückzuführen sind.

Das Brain-Balance-Programm funktioniert am besten bei Kindern, die

- Sprechen können und responsiv sind
- In der Lage sind, einfache Anweisungen zu befolgen
- Zwischen vier und 17 Jahre alt sind

Ältere Kinder müssen jedoch motiviert sein, etwas zu verändern, sonst werden sie wahrscheinlich keine deutlich positiven Ergebnisse sehen. Es ist schwierig, Kinder, die älter als 13 Jahre alt sind, dazu zu bringen, etwas zu tun, was sie nicht wollen, wenn sie der Meinung sind, keine Hilfe zu brauchen. In solchen Fällen benötigt das Kind möglicherweise eine Verhaltensberatung oder Psychotherapie, bevor man es mit diesem Programm versucht. Allerdings wurden einige der erstaunlichsten Ergebnisse, die ich erlebt habe, bei Teenagern erzielt, die stark motiviert waren, sich zu ändern.

Dieses Programm für zu Hause wurde speziell für die Beurteilung und die Verbesserung des Gleichgewichts und der Koordination des Gehirns und Körpers entwickelt. Dieses Buch ist kein Ersatz für eine professionelle Behandlung, da nur ein ausgebildeter Spezialist für funktionelle Neurologie oder Medizin eine korrekte Diagnose stellen kann. Es ist auch kein Ersatz für das Brain-Balance-Programm, das wir in unseren Zentren anwenden und das viel umfassender und individuell auf die Bedürfnisse Ihres Kindes zugeschnitten ist. Falls Sie es sich leisten können und sich in der Nähe eines Brain-Balance-Zentrums befinden, empfehlen wir Ihnen, Ihr Kind zu diesem Programm anzumelden. Eine Liste der Standorte finden Sie auf unserer Website brainbalancecenters.com

Die zehn Prinzipien von Brain Balance

Brain Balance und der Erfolg der Umsetzung des Programms beruhen auf diesen zehn einzigartigen Konzepten:

1. **Verhaltensneurologische Störungen und Lernstörungen im Kindesalter sind eigentlich ein und dieselbe Erkrankung mit unterschiedlichen Symptomen.** Brain Balance erkennt und betrachtet die Mehrzahl der neurologischen Erkrankungen im Kindesalter als eine einzige Störung: das funtkionelle Diskonnektionssyndrom (FDS). Die Kinder zeigen unterschiedliche Symptome, je nachdem, welcher Teil oder welche Teile des Gehirns betroffen sind.
2. **Das zugrunde liegende Problem ist eine Funktionsstörung entweder in der linken oder der rechten Hemisphäre, die das Gehirn aus dem Takt bringt.** Beim Menschen sind alle Funktionen entweder auf die linke oder die rechte Seite des Gehirns verteilt, nicht gleichmäßig auf

beide. Um korrekt zu arbeiten, muss das Gehirn jedoch als Ganzes funktionieren. Die Symptome von FDS unterscheiden sich, je nachdem, ob die Funktionsstörung durch eine Funktionseinschränkung oder eine überschießende Funktion in einer Hemisphäre verursacht wird oder eine Funktionsminderung auf einer Seite und eine überschießende Funktion auf der anderen Seite vorliegt.

3. **Das Problem und die Fehlfunktionen müssen eindeutig identifiziert werden.** Brain Balance ist darauf spezialisiert, FDS in bestimmten Funktionsbereichen des Gehirns mithilfe modernster Testverfahren zu beurteilen, zu dokumentieren und objektiv zu quantifizieren.
4. **Die einzige Möglichkeit, das Problem zu beheben, besteht in einer Behebung des Ungleichgewichts – und nicht in der Behandlung der Symptome.** Behebt man das funktionelle Ungleichgewicht, verschwinden die Symptome. Behandelt man die Symptome – der derzeit beliebteste Ansatz – wird sich die Gehirnleistung nie verbessern. Die Symptome kehren zurück, sobald die Wirkung der Medikamente nachlässt.
5. **Alle funktionellen Probleme des Gehirns müssen individuell angegangen werden.** Wenn nicht alle Funktionsstörungen des Gehirns behoben werden, kehren die Symptome zurück und das Problem wird fortbestehen. Jede Funktion muss, eine nach der anderen, angegangen werden.
6. **Der Erfolg kann durch ein hemisphärenbasiertes Programm erzielt werden.** Die einzige Möglichkeit, die Dysbalance zu korrigieren, besteht darin, die Seite (Hemisphäre) des Gehirns zu stimulieren, die aus dem Gleichgewicht geraten ist, ohne die andere Seite direkt zu beeinflussen. Brain Balance verwendet ein dreigliedriges Programm, das sensorische, motorische und akademische Übungen sowie Verhaltenstechniken und ein Ernährungsprogramm umfasst.
7. **Same-Time-Integration bringt das Gehirn wieder in Balance.** Das Brain-Balance-Programm geht zunächst individuell auf jede gestörte Funktion ein und integriert nach und nach Übungen, um das Gleich-

gewicht in Timing und Rhythmus zwischen der linken und rechten Gehirnhälfte zu erreichen. Same-Time-Integration schließt alle Modalitäten gleichzeitig innerhalb desselben Zeitrahmens ein, um die linke und die rechte Hemisphäre dazu zu bringen, in Einklang miteinander zu arbeiten.

8. **Das Gehirn und der Körper müssen gemeinsam wachsen.** Brain Balance basiert auf neuen wissenschaftlichen Erkenntnissen: Wenn der Körper aus dem Gleichgewicht ist, besteht auch im Gehirn eine Dysbalance und umgekehrt.
9. **Die Probleme sind nicht primär genetisch bedingt und deshalb dauerhaft korrigierbar.** Brain Balance beruht auf der wissenschaftlich untermauerten Überzeugung, dass die verschiedenen Symptome von FDS in erster Linie das Resultat von Umweltfaktoren sind. (Genetische Prädisposition ist das Resultat von Umweltfaktoren, die nur die Art und Weise verändern, wie ein Gen oder mehrere Gene exprimiert werden.) Mit anderen Worten: Gene sind kein Schicksal.
10. **Die Eltern spielen eine entscheidende Rolle für den individuellen Erfolg eines Kindes.** Sie haben es in der Hand, diesen Erfolg mit dem Melillo-Brain-Balance-Programm für zu Hause zu erzielen. Zu diesem Zweck müssen sie selbst motiviert sein und sich voll und ganz der Aufgabe widmen, ihr Kind zur Durchführung der erforderlichen Übungen zu motivieren. Eine Verhaltens- und/oder Lernstörung allein durch professionelle Beratung und schulische Unterstützung beheben zu wollen, wird nicht funktionieren. Das ist nicht genug. Allerdings können diese Dinge in Verbindung mit dem Programm eine große Hilfe für die Eltern sein und sogar zu besseren Ergebnissen beitragen.

Verstehen Sie, was ich meine? Dann können Sie jetzt loslegen.

Brain-Banance-Fallbeispiel: *Laura*

Das »unheilbare« Asperger-Syndrom ist nicht länger ihre »Story«

Ich lernte Lauras Mutter kennen, als ich in unserer Stadt vor Mitarbeitern eines lokalen SEPTA-Programms einen Vortrag über Lernbehinderungen hielt. Sie kam danach auf mich zu, um mir von ihrer Tochter zu erzählen. Laura, so sagte sie, sei eine Zwölfjährige, bei der die Ärzte von ein paar Jahren das Asperger-Syndrom diagnostiziert hätten, das zum Spektrum der autistischen Störungen gehört. Laura war aufgeweckt und machte sich gut in der Schule, aber es war schwierig, mit ihr umzugehen und zu leben. Die Kinder in der Schule hielten sie einfach für seltsam.

Laura hob sich von den anderen Kindern ab – aber nicht auf angenehme Art und Weise. Stets mit gesenktem Kopf unterwegs, schlurfte sie eher als dass sie ging und starrte ständig auf ihre Füße. Und sie stolperte oft. Sie war launisch, lächelte nie und wirkte meistens ausdruckslos. Ihr Vater beschrieb sie geradezu als gemein. Laura reagierte empfindlich auf Geräusche und Berührungen. Sie mochte keine Musik wie andere Kinder, weil sie den Lärm nicht ertragen konnte. Bei jeder Art von Lärm – einem vorbeifahrenden Zug oder dem Jubel der Zuschauer bei einem Fußballspiel im Fernsehen (man konnte sie nie zu einem Spiel mitnehmen) – hielt sie sich die Ohren zu und schnitt Grimassen, so als würde sie Schmerzen empfinden. Sie mochte es nicht, die Kleidung auf ihrem Körper zu spüren und trug immer weite, ausgebeulte Hemden und Hosen. »Sie ist das einzige Kind, das ich kenne, das keine Jeans trägt«, beklagte ihre Mutter.

Während andere Mädchen in ihrem Alter mit Make-up experimentierten und sich Ohrlöcher stechen ließen, wollte Laura nichts davon wissen. Das Neueste war, dass Laura nicht mehr in ihrem Zimmer schlief, sondern nur noch auf der Couch im Wohnzimmer: eine weitere von Lauras vielen Eigenheiten, die den Familienalltag durcheinanderbrachten. Ich erzählte Lauras Mutter vom Brain-Balance-Programm und meiner Überzeugung, dass Erkrankungen wie Autismus und Asperger-Syndrom trotz der in der Medizin vorherrschenden gegenteiligen Meinung korrigierbar sind.

Lauras Mutter schien skeptisch, dass wir ihr helfen könnten. Dennoch willigte sie ein, sie zu einer Untersuchung zu uns zu bringen.

Wir dokumentierten Dinge über Laura, die kein anderer Spezialist je erwähnt hatte. Beispielsweise wiesen wir darauf hin, dass ihr Raumgefühl, das heißt, ihre räumliche Orientierung sehr mangelhaft war, weshalb sie so ungeschickt und unbeholfen wirkte. Sie hatte sehr spezifische Dysbalancen in Bezug auf Muskeltonus und -kraft. Mit geschlossenen Augen war sie völlig desorientiert, ein klassisches Merkmal für ein Defizit der rechten Gehirnhälfte, das es dieser unmöglich machte, mit der linken Hirnhälfte Schritt zu halten. Infolgedessen wurden bei ihr die von der rechten Hemisphäre gesteuerten Fertigkeiten unterdrückt.

Überzeugt von unserem Programm meldeten Lauras Eltern sie bei uns an. Wir begannen mit einem täglichen Programm nach der Schule mit sensorischen, physischen und mentalen Übungen sowie einer Ernährungsumstellung. Drei Wochen nach Beginn des Programms äußerte sich Lauras Mutter begeistert über die Fortschritte ihrer Tochter. Laura lächelte und lachte jetzt nicht nur öfter, sondern wurde zunehmend ausdrucksfähig. Als jemand Lauras Mutter einen Streich spielte, lachte sie und sagte: »Mama, du hättest deinen Gesichtsausdruck sehen sollen. Das war so lustig.« Lauras Mutter war verblüfft: »Früher hat sie nie auf den Gesichtsausdruck anderer geachtet.« Sie schlief auch wieder in ihrem eigenen Bett.

Von da an begann sich Lauras ganze Welt zu verändern. Als Kelly Clarkson in der Nähe ein Konzert gab, fragte Laura, ob sie es besuchen dürfe. »Zu wissen, dass sie zu einem Konzert gehen wollte – es würde laut sein! – war aufregend genug, aber ich bin fast umgefallen, als sie ihre Kleidung aussuchte.« Eng anliegende Jeans wie die anderen Mädchen, Schmuck (baumelnde Ohrringe) und sogar etwas Make-up. Laura, so ihre Mutter, sei so glücklich gewesen und singend nach Hause gekommen.

Bei einem Termin in unserem Zentrum einige Monate später nahm mich Lauras Mutter zur Seite. Ich merkte, dass sie wegen irgendetwas ganz aufgeregt war. »Als ich gestern zur Bushaltestelle kam, um Laura abzuholen, konnte ich sie nicht entdecken. Ich habe sie nicht aus dem Bus aussteigen sehen. Ich geriet in Panik. Ich dachte, ihr sei etwas zugestoßen. Dann sah ich sie direkt auf mich zukommen. Ich hatte meine eigene Tochter nicht erkannt! Es war Laura – aufrecht gehend, mit erhobenem Kopf, lachend und plaudernd inmitten einer Gruppe junger Mädchen.« Ihre Mutter weinte Freudentränen.

Als wir Laura am Ende unseres formellen Programms erneut testeten, bestätigten die Ergebnisse, was wir die ganze Zeit vermutet hatten: sie zeigte keinerlei Anzeichen einer Rechtshirnschwäche mehr und die Bewertungsscores wiesen auf ein Gleichgewicht zwischen den Fähigkeiten der linken und rechten Hemisphäre hin. Medizinische Diagnosetests ergaben, dass sie nicht länger die Kriterien für ein Kind mit Asperger-Syndrom oder einer anderen Störung des Autismus-Spektrums erfüllte. Wenn man Laura heute sieht, kann man sich nicht vorstellen, dass sie einmal ein Kind mit »unheilbarem« Asperger-Syndrom war.

KAPITEL 7

Hauptcheckliste für die Hemisphären

Erkennen eines Defizits der linken oder rechten Gehirnhälfte

Kein Geld der Welt würde je ausreichen, um in eine Familie, die einst im Chaos lebte, diesen Frieden und solche Normalität zu bringen. Dieses Programm hat unser Leben verändert. Es wird nie genug Worte geben, um auszudrücken, was ich in meinem Herzen fühle.

DORIS, MUTTER DES SECHSJÄHRIGEN SEAN,
BEI DEM AUTISMUS DIAGNOSTIZIERT WURDE

Diese Checkliste beinhaltet alle Merkmale eines Kindes mit funktionellem Diskonnektionssyndrom und ist ein wichtiges Instrument, das Sie während des gesamten Brain-Balance-Programms nutzen werden. Sie wird Ihnen helfen, leicht zu erkennen, ob bei Ihrem Kind Folgendes zutrifft:

- Ein Defizit der rechten Gehirnhälfte (die häufigste Form)
- Ein Defizit der linken Gehirnhälfte
- Ein Defizit des gesamten Gehirns
- Gar keine Hirnleistungsstörung

Falls bei Ihrem Kind eine zerebrale Dysbalance vorliegt, wird dies anhand der Checkliste offenbar. Sie werden auch feststellen können, welche Hemisphäre betroffen ist. Die Checkliste beinhaltet 200 Merkmale – 100 stehen für ein Defizit der rechten Gehirnhälfte, 100 für ein Defizit der linken – unterteilt in die sieben Bereiche des Gehirnwachstums:

- **Motorik:** Muskeltonus, Koordination, Kraft
- **Sensorik** in Bezug auf die fünf Sinne: Berühren, Riechen, Schmecken, Sehen und Hören
- **Emotionalität:** Fähigkeit, Emotionen der jeweiligen Situation angemessen zu regulieren und zu zeigen
- **Verhalten:** Angemessenes Handeln und soziale Interaktionen
- **Kognition/schulische Leistungen:** Fähigkeiten, die zum Lernen und Behalten notwendig sind
- **Immunsystem:** Neigung zu Allergien und chronischen Krankheiten
- **Autonomer Bereich:** Selbstregulation der Körperfunktionen

Mithilfe dieser allgemeinen Checkliste können Sie herausfinden, ob Ihr Kind FDS hat und welche Seite des Gehirns betroffen ist oder ob beide Gehirnhälften zu langsam wachsen. Wenn ein bestimmtes Merkmal auf Ihr Kind zutrifft, kreuzen Sie das im Kästchen neben dem jeweiligen Merkmal an, addieren zum Schluss die Anzahl der angekreuzten Merkmale und tragen sie dann jeweils unten in die Liste der einzelnen Kategorien ein. Überlegen Sie bei jeder Frage genau. Ihre Antworten sollten auf einem Vergleich Ihres Kindes mit Kindern im gleichen Alter beruhen, die sich neurotypisch entwickeln. Falls Ihr Kind Medikamente einnimmt, sollte Ihre Antwort auf dem Zustand Ihres Kindes ohne Medikamente beruhen. Je mehr Häkchen, desto schwerer ist die Form des zerebralen Ungleichgewichts bei Ihrem Kind und desto länger kann es dauern, bis Ihr Kind eine natürliche Balance erreicht. (Mithilfe der Checklisten in Kapitel 9 können Sie dann detaillierter bestimmen, welche Gehirnfunktion(en) am schwächsten sind).

Die folgenden Checklisten sind für den Verlauf des Programms wichtig. Gehen Sie sie durch, bevor Sie mit dem Assessment (am Anfang von Kapitel 9) beginnen. Sie werden regelmäßig auf die Checkliste zurückgreifen müssen, um die Fortschritte Ihres Kindes zu messen. Das können Sie jederzeit und so oft wie nötig tun, stellen Sie aber sicher, dass Sie es in vier-, acht- und zwölfwöchigen Intervallen, wie in der Liste angegeben, überprüfen. Es ist sogar ratsam, nach Abschluss des Programms regelmäßig nachzuschauen, um sicherzustellen, dass Ihr Kind keine Rückschritte macht.

Machen Sie sich keine Sorgen, wenn Sie diese Checkliste ausfüllen und Ihr Kind bewerten. Denken Sie daran, dass ein Ungleichgewicht im Gehirn nicht bedeutet, dass das Gehirn Ihres Kindes geschädigt oder krank ist. Es bedeutet vielmehr, dass es sich aus verschiedenen Gründen nicht in der Norm entwickelt. Das Ausfüllen der Haupt-Checkliste soll Ihnen dabei helfen, herauszufinden, wo das Problem liegt.

Merkmale einer Rechtshirn-Entwicklungsverzögerung

Motorische Merkmale	Beginn	4. Woche	8. Woche	12. Woche
☐ Ungeschicklichkeit und seltsame Körperhaltung	☐	☐	☐	☐
☐ Schlechte Koordination	☐	☐	☐	☐
☐ Nicht sportlich veranlagt, kein Interesse an bei Kindern beliebten Sportarten	☐	☐	☐	☐
☐ Niedriger Muskeltonus, die Muskeln wirken schlaff	☐	☐	☐	☐
☐ Schwache grobmotorische Fähigkeiten, wie z. B. Schwierigkeiten, Fahrrad fahren zu lernen; rennt oder geht seltsam	☐	☐	☐	☐
☐ Repetitive/stereotype motorische Manierismen (dreht sich im Kreis, schlenkert mit den Armen)	☐	☐	☐	☐

Motorische Merkmale	Beginn	4. Woche	8. Woche	12. Woche
☐ Zappelt übermäßig	☐	☐	☐	☐
☐ Kaum Augenkontakt	☐	☐	☐	☐
☐ Geht (oder ging früher) auf Zehenspitzen	☐	☐	☐	☐

Summe ______

Sensorische Merkmale	Beginn	4. Woche	8. Woche	12. Woche
☐ Schlechte räumliche Orientierung stößt oft an Dinge	☐	☐	☐	☐
☐ Geräuschempfindlichkeit	☐	☐	☐	☐
☐ Verwirrt wenn sie/er auf verschiedene Körperteile deuten soll	☐	☐	☐	☐
☐ Schlechter Gleichgewichtssinn	☐	☐	☐	☐
☐ Hohe Schmerzgrenze – weint nicht, wenn er/sie sich verletzt	☐	☐	☐	☐
☐ Mag es, sich zu drehen, zu reiten, zu schaukeln – alles, was mit Bewegung zu tun hat	☐	☐	☐	☐
☐ Berührt zwanghaft Dinge	☐	☐	☐	☐
☐ Mädchen, die sich nicht für Schmuck oder Make-up interessieren	☐	☐	☐	☐
☐ Mag nicht das Gefühl von Kleidung an Armen oder Beinen spüren; zieht Kleidung aus	☐	☐	☐	☐
☐ Lässt sich nicht gerne berühren und mag es nicht, Dinge zu berühren	☐	☐	☐	☐
☐ Riecht unaufhörlich an allem	☐	☐	☐	☐
☐ Bevorzugt fade, ungewürzte Nahrungsmittel	☐	☐	☐	☐
☐ Nimmt keine starken Gerüche wahr, wie brennendes Holz, Popcorn oder Kekse im Backofen	☐	☐	☐	☐

Sensorische Merkmale	Beginn	4. Woche	8. Woche	12. Woche
☐ Vermeidet Lebensmittel aufgrund ihres Aussehens	☐	☐	☐	☐
☐ Hasst es, essen zu müssen, und ist noch nicht einmal an Süßigkeiten interessiert	☐	☐	☐	☐
☐ Extrem wählerische Esser:in	☐	☐	☐	☐

Summe ______

Emotionale Merkmale	Beginn	4. Woche	8. Woche	12. Woche
☐ Weint oder lacht spontan; hat plötzlich Wutausbrüche oder Angst	☐	☐	☐	☐
☐ Macht sich viele Sorgen und hat mehrere Phobien	☐	☐	☐	☐
☐ Hält an vergangenen Verletzungen fest	☐	☐	☐	☐
☐ Hat plötzliche emotionale Ausbrüche, die überzogen und der Situation unangemessen erscheinen	☐	☐	☐	☐
☐ Hat Panik- oder Angstattacken	☐	☐	☐	☐
☐ Äußert manchmal dunkle oder gewalttätige Gedanken	☐	☐	☐	☐
☐ Gesicht wirkt ausdruckslos, wenig Körpersprache	☐	☐	☐	☐
☐ Sehr verkrampft; kann sich offensichtlich nicht entspannen	☐	☐	☐	☐
☐ Mangelnde/s Einfühlungsvermögen wenig Gefühl für andere	☐	☐	☐	☐
☐ Mangel an emotionalem Geben und Nehmen	☐	☐	☐	☐
☐ Scheint oft furchtlos und ist risikofreudig	☐	☐	☐	☐

Summe ______

Verhaltensmerkmale	Beginn	4. Woche	8. Woche	12. Woche
☐ Denkt logisch	☐	☐	☐	☐
☐ Verpasst oft den Punkt an der Geschichte	☐	☐	☐	☐
☐ Versteht gewöhnlich als Letzter einen Witz	☐	☐	☐	☐
☐ Bleibt in einem bestimmten Verhalten stecken; kann es nicht loslassen	☐	☐	☐	☐
☐ Mangel an sozialem Taktgefühl und/oder antisozial und/oder sozial isoliert	☐	☐	☐	☐
☐ Schlechtes Zeitmanagement; kommt immer zu spät	☐	☐	☐	☐
☐ Desorganisiert	☐	☐	☐	☐
☐ Hat ein Aufmerksamkeitsproblem	☐	☐	☐	☐
☐ Ist hyperaktiv und/oder impulsiv	☐	☐	☐	☐
☐ Hat zwanghafte Gedanken oder Verhaltensweisen	☐	☐	☐	☐
☐ Streitet ständig und ist im Allgemeinen unkooperativ	☐	☐	☐	☐
☐ Zeigt Anzeichen einer Essstörung	☐	☐	☐	☐
☐ Gedeihstörung im Säuglingsalter	☐	☐	☐	☐
☐ Ahmt wiederholt Laute oder Wörter nach, ohne die Bedeutung wirklich zu verstehen	☐	☐	☐	☐
☐ Wirkt gelangweilt, unnahbar und schroff	☐	☐	☐	☐
☐ Wird von anderen Kindern als seltsam angesehen	☐	☐	☐	☐
☐ Unfähigkeit, Freundschaften zu schließen	☐	☐	☐	☐
☐ Hat Schwierigkeiten, Freude, Interessen oder Erfolge mit anderen zu teilen	☐	☐	☐	☐
☐ Unangemessen aufgedreht oder albern	☐	☐	☐	☐
☐ Verhält sich in sozialen Situationen unangemessen	☐	☐	☐	☐

...

Verhaltensmerkmale	Beginn	4. Woche	8. Woche	12. Woche
☐ Redet unaufhörlich und stellt immer wieder die gleiche Frage	☐	☐	☐	☐
☐ Keine oder nur geringe gemeinsame Aufmerksamkeit wie das Bedürfnis, auf ein Objekt zu zeigen, um Ihre Aufmerksamkeit zu bekommen	☐	☐	☐	☐
☐ Hat sich als Kleinkind nicht im Spiegel betrachtet	☐	☐	☐	☐

Summe ______

Kognitive/schulische Leistung	Beginn	4. Woche	8. Woche	12. Woche
☐ Mangelndes mathematisches Verständnis (Textaufgaben, Geometrie, Algebra)	☐	☐	☐	☐
☐ Mangelhafte/s Leseverständnis und pragmatische Fähigkeiten	☐	☐	☐	☐
☐ Sieht nicht das Gesamtbild, sondern nur die Teile	☐	☐	☐	☐
☐ Sehr analytisch	☐	☐	☐	☐
☐ Mag »Slapstick« oder Clownerie	☐	☐	☐	☐
☐ Ist sehr gut im Finden von Fehlern (Rechtschreibung)	☐	☐	☐	☐
☐ Nimmt alles wörtlich	☐	☐	☐	☐
☐ Kommt beim Sprechen nicht immer zu einem Schluss	☐	☐	☐	☐
☐ Hat früh angefangen zu sprechen	☐	☐	☐	☐
☐ Wurde auf einen hohen IQ getestet, aber die Werte erstrecken sich über das gesamte Spektrum oder der IQ liegt bei den verbalen Fähigkeiten über dem Durchschnitt, aber unter dem Durchschnitt bei den praktischen Fähigkeiten	☐	☐	☐	☐

Kognitive/schulische Leistung	Beginn	4. Woche	8. Woche	12. Woche
☐ Las früh erste Wörter	☐	☐	☐	☐
☐ Ist an ungewöhnlichen Themen interessiert	☐	☐	☐	☐
☐ Lernt auswendig	☐	☐	☐	☐
☐ Lernt außerordentliche Mengen an spezifischen Fakten über ein Thema	☐	☐	☐	☐
☐ Ist ungeduldig	☐	☐	☐	☐
☐ Spricht in einem monotonen Tonfall; hat wenig Stimmmodulation	☐	☐	☐	☐
☐ Schlechter nonverbaler Kommunikator	☐	☐	☐	☐
☐ Mag keine lauten Geräusche (wie z. B. Feuerwerk)	☐	☐	☐	☐
☐ Spricht laut aus, was er/sie denkt	☐	☐	☐	☐
☐ Spricht direkt und schonungslos, übertritt Grenzen	☐	☐	☐	☐
☐ Kann gut lesen, liest aber nicht gerne	☐	☐	☐	☐
☐ Analytisch; von Logik geleitet	☐	☐	☐	☐
☐ Folgt Regeln, ohne sie zu hinterfragen	☐	☐	☐	☐
☐ Behält die Zeit im Auge	☐	☐	☐	☐
☐ Kann sich Rechtschreibung und mathematische Formeln leicht merken	☐	☐	☐	☐
☐ Beobachtet lieber, als sich zu beteiligen	☐	☐	☐	☐
☐ Liest lieber eine Gebrauchsanweisung, bevor er/sie etwas Neues ausprobiert	☐	☐	☐	☐
☐ Mathematik war oft das erste Schulfach, das zu einem Problem wurde	☐	☐	☐	☐

Summe ________

Typische Immunmerkmale	Beginn	4. Woche	8. Woche	12. Woche
☐ Hat viele Allergien	☐	☐	☐	☐
☐ Bekommt selten Erkältungen und Infektionen	☐	☐	☐	☐
☐ Hatte oder hat Ekzeme oder Asthma	☐	☐	☐	☐
☐ Die Haut hat besonders auf der Rückseite der Arme kleine weiße Knubbel	☐	☐	☐	☐
☐ Sprunghaftes Verhalten – an einem Tag gut, am nächsten Tag schlecht	☐	☐	☐	☐
☐ Verlangen nach bestimmten Lebensmitteln, besonders Milch- und Weizenprodukte	☐	☐	☐	☐

Summe ______

Autonome Merkmale	Beginn	4. Woche	8. Woche	12. Woche
☐ Probleme mit der Verdauung wie Verstopfung und Durchfall	☐	☐	☐	☐
☐ Hohe Herzfrequenz und/oder hoher Blutdruck für das Alter	☐	☐	☐	☐
☐ Wirkt aufgebläht, besonders nach den Mahlzeiten; klagt oft über Bauchschmerzen	☐	☐	☐	☐
☐ Hat Körpergeruch	☐	☐	☐	☐
☐ Schwitzt viel	☐	☐	☐	☐
☐ Hände sind immer feucht und klamm	☐	☐	☐	☐

Summe ______

GESAMTPUNKTZAHL: Addieren Sie die Punktzahlen der sieben Merkmale für eine Entwicklungsverzögerung der rechten Gehirnhälfte und tragen Sie die Summe hier ein: ______

Merkmale einer Linkshirn-Entwicklungsverzögerung

Motorische Merkmale	Beginn	4. Woche	8. Woche	12. Woche
☐ Hat feinmotorische Probleme (schlechte Handschrift oder schreibt langsam)	☐	☐	☐	☐
☐ Schwierigkeiten mit der Feinmotorik, wie beispielsweise beim Zuknöpfen eines Hemdes	☐	☐	☐	☐
☐ Seltsame oder unreife Handhaltung beim Schreiben	☐	☐	☐	☐
☐ Neigt dazu, für das Alter oder die Klassenstufe sehr groß zu schreiben	☐	☐	☐	☐
☐ Stolpert über Wörter, wenn ermüdet	☐	☐	☐	☐
☐ Begann relativ spät zu krabbeln, stehen und/oder gehen	☐	☐	☐	☐
☐ Mag Sport und ist gut darin	☐	☐	☐	☐
☐ Guter Muskeltonus	☐	☐	☐	☐
☐ Kann nicht gut zeichnen	☐	☐	☐	☐
☐ Hat Schwierigkeiten auf musikalischem Gebiet				
☐ Mag es, Dinge mit den Händen zu basteln und interessiert sich für alles Mechanische				
☐ Schwierigkeiten beim Koordinieren von Körperbewegungen				

Summe ______

Sensorische Merkmale	Beginn	4. Woche	8. Woche	12. Woche
☐ Scheint kaum sensorische Probleme zu haben (wie beispielsweise Geräuschempfindlichkeit)	☐	☐	☐	☐
☐ Hat ein gutes Raumgefühl	☐	☐	☐	☐
☐ Hat einen guten Gleichgewichtssinn	☐	☐	☐	☐
☐ Isst so ziemlich alles	☐	☐	☐	☐
☐ Hat einen normalen bis überdurchschnittlichen Geschmacks- und Geruchssinn	☐	☐	☐	☐
☐ Mag es, umarmt und gehalten zu werden	☐	☐	☐	☐
☐ Hat keine Eigenheiten in Bezug auf Kleidung	☐	☐	☐	☐
☐ Hat auditive Verarbeitungs- und Wahrnehmungsstörungen	☐	☐	☐	☐
☐ Scheint nicht gut zu hören, obwohl das Gehör bei Tests unauffällig ist	☐	☐	☐	☐
☐ Verzögerte Entwicklung beim Sprechen wurde auf Ohrinfektionen zurückgeführt	☐	☐	☐	☐
☐ Reisekrankheit (Kinetose)	☐	☐	☐	☐
☐ Ist nicht unter- oder überempfindlich gegen Schmerzen	☐	☐	☐	☐

Summe ______

Emotionale Merkmale	Beginn	4. Woche	8. Woche	12. Woche
☐ Übermäßig fröhlich und anhänglich, umarmt und küsst gerne	☐	☐	☐	☐
☐ Häufig launisch und reizbar	☐	☐	☐	☐
☐ Mag gerne neue oder andere Dinge tun, aber langweilt sich schnell	☐	☐	☐	☐
☐ Mangel an Motivation	☐	☐	☐	☐
☐ Zurückgezogen und schüchtern	☐	☐	☐	☐
☐ Übermäßig vorsichtig, pessimistisch und negativ	☐	☐	☐	☐
☐ Scheint keine Freude am Leben zu haben	☐	☐	☐	☐
☐ Sozial zurückgezogen	☐	☐	☐	☐
☐ Weint leicht; Gefühle werden schnell verletzt	☐	☐	☐	☐
☐ Scheint in Kontakt mit den eigenen Gefühlen zu sein	☐	☐	☐	☐
☐ Kann sich in andere einfühlen; kann die Gefühle anderer gut deuten	☐	☐	☐	☐
☐ Wird schnell verlegen	☐	☐	☐	☐
☐ Ist sich sehr bewusst, was andere über sie/ihn denken	☐	☐	☐	☐

Summe ________

Verhaltensmerkmale	Beginn	4. Woche	8. Woche	12. Woche
☐ Schiebt alles auf	☐	☐	☐	☐
☐ Ist extrem schüchtern, besonders gegenüber Fremden	☐	☐	☐	☐
☐ Ist sehr gut in nonverbaler Kommunikation	☐	☐	☐	☐
☐ Wird von anderen Kindern und Lehrkräften gemocht	☐	☐	☐	☐
☐ Hat keine Verhaltensprobleme in der Schule	☐	☐	☐	☐
☐ Versteht soziale Regeln	☐	☐	☐	☐
☐ Hat geringes Selbstwertgefühl	☐	☐	☐	☐
☐ Hasst es, Hausaufgaben zu machen	☐	☐	☐	☐
☐ Ist sehr geschickt in der sozialen Interaktion	☐	☐	☐	☐
☐ Nimmt Augenkontakt auf	☐	☐	☐	☐
☐ Ist gerne unter Menschen und genießt soziale Aktivitäten, geht beispielsweise gern auf Partys	☐	☐	☐	☐
☐ Übernachtet nicht gerne bei Freund:innen	☐	☐	☐	☐
☐ Hat Probleme mit Routinen	☐	☐	☐	☐
☐ Kann mehrschrittigen Anweisungen nicht folgen	☐	☐	☐	☐
☐ Ist in Kontakt mit den eigenen Gefühlen	☐	☐	☐	☐
☐ Zieht voreilige Schlüsse	☐	☐	☐	☐

Summe ________

Kognitive/schulische Leistung	Beginn	4. Woche	8. Woche	12. Woche
☐ Ist gut darin, das Gesamtbild zu sehen	☐	☐	☐	☐
☐ Denkt intuitiv und lässt sich von Gefühlen leiten	☐	☐	☐	☐
☐ Gut im abstrakten »freien« Assoziieren	☐	☐	☐	☐
☐ Geringe analytische Fähigkeiten	☐	☐	☐	☐
☐ Sehr visuell; liebt Bilder und Muster	☐	☐	☐	☐
☐ Fragt ständig, warum man etwas tut oder warum es Regeln gibt	☐	☐	☐	☐
☐ Hat ein schlechtes Zeitgefühl	☐	☐	☐	☐
☐ Mag es, reale Dinge zu berühren und fühlen	☐	☐	☐	☐
☐ Hat Schwierigkeiten, Prioritäten zu setzen	☐	☐	☐	☐
☐ Wird kaum eine Anleitung lesen, bevor sie/er etwas Neues ausprobiert	☐	☐	☐	☐
☐ Ist von Natur aus kreativ, muss aber hart arbeiten, um ihr/sein volles Potenzial zu entfalten	☐	☐	☐	☐
☐ Würde lieber etwas tun, anstatt zu beobachten	☐	☐	☐	☐
☐ Gute Intonation beim Sprechen	☐	☐	☐	☐
☐ Liest falsch oder lässt häufig kleine Füllwörter aus	☐	☐	☐	☐
☐ Hat Probleme beim Aussprechen langer Wörter	☐	☐	☐	☐
☐ Liest sehr langsam und mühsam	☐	☐	☐	☐
☐ Hatte als Kleinkind Schwierigkeiten beim Benennen von Farben, Objekten und Buchstaben	☐	☐	☐	☐
☐ Muss Begriffe mehrmals hören oder sehen, um sie zu lernen	☐	☐	☐	☐
☐ Zeigt einen Abwärtstrend bei Tests oder schulischen Leistungen	☐	☐	☐	☐

...

Kognitive/schulische Leistung	Beginn	4. Woche	8. Woche	12. Woche
☐ Schularbeiten sind inkonsistent	☐	☐	☐	☐
☐ Fing spät an zu sprechen	☐	☐	☐	☐
☐ Hat Schwierigkeiten bei der Aussprache von Wörtern (schlecht in Phonetik)	☐	☐	☐	☐
☐ Hatte als kleines Kind Probleme beim Lernen des Alphabets, von Kinderreimen oder Liedern	☐	☐	☐	☐
☐ Es fällt ihr/ihm schwer, Hausaufgaben zu machen oder ein Gespräch zu beenden	☐	☐	☐	☐
☐ Handelt bevor sie/er denkt und macht Flüchtigkeitsfehler	☐	☐	☐	☐
☐ Tagträumer:in	☐	☐	☐	☐
☐ Hat Schwierigkeiten, Ereignisse in der richtigen Reihenfolge zu ordnen/sehen	☐	☐	☐	☐
☐ Schreibt Buchstaben oft rückwärts	☐	☐	☐	☐
☐ Hat Probleme mit den Grundrechenarten	☐	☐	☐	☐
☐ Hat ein schlechtes Erinnerungsvermögen	☐	☐	☐	☐
☐ Mangelnde schulische Leistungen	☐	☐	☐	☐
☐ IQ niedriger als erwartet; die verbalen Scores sind niedriger als die nonverbalen	☐	☐	☐	☐
☐ Schneidet bei verbalen Tests schlecht ab	☐	☐	☐	☐
☐ Muss mehrmals aufgefordert werden, etwas zu tun, bevor sie/er reagiert	☐	☐	☐	☐
☐ Stottert oder stotterte als Kind	☐	☐	☐	☐
☐ Kann schlecht buchstabieren	☐	☐	☐	☐
☐ Liest Anleitungen nicht sorgfältig	☐	☐	☐	☐

Summe ______

Typische Immunmerkmale	Beginn	4. Woche	8. Woche	12. Woche
☐ Neigt zu chronischen Ohrinfektionen	☐	☐	☐	☐
☐ Neigt zu gutartigen Tumoren oder Zysten	☐	☐	☐	☐
☐ Wurde vor dem zehnten Lebensjahr öfter als zehn (bis 15 Mal) mit Antibiotika behandelt	☐	☐	☐	☐
☐ Hatte eine Tubendilatation	☐	☐	☐	☐
☐ Erkältet sich häufig	☐	☐	☐	☐
☐ Keine Allergien	☐	☐	☐	☐

Summe ______

Autonome Merkmale	Beginn	4. Woche	8. Woche	12. Woche
☐ Hat ein Problem mit Bettnässen	☐	☐	☐	☐
☐ Hat oder hatte einen unregelmäßigen Herzschlag, eine Herzrhythmusstörung oder ein Herzgeräusch	☐	☐	☐	☐

Summe ______

GESAMTPUNKTZAHL: Addieren Sie die Punktzahlen der sieben Merkmale für eine Entwicklungsverzögerung der linken Gehirnhälfte und tragen Sie die Summe hier ein: ______

Interpretation der Ergebnisse

Ihr Kind hat eine Linkshirnschwäche, wenn der Wert für die linke Gehirnhälfte höher ist als der für die rechte. Ihr Kind hat eine Dysbalance der rechten Hemisphäre, wenn der Wert für die rechte Gehirnhälfte höher ist als der für die linke. Eine Dysbalance auf einer der beiden Seiten repräsentiert die klassische Unausgewogenheit der Kompetenzen (die FDS kennzeichnet).

Der Unterschied in den Werten muss nicht signifikant sein, um auf FDS hinzuweisen. Selbst ein Unterschied von nur ein oder zwei Punkten kann ein Hinweis auf ein Ungleichgewicht sein. Wenn die Punktzahlen jedoch so nah beieinander liegen, ist es am besten, die Checkliste ein zweites Mal durchzugehen und jede Antwort sorgfältig zu überprüfen. Bereits ein geringes Ungleichgewicht kann sich auf die Alltagsaktivitäten und das Verhalten auswirken.

Um den Schweregrad des Ungleichgewichts zu bestimmen, ordnen Sie die Anzahl der positiven (Ja)-Antworten der gesamten Checkliste entsprechend ein (sowohl der linken als auch der rechten Hemisphäre). Je höher die Zahl, desto größer das Ungleichgewicht.

Rechte Gehirnhälfte insgesamt: ____________

Linke Gehirnhälfte insgesamt: ____________

Gesamtsumme: ____________

Der allgemeine Richtwert für das Ausmaß des Ungleichgewichts basiert wie folgt auf der Gesamtzahl der Häkchen auf beiden Seiten (kombiniert):

Mild: 50 oder weniger
Moderat: 50 bis 100
Schwer: 100 oder mehr

Folgendes ist in Bezug auf den Grad des Ungleichgewichts zu berücksichtigen: Je größer der Unterschied zwischen den beiden Summen, desto größer das Ungleichgewicht und umso mehr Zeit kann die Korrektur in Anspruch nehmen. Denken Sie daran, dass die schwache Hemisphäre die mit den meisten Häkchen ist.

Die hemisphärische Schwäche existiert auf der ______ Seite des Gehirns.

Wenn Sie sowohl für die linke als auch die rechte Seite viele Haken haben, bedeutet das höchstwahrscheinlich, dass das gesamte Gehirn unreif ist und zu langsam wächst. Lassen Sie sich davon nicht beunruhigen. Es ist möglich, dass Ihr Kind sowohl eine Links- als auch eine Rechtshirnschwäche hat, was wir immer häufiger bei Kindern feststellen, die in eines unserer Brain-Balance-Zentren gebracht werden. Was bedeutet das nun?

Es bedeutet immer noch, dass Ihr Kind FDS hat, und möglicherweise hinkt dennoch eine Seite der anderen etwas hinterher. Die Reifung beider Gehirnhälften verläuft jedoch nicht in einem Tempo, das dem chronologischen Alter des Kindes entspricht. Genau wie bei einem überwiegenden Rechts- oder Linkshirndefizit bedeutet diese Unreife des gesamten Gehirns nicht, dass es geschädigt ist. Es bedeutet einfach, dass das Gehirn und seine neuronalen Netze nicht richtig und ausreichend stimuliert werden, damit das Gehirn in korrekter zeitlicher Abfolge wachsen kann. Bei kleinen Kindern mit niedrigem Funktionsniveau ist das Gehirn so unreif, dass alle Fähigkeiten für ihr Alter unzureichend ausgebildet sind. Das Gehirnwachstum ist aus dem Takt geraten. Wie ein aus dem Takt geratenes Orchester, das disharmonisch spielt. Und wir stellen fest, dass dies bei Jungen viel häufiger vorkommt als bei Mädchen.

Ob Ihr Kind eine Links- oder Rechtshirnschwäche hat oder eine Entwicklungsverzögerung des gesamten Gehirns vorliegt, wird noch deutlicher werden, wenn Sie die Assessments in Kapitel 9 durchführen, die Teil des Programms sind. Doch bevor wir beginnen, möchte ich Ihnen einen kleinen Vorgeschmack davon geben, was Sie wahrscheinlich erleben werden, wenn Sie mit dem Programm starten und das Gehirn Ihres Kindes anfängt, harmonisch zu arbeiten.

Brain-Balance-Fallbeispiel: *Brian*

Wie ein neuer kleiner Mensch

Als Brian das erste Mal mit seiner Mutter in eines unserer Zentren kam, war schnell klar, dass er bereits einige schwierige Lebensjahre hinter sich hatte. Er war vier Jahre zuvor nach einer eingeleiteten Geburt und einer komplizierten Entbindung auf die Welt gekommen. Seine Mutter sagte, er habe fast vom ersten Tag an zerbrechlich gewirkt. Da er ihr drittes Kind war, konnte Brians Mutter erkennen, dass mit seiner Entwicklung irgendetwas nicht stimmte. Sein Kopf neigte sich auffällig zu einer Seite, was von einer Physiotherapeutin behandelt wurde. Er fing spät an zu krabbeln und zu laufen und seine Mutter beschrieb seine Art zu krabbeln als ganz anders als bei seinen Geschwistern. Und dann schien seine Entwicklung im Alter von etwa 18 Monaten ganz zum Stillstand zu kommen. Seine Mutter erklärte uns, dass sich seine Sprache nicht weiterentwickelte und er begonnen habe, »die Welt um sich herum auszublenden«. Er wurde mit schwerem Autismus diagnostiziert. Als Brian zu Brain Balance kam, war er noch nicht sauber, konnte sich nicht anziehen und nahm keinen Augenkontakt auf. Er sprach kaum und hatte Angst vor Dingen, die anderen Kindern Spaß machen, wie Schaukeln und Klettern auf dem Klettergerüst. Selbst im Kontakt mit seinen Eltern wirkte er unnahbar. Tests ergaben, dass er unter einem Nährstoffmangel litt, was nicht überraschte, angesichts der Tatsache, dass seine Ernährung sich auf wenige Lebensmittel beschränkte. Also passten wir ein Programm mit Nahrungsergänzungsmitteln speziell an seine Bedürfnisse an, das seine diversen Mängel ausgleichen sollte.

Nach zwei Wochen Brain Balance hatte er schließlich »den Dreh raus« und wurde sauber. Er schlief auch besser. Nach zwölf Wochen war er wie ein neuer kleiner Mensch. Während er anfangs nur ein paar Worte gesprochen hatte, war er nun gesprächig und ausdrucksstark. Er schaute die Leute an und begrüßte sie. Und er wollte, so seine Mutter, nun auf dem Spielplatz so hoch schaukeln, wie er nur konnte. Aber nicht nur das: Brian begann, sich selbstständig anzuziehen und zeigte Interesse daran, neue Lebensmittel auszuprobieren. Für einen kleinen Jungen mit so vielen Problemen, war er zu 75 % auf dem Weg der Genesung.

KAPITEL 8

Was kann man von Brain Balance erwarten?

Wie Sie die erwartbaren Ergebnisse interpretieren können

Es ist so seltsam, Mama. Ich habe das Gefühl, dass ich allmählich ein anderer Mensch werde. Ich fühle mich so viel ruhiger.

GINA, 11 JAHRE ZU IHRER MUTTER PATRICIA

Wenn wir vom »Verhalten« sprechen hat das – wie alles, was mit dem Gehirn zu tun hat – zwei Seiten: eine gute und eine schlechte. Als Eltern wissen Sie das natürlich bereits. Was den meisten Eltern jedoch nicht bewusst ist: Es gibt ein »Linkshirn-Verhalten« und ein »Rechtshirn-Verhalten« und beidem wohnt etwas Positives und etwas Negatives inne. Deshalb sehen Eltern sowohl das Gute als auch das Schlechte in einem Kind, das eine gesunde Gehirnentwicklung durchläuft. Das offensichtlichste Beispiel sind die sogenannten »schrecklichen Zweier«. Es mag wie etwas aussehen, vor dem Eltern sich fürchten müssten, aber eigentlich ist es etwas, worauf sie sich freuen können, denn in diesem Alter entwickelt ein Kind den Wunsch nach Unabhängigkeit, der sich oft in Emotionen ausdrückt, die in Wutausbrüchen münden. Ein zweieinhalbjähriges Kind, das ein perfekter kleiner Engel ist, lässt Sie vielleicht denken, dass Sie die glücklichsten Eltern der Welt sind, aber in Wirklichkeit ist das kein gutes Zeichen.

Als Eltern eines Kindes mit einer Hirnleistungsschwäche, sei es ein Defizit der linken oder der rechten Gehirnhälfte oder des gesamten Gehirns, haben Sie bei Ihrem Kind bereits Verhaltensweisen beobachtet, die nicht mit dem übereinstimmen, was man in einem bestimmten Alter erwarten würde. Ein dysfunktionales Verhalten, das auf ein Ungleichgewicht im Gehirn zurückzuführen ist, kann sich in Form von Wutausbrüchen, Meltdowns, Starrsinn oder Ungehorsam äußern, wie es bei einem Rechtshirndefizit häufig der Fall ist. Oder es kann sich als Zurückgezogenheit, Schüchternheit und Zwanghaftigkeit äußern, wie es bei einem Defizit der linken Gehirnhälfte auftritt. Eigentlich ist an keiner dieser Verhaltensweisen etwas anormales, wenn sie zum richtigen Zeitpunkt der Gehirnentwicklung auftreten. In jedem Entwicklungsstadium gibt es »positive« und »negative« Emotionen und Verhaltensweisen, die nicht nur normal, sondern entscheidend für ein normales emotionales und verhaltensbezogenes Wachstum sind. Sie werden nur dann anormal, wenn sie zu lange andauern und nicht altersgemäß auftreten, wie es bei Kindern mit FDS der Fall ist. Selbst Stereotypien oder sogenanntes »Stimming« wie Händeklatschen, hin- und -her Schaukeln oder im Kreis laufen sind typisch für einen Viereinhalbjährigen aber nicht für ein älteres Kind. Auch andere Phänomene wie Stottern, Ticks, zwanghaftes und oppositionelles Verhalten sind in einem bestimmten Alter völlig normal. Sie verschwinden, wenn neue Verhaltensweisen ins Spiel kommen. Es ist also nicht so, dass mit dem Verhalten etwas nicht stimmt, sondern mit dem Timing! Das Problem ist, dass es Eltern nicht immer leicht fällt, zu erkennen, wann »schlechtes« Verhalten gut ist und umgekehrt. Das gilt besonders für Eltern, bei deren Kind ein nicht diagnostiziertes zerebrales Ungleichgewicht vorliegt. Und deshalb ist es so wichtig, dass alle Eltern mit den Meilensteinen der kindlichen Entwicklung vertraut sind.

Verhältnismäßiges Verhalten

Verhältnismäßiges Verhalten – das heißt, ein tadelloses Verhalten, das alle Eltern erwarten und gerne sehen würden – bedeutet, in jeder Situation angemessen zu reagieren und zu handeln. Und das bedeutet wiederum, dass das Gehirn eines Kindes Flexibilität haben muss, das heißt, die richtigen elektrischen Signale bekommen muss, um zwischen negativen und positiven Emotionen und Verhaltensweisen hin und her zu pendeln. Ein Kind muss in der Lage sein, zu verstehen, welches Verhalten angemessen ist, um angemessen handeln zu können. Leider ist das für ein Kind mit FDS eine große Herausforderung. Wenn bei einem Kind ein zerebrales Ungleichgewicht vorliegt, bedeutet das, dass auch das Verhalten aus dem Gleichgewicht geraten ist. Tatsächlich ist dies das offensichtlichste Anzeichen für ein Ungleichgewicht im Gehirn. Ein Kind bleibt in Verhaltensweisen »stecken«, weil eine Hirnhemisphäre nicht ausreichend durch elektrische Impulse aktiviert wird. Ihr Kind benimmt sich nicht daneben, weil es Ihnen eins auswischen will, sondern, weil es tut, was sein Gehirn ihm sagt. Es ist wirklich nicht seine Schuld.

Meilensteine: Die Entwicklungsuhr

Wie ich in Kapitel 3 erläutert habe, entwickelt sich ein gesundes Gehirn wie ein Uhrwerk. Es pendelt zwischen links und rechts hin und her, wenn die Gene zu einem bestimmten Zeitpunkt der kindlichen Entwicklung im richtigen Moment auf Umwelt- und Sinnesreize reagieren. Stellen Sie sich das Gehirn als eine Atomuhr vor, die drei Entwicklungsuhren steuert:

- **Körperlich:** Diese schließt sowohl die Entwicklung der Fein- als auch der Hauptmuskulatur (Motorik) ein, damit wir stehen, gehen, schreiben, winken, stricken und andere körperliche Bewegungen durchführen können.
- **Emotional/sozial:** Steuert das Verhalten und unsere Fähigkeit, sozial zu interagieren und Beziehungen einzugehen.

- **Kognitiv:** Steuert alles, was mit dem Erlernen von Fertigkeiten zu tun hat und mit sprachlichen Fähigkeiten sowie Intelligenz verbunden ist.

Diese Entwicklungsbereiche müssen mit dem Timing des Gehirns völlig in Einklang sein. Wenn eine oder mehrere Uhren durch Umwelt- oder Sinnesreize nicht richtig »aufgezogen« werden, gehen sie allmählich langsamer und verpassen den richtigen Zeitpunkt für die Entwicklung bestimmter Fähigkeiten – jene Meilensteine, über die man in Babybüchern liest und die die Kinderärzt:in bei den Vorsorgeuntersuchungen überprüft. Plötzlich gerät alles aus dem Gleichgewicht, und es ist schwer zu sagen, welche Uhr (oder Uhren) genau geht und welche nicht. Das früheste Anzeichen für eine Entwicklungsstörung ist das verspätete oder völlig ausbleibende Erreichen bestimmter Meilensteine. Je früher ein Problem erkannt wird, desto eher können Korrekturmaßnahmen eingeleitet werden und umso besser werden die langfristigen Ergebnisse sein. Deshalb stimme ich nicht mit Kinderärzt:innen überein, die die »normale« Entwicklung innerhalb einer sehr weitgefassten Zeitspanne ansetzen und den Eltern sagen, dass sie sich keine Sorgen machen sollten, wenn ihr Kind erst spät krabbelt, läuft, spricht oder andere wichtige Meilensteine erreicht.

Ja, Kinder sind Individuen und deshalb verschieden und jedes entwickelt sich in seinem eigenen Tempo. Das stimmt jedoch nur bis zu einem gewissen Grad, und nach meiner Erfahrung ist diese Spanne sehr klein. Sicher, wenn ein Kind nicht mit exakt einem Jahr laufen kann, ist das erst einmal kein Problem. Aber wenn ein Kind mit 14 Monaten immer noch nicht laufen kann, sollte man sich Gedanken machen.

Entwicklungsstörungen werden in der Regel überhaupt erst in Betracht gezogen, wenn ein Kind mit drei Jahren noch nicht spricht. Allerdings könnten die meisten Kinder mindesten ein Jahr und manchmal sogar zwei Jahre früher diagnostiziert werden, würde man genauer hinschauen und auf ihre Meilensteine achten. Eltern sollten aber nicht nur das Timing der Meilensteine im Blick haben, sondern auch in Bezug auf die drei Entwicklungsuhren auf ein gewisses Gleichgewicht zwischen der linken und rechten Gehirnhälfte achten.

Natürliche Rückschritte in der Gehirnentwicklung

In der gesunden Gehirnentwicklung gibt es Phasen, in denen das Gehirn Wachstumsschübe durchläuft. Diese Schübe, die zu bestimmten Zeiten während der ersten viereinhalb Lebensjahre auftreten, sind gekennzeichnet durch Rückschritte oder Veränderungen im Verhalten und in anderen Fähigkeiten (wie Sprache oder Feinmotorik) und sind oft mit »schwierigen« Zeiten verbunden. Bei Kindern, die eine normale Gehirnentwicklung durchlaufen, wird man zum Beispiel um den 17. oder 18. Lebensmonat eine Rückentwicklung ihrer sprachlichen Fähigkeiten beobachten. Vielleicht fangen sie an, ins Bett zu nässen (oder später eine immer schlechtere Handschrift zu entwickeln). Das wird als normal betrachtet. Bei Kindern, die später mit Autismus diagnostiziert werden, ist die Sprachregression mit 17 Monaten dramatisch.

In der Regel beobachtet man diese Rückschritte mit:

- Fünf Monaten
- Neun Monaten
- Elf Monaten
- Einem Jahr, fünf Monaten
- Zwei Jahren, zwei Monaten
- Drei Jahren, einem Monat
- Drei Jahren, neun Monaten
- Vier Jahren, fünf Monaten

Veränderungen im Zusammenhang mit Brain Balance

Ich habe Tausende Rückmeldungen von Eltern erhalten, die ihre Kinder durch das Brain-Balance-Programm für zu Hause geführt haben.

Die meisten haben mir erzählt, dass sie nach zwei oder drei Wochen oder zu anderen Zeitpunkten während der Arbeit mit diesem Programm beunruhigt über das Verhalten waren, das ihre Kinder an den Tag legten – ein Verhalten, das sie im Rahmen eines Korrekturprogramms nicht erwartet hatten. Ein bisher zurückhaltendes Kind bekommt plötzlich Wutanfälle. Ein nachgiebiges Kind wird plötzlich trotzig. Der perfekte kleine Engel beginnt plötzlich, seinen Bruder zu hauen.

Ich sage den Eltern, dass das in Ordnung – ja sogar ein gutes Zeichen – ist. Es zeigt, dass das Programm funktioniert und bedeutet nichts anderes, als dass die Verhaltensweisen, die im Verlauf der bisherigen Gehirnentwicklung »verpasst« wurden, nun endlich durchkommen. Die langsame Seite holt auf, oder die Seite, deren Entwicklung zu schnell verlief, verlangsamt sich. Wenn das Gehirn wieder ins Gleichgewicht kommt, gehören gute und schlechte Verhaltensweisen dazu. Wenn das höfliche und »sittsame« kleine Mädchen, bei dem ein Defizit in der linken Gehirnhälfte bestand, plötzlich anfängt zu schreien und auszurasten, ist das lediglich ein Zeichen dafür, dass die linke Gehirnhälfte endlich mit den negativen Verhaltenseigenschaften in Kontakt gekommen ist, die bisher unterdrückt wurden, weil das Gehirn nicht im Gleichgewicht war.

Das Gehirn kann verpasste Entwicklungsschritte nicht einfach überspringen, sondern muss alle Entwicklungsprozesse durchlaufen, die es auf seinem Weg zu einem vollständig funktionalen Organ verpasst hat, und das schließt auch negative Verhaltensweisen ein. Sie sind notwendig, erwartet und erwünscht. Wie bei normaler Gehirnentwicklung wird das Kind diese Phasen durchmachen und schließlich hinter sich lassen. Und hier ist die gute Nachricht: Ihr Kind durchläuft diese Phasen normalerweise recht schnell. Es kann sein, dass ein Jahr »Aufholen« tatsächlich nur ein paar Wochen in Anspruch nimmt. Das bedeutet, dass alle Verhaltensänderungen, sowohl gute als auch schlechte, die Sie während der Arbeit mit dem Brain-Balance-Programm beobachten, fast immer ein Zeichen für eine positive Veränderung im Gehirn sind. Wenn sich das Gehirn eines Kindes neurologisch zu verändern beginnt, weil wir Wachstumsprozesse anregen, ändert sich auf jeden Fall das Verhalten, und welcher Art diese Verhaltensänderungen sind, hängt davon ab, wo die Defizite liegen, wie schwerwiegend sie sind und wie alt das Kind ist.

Ein Kind mit einer Entwicklungsverzögerung der rechten Hemisphäre, das übertrieben positive Emotionen und Verhaltensweisen gezeigt hat, wird übertrieben negative Emotionen und Verhaltensweisen zeigen, während die rechte Gehirnhälfte die linke »einholt«. Das genaue Gegenteil zeigt sich bei einem Kind mit einem Defizit der linken Hemisphäre. Es wird in ähnlichem Ausmaß Veränderungen in den motorischen, sensorischen und kognitiven Fähigkeiten des Kindes geben. Auch wenn diese Veränderungen für das chronologische Alter des Kindes unangemessen erscheinen, sind sie doch das, was für das aktuelle »Gehirnalter« des Kindes zu erwarten ist.

So kann beispielsweise die Entwicklung der linken Hirnhemisphäre eines sechs Jahre alten Kindes der eines Achtjährigen entsprechen, während seine rechte Hemisphäre auf dem Stand eines Zweijährigen ist. Wenn Sie die rechte Hemisphäre Ihres Kindes mithilfe der Übungen des Programms stimulieren, wird sich seine Persönlichkeit plötzlich in die »schrecklichen Zweier« verwandeln. Es wird Gefühle haben, die es nie zuvor empfunden hat. Es wird plötzlich Interesse am Essen zeigen, weil es zum ersten Mal wirklich Geschmackserlebnisse hat. Ein siebenjähriges Kind, das aus der Dysbalance in ein Gleichgewicht kommt, kann plötzlich zu emotionalen Ausbrüchen neigen. Vielleicht beginnt es, zu allem »Nein« zu sagen, wirkt widerspenstig und trotzig oder wird zwanghaft in Bezug auf sein Spielzeug oder sein Äußeres. Von einer Zweijährigen würde man das erwarten, aber bei einer Sechs- oder Siebenjährigen denken die Eltern vielleicht, dass das Kind an einer Zwangsneurose leidet. Das Einzige, was bei diesem Kind wirklich nicht stimmt, ist jedoch, dass sein gesamtes Gehirn nicht wie bei einem Sechsjährigen funktioniert – noch nicht.

Einfach mit der Entwicklung mitgehen

Nehmen wir also an, Ihr ruhiger Sechsjähriger, der ein Defizit der rechten Hirnhemisphäre aufweist, absolviert das-Brain-Balance-Programm und bekommt plötzlich Wutanfälle wie ein Zweijähriger. Wie sollten Sie damit umgehen? Genauso, wie Sie bei einem Zweijährigen damit umgehen würden. Wenn ein zerebrales Ungleichgewicht vorherrscht, sollten Sie auf jedes Verhalten so reagieren, wie es dem »Gehirnalter« des Kindes entspricht und nicht seinem chronologischen Alter. Bekäme beispielsweise ein neurotypischer Sechsjähriger einen Wutanfall wie ein Baby, würden Sie das Verhalten sofort ansprechen und dann die Gelegenheit nutzen, um ihm klarzumachen, warum das Verhalten unangemessen ist. Sie würden das Problem nicht ignorieren. Durchlebt der Sechsjährige aber die Phase der »schrecklichen Zweier« als Folge der Korrektur seiner Rechtshirnschwäche, sollten Sie wie bei einem Zweijährigen reagieren, das heißt, Sie sollten nicht auf die Situation reagieren, weil dadurch das Verhalten verstärkt werden kann. Der Versuch, mit einem Zweijährigen zu argumentieren, kann offensichtlich nicht funktionieren wie bei einem Sechsjährigen.

Brain-Balance-Fallbeispiel: *Eva*

Von »alles verkehrt« zu einem normalen glücklichen Kind

Eva war das jüngste von zehn Kindern, sodass es für ihre Eltern nicht schwierig war, herauszufinden, dass mit ihrem kleinen Mädchen bereits im Babyalter etwas nicht stimmte. Als sie zum Kleinkind heranwuchs, wurde offensichtlich, dass Eva Probleme hatte – und zwar eine ganze Menge. Sie hasste es, berührt zu werden und distanzierte sich von ihren Geschwistern, was in einem Haushalt mit zwölf Personen nicht so einfach ist. Sie zeigte keine Zuneigung gegenüber ihren Eltern, obwohl die sich bemühten, warmherzig und herzlich mit ihr umzugehen. Es war stets ein Kampf, ihr die Haare zu bürsten, sie anzuziehen oder die Zähne zu putzen. Sie hatte Angst vor Menschen, die nicht zur Familie gehörten, und brach völlig zusammen, wenn man sie in die Öffentlichkeit mitnahm. Außerdem war sie auffallend tollpatschig und stieß ständig irgendwo an. Ihre Augen konnten Bewegungen nicht richtig folgen und sie war eine außerordentlich wählerische Esserin. Sie konnte auch keine längeren Autofahrten mitmachen, ohne dass ihr übel wurde. Als sie sich dem Vorschulalter näherte, fiel es ihr schwer, sich Farben, Buchstaben und Zahlen zu merken. Das Sprechen fiel ihr ebenfalls nicht leicht und sie konnte kaum einen vollständigen Satz bilden. Als sie viereinhalb Jahre alt war, zeigten entsprechende Tests, dass sie in den meisten Bereichen auf dem Niveau einer Einjährigen funktionierte. Bei Eva wurde eine nicht anderweitig spezifizierte tiefgreifende Entwicklungsstörung (PDD-NOS) diagnostiziert: eine Autismus-Spektrums-Störung. Damals hörten ihre Eltern von Brain Balance und brachten sie in eines unserer Zentren. Unsere Untersuchung bestätigte die schwere Rechtshirnschwäche. Außerdem hatte sie eine schwerwiegende visuelle Verarbeitungsstörung, was ihre Augenärzt:in nie festgestellt hatte. Andere Sinne waren ebenfalls beeinträchtigt. Wir stellten fest, dass sie auch aufgrund ihres fast nicht vorhandenen Geruchssinns erhebliche Probleme hatte. Ihre grobmotorischen Fähigkeiten waren sehr schwach ausgebildet, ihr Gleichgewichtssinn war gestört und sie hatte kein Gefühl für Rhythmus und Koordination. Sie zeigte also die klassischen Symptome des funktionalen Diskonnektionssyndroms: Sie war nicht in Kontakt mit ihrem Körper. Ihre Mutter Tamar glaubte nicht, dass die Ernährung ein Problem sei, weil sie Gluten und Milchprodukte bereits vom Speisezettel gestrichen hatte. Aber es stellte sich heraus, dass das nicht genügte. Tests zeigten, dass Eva auf 36 Lebensmittel überempfindlich reagierte – darunter die meisten der Lebensmittel, die sie täglich aß.

Es war klar, dass Eva und ihre Eltern einen großen Berg zu bewältigen hatten. Aufgrund der vielen körperlichen und zerebralen Defizite befürchteten Evas Eltern, dass sie nie richtig gesund werden würde. Doch es stellte sich heraus, dass diese Befürchtungen unbegründet waren.

Wir arbeiteten mit Eva mit einem multimodalem Programm zur Stimulierung ihrer rechten Gehirnhälfte, das auch Übungen zur Stärkung ihrer wichtigsten motorischen Fähigkeiten, zur Korrektur ihrer visuellen Probleme und ihres defizitären Geruchssinns einschloss. Ihre Eltern setzten die Übungen zu Hause fort – unter anderem in Form von Familien-Fitness-Stunden. Die größte Hürde für Eva und ihre Eltern war jedoch die

Ernährung. Bei so vielen unverträglichen Lebensmitteln, die nicht gegessen werden durften, war es eine riesige Herausforderung, sie gut zu ernähren – und zwar mit Evas Kooperation! Unsere Ernährungsberaterin arbeitete mit Tamar zusammen, um eine ausgewogene Vollwertkost für Eva zusammenzustellen, zu der Enzyme, Probiotika und Fischöl gehörten. Ihre Ernährung war frei von Zucker, künstlichen Süßungsmitteln, Zusatzstoffen und Konservierungsmitteln.

Bereits nach wenigen Wochen zeigten sich erste Erfolge und die Dinge begannen ins Gleichgewicht zu kommen. Eva war in Bezug auf die Ernährung erstaunlich kooperativ. Als sich das Ungleichgewicht in Evas Gehirn allmählich korrigierte, konnte Tamar nach und nach wieder einige der gesunden Lebensmittel in den Speiseplan aufnehmen, die sie zuvor streichen musste. Beispielsweise Erdbeeren, Reis, Hühnchen und Sojaprodukte. Eva schien ihr Essen zum ersten Mal wirklich zu genießen: Sie konnte es schmecken und riechen! Heute ist Eva ein völlig anderes kleines Mädchen. »Sie liebt es, sich auf unseren Schoß zu kuscheln, und hat auch nichts mehr dagegen, wenn man ihr den Rücken massiert, die Zähne putzt oder das Haar bürstet«, sagt Tamar. »Früher war es der blanke Horror, sie in den Supermarkt mitzunehmen, denn sie rannte immer weg und machte Rabatz. Jetzt schiebt sie ihren kleinen Kindereinkaufswagen, legt ihre speziellen Lebensmittel hinein und packt sie zum Schluss sogar ein. Und das Beste: Sie interessiert sich total für ihre Hausaufgaben. Ich bin erstaunt darüber, wie gerne sie lernt.«

Eva, die früher kaum mit anderen kommunizierte, ist jetzt eine echte Plaudertasche. Sie winkt Fremden zu, und wenn es darum geht, einander vorzustellen, ergreift sie die Initiative. Außerdem singt sie gerne, was ihre Brüder dazu bringt, die Augen zu verdrehen. Aber ihre Mutter stört das überhaupt nicht. »Nach all den Jahren des Schweigens ist es wirklich ein Segen, ihre Stimme zu hören.«

KAPITEL 9

Hemisphärisches Sensorisch-motorisches Assessment für zu Hause

Wie man eine Links- oder Rechtshirnschwäche erkennt

Christian würde ohne Brain Balance weder im schulischen, noch im sozialen Bereich diese erstaunlichen Fortschritte machen. Es ist, als würde er das Leben wieder lieben. Ich wusste schon immer, was für ein erstaunliches, aufgeschlossenes, lustiges, kluges, sanftes und liebevolles Kind er ist, aber jetzt sehen es alle und sprechen darüber.

KRISTEN M., MUTTER VON CHRISTIAN

Sie haben nun alle wesentlichen Informationen, die Sie benötigen, um mit dem Melillo-Brain-Balance-Programm für zu Hause beginnen zu können. Sie wissen jetzt, dass die Bezeichnung »Funktionelles Diskonnektionssyndrom« ein Sammelbegriff für das gesamte Spektrum von Verhaltens- und Lernstörungen ist, die von einem Ungleichgewicht im sich entwickelnden Gehirn herrühren und dass die Symptome variieren, je nachdem, welche Hirnhemisphäre zu langsam oder zu schnell wächst. Sie wissen auch, dass es sich nicht um eine Krankheit handelt, bei der das Gehirn geschädigt ist. Es handelt sich vielmehr um eine umweltbedingte Funktionsstörung, die durch sensomotorische und kognitive Übungen sowie eine Ernährungsumstellung korrigiert werden kann. Diese Übungen müssen auf das spezifische Defizit der dysfunktionalen Seite zugeschnitten sein. Das Ermitteln der dysfunktionalen Hemisphäre und der betroffenen Bereiche ist der erste – und entscheidende – Schritt, um das Gehirn ihres »abgekoppelten« Kindes ins Gleichgewicht zu bringen und wieder zu vernetzen. Und genau das werden Sie jetzt tun. Mithilfe der folgenden Assessment-Tests und Checklisten werden Sie herausfinden, ob Ihr Kind eine Rechts- oder Linkshirnschwäche hat. Die Tests werden Ihnen außerdem helfen, herauszufinden, ob das Gehirn Ihres Kindes insgesamt zu langsam arbeitet, obwohl Sie dennoch feststellen werden, dass eine Seite der anderen hinterherhinkt. Anschließend zeige ich Ihnen, wie Sie diese Informationen nutzen können, um ein Übungsprogramm zusammenzustellen, mit dem wir uns im nächsten Kapitel beschäftigen.

Eine kurze Einführung in Ihren Assessment-Prozess

Jede Hirnhemisphäre hat eigene Schaltkreise und Zentren, die verschiedene sensorische und motorische Funktionen steuern. Sie werden nun jene Funktionen identifizieren, die am schwächsten sind. Beim Durchführen der Tests wird sich herauskristallisieren, dass die stärkeren Funktionen in der einen Hemisphäre liegen und die schwächsten auf der gegenüberliegenden Seite. Sie werden Ihr Kind in zehn Bereichen testen:

- Gesundheitliche Vorgeschichte von Mutter und Kind
- Vorgeschichte im Hinblick auf die Meilensteine der Entwicklung
- Sensomotorische Fähigkeiten
- Linkshirn-, Rechtshirn-Dominanz
- Gleichgewichtssinn
- Auditive Fähigkeiten/Hörvermögen
- Visuelle Fähigkeiten/Sehvermögen

- Räumliche Wahrnehmung/Propriozeption
- Taktile Fähigkeiten/Tastsinn
- Olfaktorische Fähigkeiten/Geruchs- und Geschmackssinn

Vor den meisten Beurteilungen werden Sie eine Checkliste mit zehn Fragen ausfüllen und Ihr Kind auf einer Skala von 1 bis 10 einschätzen. Eine 1 bedeutet »trifft nicht zu«, eine 5 bedeutet »klingt irgendwie nach meinem Kind« und eine 10 bedeutet »trifft fast immer zu – genau wie bei meinem Kind«. Nachdem Sie alle Checklisten bearbeitet und die Assessments beendet haben, werde ich Ihnen zeigen, wie Sie die Ergebnisse auswerten und feststellen können, ob Ihr Kind ein Linkshirn- oder Rechtshirndefizit hat. Und dann werde ich Ihnen aufzeigen, wie Sie das Problem beheben können.

Grundregeln

Versuchen Sie nicht, alle Tests an einem Tag durchzuführen. Nehmen Sie sich dafür drei bis vier Tage oder sogar eine Woche Zeit. Schauen Sie sich vor jedem Assessment die jeweilige Checkliste an und füllen Sie sie aus.

Es ist wichtig, dass Sie diese Fragen sehr genau beantworten. Beraten Sie sich also mit anderen – Lehrkräften, Erzieher:innen, Babysitter:innen. Ein Elternteil kann die Tests allein durchführen, besser ist es jedoch, wenn beide Eltern involviert sind und sich über die Antworten austauschen. Falls Ihr Partner oder Ihre Partnerin mitmachen will, sollten Sie die Checklisten getrennt ausfüllen und die Ergebnisse dann miteinander vergleichen. Es ist auch wichtig, dass Sie und Ihr Kind in der richtigen Stimmung sind. Wenn Sie beispielsweise schlechte Laune haben oder Ihr Kind überdreht ist, sollten Sie den jeweiligen Test auf einen anderen Zeitpunkt verschieben.

Die meisten Kinder mit FDS sind sehr aufgeweckt, deshalb sollten Sie alles, was Sie tun, erklären, aber nicht unbedingt den Grund dafür nennen – das heißt, Sie sollten nicht sagen, dass Sie herausfinden wollen, was mit ihm oder ihr nicht in Ordnung ist. Lassen Sie es eher wie ein

Spiel aussehen. Ich habe schon Tausende solcher Assessments mit Kindern durchgeführt und in den meisten Fällen haben sie wirklich Spaß daran und lassen sich darauf ein, solange sie es als Spiel auffassen und sich dadurch nicht bedroht fühlen. Kommentieren Sie nicht, was Sie herausfinden. Ermutigen Sie Ihr Kind immer wieder und geben Sie ihm viel positives Feedback. Wenn Sie den Eindruck haben, dass Ihr Kind sich unwohl fühlt oder ängstlich ist, brechen Sie den Test ab. Sie können ihn jederzeit wiederholen. Höchstwahrscheinlich wird Ihr Kind die ganze Aufmerksamkeit genießen und sich über die gemeinsame Zeit freuen.

Führen Sie die Assessments an einem Ort durch, der Ihrem Kind vertraut ist. Er sollte gemütlich, ruhig und hell sein und wenig Ablenkung bieten. Falls Ihr Kind lichtempfindlich ist, sollten Sie darauf entsprechend Rücksicht nehmen. Sie benötigen für die Assessments einige Dinge, die Sie haben, ausleihen oder kaufen sollten, bevor sie beginnen. Diese Hilfsmittel sind:

- Stiftleuchte oder kleine Taschenlampe
- Stimmgabel, vorzugsweise eine C-128
- Zwei kleine neue Malpinsel
- Stuhl mit gerader Rückenlehne
- Drehstuhl mit Armlehnen
- Matte oder weiche Unterlage zum Liegen auf dem Boden
- Mehrere kleine undurchsichtige Gefäße
- Ätherische Öle mit Aromen, die Ihrem Kind vertraut sind, beispielsweise Orange oder Zitrone

Manche Kinder sind vielleicht zu klein oder funktionsschwach für diese Assessments. Es kann auch sein, dass einige der Ergebnisse, die Sie erhalten, nicht wirklich eindeutig sind oder dass Sie ein bestimmtes Niveau nicht genau bestimmen können. In diesem Fall können Sie auf die Ergebnisse der Symptom-Checkliste in jedem Abschnitt zurückgreifen. Zum Schluss werde ich Ihnen zeigen, wie Sie die Symptom-Checklisten zusammen mit der übergeordneten Hemisphären-Checkliste nutzen können, um die betroffene Hirnhemisphäre und den Grad der Störung in jedem sensorischen und motorischen Bereich zu bestimmen. Jeder sensomotorische Test wird, wenn möglich, in drei Funktionsstufen unterteilt:

Level 1: die niedrigste Funktionsstufe
Level 2: mittlere Stufe
Level 3: die höchste Funktionsstufe (das Endziel)

Bevor Sie beginnen, hier noch ein wichtiger Hinweis: Diese Checklisten und Tests stellen keine formale neurologische oder physische Untersuchung dar und ersetzen keine professionelle Diagnose. Diese kann nur von Fachpersonal gestellt werden. Die Checklisten und Assessments sind lediglich Leitfäden, die Ihnen helfen sollen, Ihr Kind einzuschätzen.

Falls Ihnen die Sache zu schwierig erscheint oder Ihr Kind nicht darauf anspricht, brauchen Sie vielleicht eine umfassendere professionelle Beurteilung. Möglicherweise würde Ihr Kind auch am meisten von einem individuell zusammengestellten Programm profitieren, wie wir es in den Brain-Balance-Zentren anbieten. Sie sollten in diesem Fall versuchen, ein Zentrum in Ihrer Nähe zu finden oder eine Fachkraft, die in hemisphärischer Integrationstherapie oder funktioneller Neurologie ausgebildet ist.

Über die Testungen

Wenn Sie Ihr Korrekturprogramm für zu Hause entwickeln, besteht der erste Schritt in der Beurteilung der sensomotorischen Fähigkeiten Ihres Kindes. Sensomotorische Übungen und Aktivitäten, mit denen Sie sich im nächsten Kapitel beschäftigen werden, bilden den wichtigsten Teil des Brain-Balance-Programms.

Wie Sie inzwischen wissen, bilden sensomotorische und motorische Stimulation die Basis für die Beurteilung der Aktivitäten und des zerebralen Gleichgewichts. Außerdem betreffen die häufigsten Symptome, die wir bei Kindern mit FDS beobachten, die Muskulatur: mangelnde Koordination, geringer Muskeltonus, Ungeschicklichkeit, schlechte Haltung, ungewöhnlicher Gang und so weiter. Die sensorische Stimulation regt die Gehirnentwicklung und Aktivität an, aber es ist das motorische System, welches das sensorische antreibt. Mir ist noch nie ein Kind begegnet, das nur ein einzelnes sensorisches Defizit hat, deshalb sollten Sie nicht nur nach einem suchen. Ebenso sehen wir nie ein Kind, das entweder nur mit der Grobmotorik (große Muskeln) oder nur mit der Feinmotorik (kleine Muskeln) Probleme hat. In der Regel ist es eine Kombination aus beidem, auch wenn das eine oder andere Problem stärker ausgeprägt sein mag. Darüber hinaus ist es unmöglich, sensorische Defizite ohne verschiedene emotionale, kognitive, immunologische und intellektuelle Probleme zu haben – es sei denn, das Kind hat eine spezifische Hirnverletzung. Allerdings äußert sich die Kombination dieser Probleme bei jedem Kind anders. Deshalb sind diese Tests und Beurteilungen so wichtig. Sich allein auf eine Liste von Symptomen zu verlassen, ist nicht der beste Weg, um die spezifischen Probleme Ihres Kindes zu identifizieren oder herauszufinden, welche Aktivitäten erforderlich sind und welche Übungen das Kind machen muss, um diese Probleme zu beheben. Symptome können irreführend sein, aber Funktionen lügen nicht. Doch bevor Sie beginnen, möchte ich Sie bitten, einmal zurückzublicken und sich einige Dinge ins Gedächtnis zu rufen, die Ihnen helfen könnten, zu verstehen, wie Ihr Kind an diesen Punkt gelangt ist.

FRÜHE WARNZEICHEN FÜR EINE ENTWICKLUNGSVERZÖGERUNG

- Das erste Warnzeichen ist ein extrem niedriger Muskeltonus. Das wird oft erstmals beobachtet, wenn ein Kind nicht richtig an der Brust saugen kann.

- Mit etwa drei bis fünf Monaten sollte sich ein Kind leicht auf beide Seiten drehen können. Geschieht das nicht rechtzeitig, ist das ein Hinweis darauf, dass möglicherweise bereits ein zerebrales Ungleichgewicht besteht.
- Das Kind hat Verdauungsprobleme. Es hat Schwierigkeiten mit dem Stuhlgang/Verstopfung und/oder verträgt die Nahrung nicht, insbesondere Milchprodukte oder auch Produkte auf Sojabasis. Es kann auch unter Reflux leiden.
- Ihr Baby oder Kleinkind bekommt Ekzeme oder chronische Ohrentzündungen.
- Ihr Kind sollte auf die richtige Weise robben, dann krabbeln. Robben ist wie bei den Soldaten: Arm für Arm vorwärtsziehen mit dem Rumpf auf dem Boden aufliegend und die Beine nachschleifend. Robben erscheint gewöhnlich mit sieben bis neun Monaten. Krabbeln ist ein auf den Händen und Füßen Kriechen mit dem Rumpf in der Luft. Krabbeln erscheint gewöhnlich mit acht bis zwölf Monaten. Alles andere, wie beispielsweise auf dem Hintern rutschen oder Rollen statt Krabbeln oder ein Bein nachziehen sind Alarmzeichen.
- Wenn ein Kind das Robben und Krabbeln ganz überspringt und zu früh mit dem Laufen anfängt, sind das wichtige Warnzeichen. Ein Kind sollte mit elf bis 13 Monaten laufen können. Meiner Erfahrung nach deutet ein früheres oder späteres Laufen auf eine Entwicklungsverzögerung hin. Das steht im Gegensatz zur konventionellen Denkweise, die das Zeitfenster für das Laufen auf elf bis 16 Monate ansetzt. Meiner Meinung nach sind 16 Monate zu spät. Die einzige Ausnahme bilden Kinder, die zu früh geboren wurden, das heißt: Kam ein Kind einen Monat zu früh auf die Welt, würde es noch als normale Entwicklung betrachtet, wenn es mit 14 Monaten zu laufen begänne.

Gesundheitliche Vorgeschichte von Mutter und Kind

Studien weisen auf einen Zusammenhang zwischen Lern- und Verhaltensstörungen und der frühen medizinischen Vorgeschichte von Mutter oder Kind hin. Die Anzeichen für eine Hirnleistungsstörung können sich schon früh zeigen, und es gibt immer mehr Hinweise darauf, dass sie bei einigen wenn nicht gar den meisten Kindern bereits vor der Geburt ihren Anfang nimmt. Das gilt vor allem für eine Rechtshirnschwäche. Sie können viele Anhaltspunkte finden, wenn Sie die Entwicklungsgeschichte Ihres Kindes und Ihre eigene gesundheitliche Vorgeschichte und Schwangerschaft rückblickend betrachten. Gehen Sie die folgenden Listen durch. Sie müssen nicht alles ausführlich aufschreiben. Kreuzen Sie aber die Punkte an, die auf Ihre Vorgeschichte zutreffen. Das ist nur ein weiteres Assessment, das Ihnen helfen wird, festzustellen, ob Ihr Kind FDS hat und ob es durch eine Links- oder Rechtshirnschwäche verursacht wird.

▶ Gesundheitsprofil von Mutter und Kind

SCHWANGERSCHAFT

- ☐ Schwierigkeiten schwanger zu werden oder eine oder mehrere Fehlgeburten
- ☐ Komplikationen während der Schwangerschaft
- ☐ Einnahme von fruchtbarkeitsfördernden Medikamenten
- ☐ Grippe oder andere Infektionen
- ☐ Schwangerschaftsdiabetes

PRÄNATAL

- ☐ Alter 35 Jahre oder älter
- ☐ Übergewicht oder Adipositas
- ☐ Autoimmunerkrankung
- ☐ Vorgeschichte von Allergien und Immunschwäche, chronischer Müdigkeit oder Fibromyalgie
- ☐ Funktionsstörung der Schilddrüse
- ☐ Mögliche Exposition gegenüber giftigen Chemikalien oder Pestiziden

GEBURT

- ☐ Steißlage
- ☐ Kaiserschnitt
- ☐ Zangengeburt
- ☐ Sauerstoffmangel
- ☐ Blutergüsse oder Schwellungen an Kopf und Hals
- ☐ Eingeleitete Wehen

GEBURT BIS EIN JAHR

- ☐ Koliken und andere Verdauungsprobleme
- ☐ Abwechselnd chronische Verstopfung und Durchfall
- ☐ Spucken (Reflux) oder schwallartiges Erbrechen
- ☐ Magenpfortenverengung (Pylorusstenose)
- ☐ Allergien und/oder Asthma
- ☐ Soor (Hefepilzinfektion)
- ☐ Ekzem bei Geburt, das sich verschlimmert hat
- ☐ Chronische Ohrinfektionen die aggressiv mit Antibiotika behandelt wurden
- ☐ Reaktionen auf Schutzimpfungen
- ☐ Schlafstörungen
- ☐ Muskelhypotonie (geringer Muskeltonus)
- ☐ Mögliche sensorische Deprivation

EIN BIS ZWEI JAHRE

- ☐ Allergische Symptome: ständig laufende Nase, rote Ohren, geschwollene Augenlider
- ☐ Weiße Knötchen auf der Haut
- ☐ Zunehmende Hyperaktivität
- ☐ Strabismus (Schielen), möglicherweise Nystagmus (unkontrolliertes Zittern oder Zucken beider Augen, Pendelbewegung der Augen)
- ☐ Rückschritte bei den Meilensteinen um das zweite Lebensjahr

ZWEI BIS DREI JAHRE

- ▢ Verzögertes oder anormales Krabbeln oder Überspringen der Krabbelphase vor dem Laufen
- ▢ Unbeholfene oder schlaffe Bewegungen
- ▢ Eingerollte Fußzehen oder X-Beine
- ▢ Lispeln

ERNÄHRUNG

- ▢ Zunehmend eingeschränkte Ernährung aufgrund von starken Vorlieben und Abneigungen
- ▢ Vorliebe für Produkte mit Weizen und Molkereiprodukte
- ▢ Vorliebe für Milch und Getreideprodukte oder ein Brötchen mit Frischkäse zum Frühstück
- ▢ Vorliebe für Sandwiches mit gegrilltem Käse zum Mittagessen
- ▢ Vorliebe für Pizza oder Nudeln (oder Hähnchen-Nuggets) zum Abendessen
- ▢ Snacks aus rohen Karotten
- ▢ Liebt Pommes frites

► Normale Vitalzeichen

Während das Kind heranwächst, entwickeln sich zuerst die Bereiche des Gehirns, die die Reflexe steuern. Ein Bereich, der Medulla genannt wird, steuert die automatischen, überlebensnotwendigen Reflexe wie Atmung und Herzschlag. Diese werden deshalb auch als Vitalzeichen bezeichnet. Es gibt Basiswerte für die Herzfrequenz, die Atemfrequenz und den Blutdruck, abhängig vom Lebensalter.

Bei der Geburt des Kindes sind seine Herz-und Atemfrequenz sowie sein Blutdruck relativ hoch. Wenn sich dann übergeordnete Bereiche des Gehirns entwickeln, verlangsamen sich Herzfrequenz und Atmung und der Blutdruck sinkt. (Sobald ein Kind stehen und laufen kann, sinken der Puls und die Atemfrequenz.)

Entwickelt sich das Gehirn Ihres Kindes normal, sollten die Herz- und Atemfrequenz sowie der Blutdruck dem entsprechen, was für bestimmte Altersstufen als normal betrachtet wird. Im Alter von drei Jahren sollte die Großhirnrinde (zerebraler Cortex) die Kontrolle übernehmen und die Primitivreflexe (frühkindlichen Reflexe) hemmen, die seit der Geburt die Vitalfunktionen unterstützen. Sind diese Vitalfunktionen im Alter von drei Jahren noch zu hoch, ist das ein Hinweis darauf, dass das Gehirn für das chronologische Alter des Kindes nicht ausreichend gereift ist. Manche Eltern führen Babybücher, in denen diese Einträge abgefragt werden. Falls Sie keines haben, bitten Sie Ihren Kinderarzt, Ihnen eine Kopie seiner entsprechenden Aufzeichnungen zu geben. Vergleichen Sie die Werte mit der unten stehenden Tabelle.

Alter	Ø Herzfrequenz	Ø Atemfrequenz	Ø Blutdruck
Neugeboren	140	30 - 70	
1 - 6 Monate	130		
6 - 12 Monate	115	22 - 31	
1 - 2 Jahre	110	17 - 23	96/60 - 112/78 (2 Jahre)
2 - 6 Jahre	103	16 - 25 (2 - 4 Jahre)	98/64 - 116/80 (6 Jahre)
6 - 10 Jahre	95	13 - 23 (4 - 10 Jahre)	106/68 - 126/84 (9 Jahre)
10 - 14 Jahre	85	13 - 19	
14 - 18 Jahre	82	wie bei Erwachsenen	112/74 - 136/88 (12 Jahre)

Höchstwahrscheinlich werden Sie feststellen, dass die Vitalzeichen Ihres Kindes deutlich jenseits der Normwerte lagen. Und wahrscheinlich ist das immer noch so. Brain Balance kann das verbessern. Während des gesamten Programms werden Sie die Herz- und Atemfrequenz sowie den Blutdruck Ihres Kindes immer wieder überprüfen. Wenn möglich, tun Sie das einmal pro Woche. Sie können jetzt damit beginnen. Messen Sie die Herzfrequenz Ihres Kindes, indem Sie die Schläge pro Minute am

Handgelenk zählen. Die Atemfrequenz können Sie leicht messen, indem Sie beobachten und notieren, wie oft sich der Brustkorb Ihres Kindes innerhalb von 10 Sekunden hebt und senkt und diesen Wert dann mit 6 multiplizieren, um die Atemzüge pro Minute zu ermitteln. Das müssen Sie aber tun, ohne dass das Kind es merkt. Bitten Sie Ihre Kinderärzt:in, den Blutdruck Ihres Kindes an beiden Armen zu messen (die Werte sollten in etwa gleich sein). Falls sich eine signifikante Differenz ergibt (über zehn Punkte), ist das in der Regel auf ein Ungleichgewicht im Gehirn zurückzuführen. Der höhere Wert wird normalerweise auf der Seite der schwächeren Hemisphäre ermittelt. Während Ihr Kind im Laufe des Programms Fortschritte macht, werden Sie eine Veränderung der Vitalwerte feststellen.

Beurteilung der Entwicklungsmeilensteine

Im ersten Lebensjahr wächst ein Kind mit erstaunlicher Geschwindigkeit. Sein Gewicht verdoppelt sich bis zum fünften oder sechsten Monat und verdreifacht sich bis zum ersten Geburtstag. Ein Baby lernt ständig. Zu den wichtigsten Entwicklungsmeilensteinen gehören Umdrehen, Aufsetzen, Stehen, Laufen und das Sprechen der ersten Wörter. Keine zwei Kinder sind identisch. Aber die meisten Babys erreichen bestimmte Meilensteine ungefähr im gleichen Alter. Falls Ihr Kind jedoch zu früh geboren wurde (vor der 37. Schwangerschaftswoche) müssen Sie die Meilenstein-Richtlinien ein wenig anders betrachten. Das Alter, in dem ein Kind verschiedene Meilensteine erreichen sollte, richtet sich nach dem Geburtstermin (nicht nach dem Geburtstag). Wenn Ihr Kind also zwei Monate zu früh geboren wurde, sollten Sie zwei Monate zum Erreichen jedes Meilensteins hinzuaddieren. Vergleichen Sie die Entwicklung Ihres Kindes mit der unten stehenden Tabelle. War Ihr Kind früh oder spät dran? Beides kann ein Zeichen dafür sein, dass das zugrunde liegende Problem Ihres Kindes bereits bei der Geburt bestand. Auch hier müssen Sie nichts ausführlich aufschreiben. Kreuzen Sie aber unten die entsprechenden Punkte an, damit Sie sofort einen Überblick haben. Diese Tabelle ist der von der *American Academy of Pediatrics (AAP)* verwendete Standard. Ich habe allerdings die Erfahrung gemacht, dass die tatsächlichen Zeitfenster viel kleiner sind. Laut AAP gilt es beispielsweise als normal, dass ein Kind zwischen dem elften und 16. Monat zu laufen beginnt. Ich habe jedoch festgestellt, dass es ein Anzeichen für eine Entwicklungsverzögerung ist, wenn ein Kind erst nach dem 13. oder 14. Monat zu laufen beginnt.

Viele Eltern sind erfreut, wenn ihr Kind früher als erwartet laufen kann. Sie betrachten das als gutes Zeichen. Das ist aber nicht unbedingt der Fall. Wenn ein Kind vor dem zehnten oder elften Lebensmonat zu laufen beginnt, ist das nach meinen Beobachtungen ebenfalls ein Zeichen für ein Entwicklungsproblem. Damit sich das Nervensystem richtig entwickeln kann, muss ein Kind mindestens zwei bis vier Monate lang krabbeln, bevor es zu laufen beginnt

Hinweis: Meiner Erfahrung nach können sich die meisten Eltern sehr gut daran erinnern, ob ihr Kind zu früh dran war oder einen wichtigen Meilenstein verpasst hat. Wenn Sie sich an manche Einzelheiten nicht erinnern können, liegt das wahrscheinlich daran, dass nichts Ungewöhnliches aufgefallen ist.

▶ Meilensteine

Das können/machen die meisten Babys am Ende ihres ersten Lebensmonats:

- ☐ Ruckartige, unkontrollierte Armbewegungen
- ☐ Hände zum Gesicht führen
- ☐ Hände fest zu Fäusten ballen
- ☐ In Bauchlage den Kopf von einer Seite zur anderen drehen
- ☐ Sich auf Objekte fokussieren, die 20 bis 30 cm entfernt sind
- ☐ Menschliche Gesichter vor anderen Formen bevorzugen
- ☐ Schwarz-Weiß-Muster oder kontrastreiche Muster bevorzugen
- ☐ Sehr gut hören
- ☐ Klänge erkennen, einschließlich der Stimmen ihrer Eltern

Das können/machen die meisten Babys am Ende des dritten Lebensmonats:

- ☐ In Bauchlage Kopf und Brustkorb anheben
- ☐ In Bauchlage den Oberkörper mit den Armen abstützen
- ☐ In Bauch- oder Rückenlage die Beine ausstrecken und abstoßen
- ☐ Sich auf die Beine stützen, wenn es mit den Füßen auf eine feste Unterlage gestellt wird
- ☐ Hände öffnen und schließen
- ☐ Hände zum Mund führen
- ☐ Spielzeug ergreifen und schütteln
- ☐ Bewegten Objekten mit den Augen folgen
- ☐ Gesichter genau beobachten
- ☐ Vertraute Gegenstände und Personen aus einiger Entfernung erkennen
- ☐ Hände und Augen allmählich koordiniert einsetzen
- ☐ Brabbeln und einige Laute imitieren
- ☐ Beim Klang der Stimme der Eltern lächeln
- ☐ Gerne mit anderen Menschen spielen
- ☐ Vielleicht weinen, wenn das Spiel aufhört

Bis zum Ende des siebten Monats werden die meisten Babys:

- ☐ Sich in beide Richtungen drehen (vom Bauch auf den Rücken und umgekehrt)
- ☐ Sich aufsetzen
- ☐ Mit der Hand nach einem Gegenstand greifen
- ☐ Gegenstände von einer Hand in die andere nehmen
- ☐ Das ganze Körpergewicht auf die Beine verlagern, wenn sie gehalten werden
- ☐ Allmählich alle Farben sehen und Dinge in der Ferne erkennen
- ☐ Mit der Stimme Freude und Missvergnügen ausdrücken
- ☐ Auf den eigenen Namen reagieren
- ☐ Konsonantenketten brabbeln (ba-ba-ba)

- ▢ Emotionen am Tonfall erkennen
- ▢ Objekte mit Mund und Händen untersuchen
- ▢ Versuchen, Gegenstände zu erreichen, die sich außer Reichweite befinden
- ▢ Gerne »Guck-Guck« spielen
- ▢ Interesse an Spiegelbildern zeigen
- ▢ Krabbeln

Bis zum ersten Geburtstag können die meisten Babys

- ▢ Ohne Unterstützung sitzen
- ▢ In den Hand-Knie-Stand gehen
- ▢ Sich in den Stand hochziehen
- ▢ Laufen, wenn sie sich an Möbeln festhalten und ein paar Schritte frei gehen
- ▢ Dinge mit Daumen und Zeigefinger greifen (Zangengriff)
- ▢ »Papa« und »Mama« sagen
- ▢ Ausrufe wie »oh, oh« von sich geben
- ▢ Versuchen, Wörter nachzuahmen
- ▢ Auf »Nein« und einfache verbale Aufforderungen reagieren
- ▢ Einfache Gesten wie Kopfschütteln und zum Abschied winken
- ▢ Objekte auf unterschiedliche Arten untersuchen (durch Schütteln, Stoßen, Werfen, Fallen lassen)
- ▢ Gegenstände allmählich richtig benutzen (aus einer Tasse trinken, Haare bürsten)
- ▢ Versteckte Gegenstände leicht finden
- ▢ Auf das richtige Bild schauen, wenn es benannt wird

Bis zum zweiten Geburtstag können die meisten Kinder

- ▢ Alleine laufen
- ▢ Spielzeug beim Gehen hinter sich herziehen
- ▢ Beim Gehen ein großes Spielzeug oder mehrere Spielzeuge tragen
- ▢ Rennen

- ▢ Einen Ball kicken
- ▢ Ohne Hilfe auf Möbel und wieder herunter klettern
- ▢ Treppen hinauf und hinunter steigen, wenn sie sich festhalten
- ▢ Mit Buntstiften kritzeln
- ▢ Einen Turm aus vier oder mehr Klötzen bauen
- ▢ Die Namen vertrauter Personen und von Gegenständen und Körperteilen wiedererkennen
- ▢ Mehrere einzelne Wörter sprechen (mit 15 bis 18 Monaten)
- ▢ Einfache Sätze sprechen (im Alter von 18 bis 24 Monaten)
- ▢ Zwei- oder Vier-Wort-Sätze bilden (»will essen«)
- ▢ Einfachen Anweisungen folgen
- ▢ Anfangen, Gegenstände nach Formen und Farben zu sortieren
- ▢ »So-tun-als-ob« spielen
- ▢ Das Verhalten anderer nachahmen
- ▢ Zunehmende Selbstständigkeit zeigen

Quelle: Angepasst auf Basis der American Academy of Pediatrics (Hg.): *Caring for your Baby and Young Child: Birth to Age 5*, Vierte Auflage. New York: Bantam Books, 2005.

Beurteilung der gemischten Dominanz

Idealerweise sollten Kinder beim Gebrauch der Hände, Füße, Augen und Ohren eine dominante Seite haben. Andernfalls ist das oft ein Anzeichen dafür, dass sich das Gehirn nicht richtig entwickelt oder reift. Mithilfe des Brain-Balance-Programms kann eine gemischte Dominanz korrigiert und die natürliche Dominanz freigelegt werden. Wir beobachten das immer wieder. Das bedeutet natürlich nicht, dass alle Linkshänder zu Rechtshändern werden sollten, aber eine Seite sollte von Kopf bis Fuß dominieren. Und so können Sie herausfinden, ob Ihr Kind eine Links- oder Rechtsdominanz hat. Wenn es nicht in allen Bereichen eine Seite bevorzugt, sprechen wir von einer gemischten Dominanz oder Kreuzlateralität.

Sie überprüfen, ob Ihr Kind überwiegend die linke oder rechte Hand benutzt, den linken oder rechten Fuß bevorzugt und ob eine Links- oder Rechtsdominanz oder Kreuzlateralität in Bezug auf die Augen und Ohren vorliegt. Wenn Sie feststellen, dass eine gemischte Dominanz vorliegt, sollten Sie diesen Test während des gesamten Brain-Balance-Programms wöchentlich wiederholen. Eine Veränderung ist ein gutes Zeichen, muss aber nicht bei allen Kindern eintreten.

► Hand

Sie wissen sicher bereits, ob Ihr Kind Links- oder Rechtshänder:in ist. Führen Sie diesen Test aber bitte trotzdem durch. Notieren Sie Ihr Ergebnis in dem dafür vorgesehenen Feld. Machen Sie den Test draußen. Benutzen Sie dazu einen Ball, der klein genug ist, dass Ihr Kind ihn mit einer Hand fangen kann. Stellen Sie sich ein paar Meter entfernt von Ihrem Kind auf und werfen Sie den Ball hin und her. Kleine Kinder neigen dazu, Dinge mit beiden Händen zu fangen, also müssen Sie ihm sagen, dass es versuchen soll, den Ball nur mit einer Hand zu fangen.

Benutzte Hand ____________

Welche Hand benutzt das Kind zum Zeichnen, Malen oder Schreiben?

Benutzte Hand ____________

Mit welcher Hand putzt sich das Kind die Zähne?

Benutzte Hand ____________

Fragen Sie Ihr Kind, ob es Dinge lieber mit der linken oder der rechten Hand tut, oder beide Hände gleichermaßen benutzt (gemischte Lateralität, ambidexter). Die Antwort lautet:

____

▶ Fuß

Diese Übung wird Ihnen zeigen, welcher Fuß dominant ist, denn die Fußdominanz wird normalerweise nicht von außen beeinflusst, im Gegensatz zur Handdominanz: Oft werden Kinder dazu gedrängt, die rechte Hand zu benutzen, selbst wenn sie anscheinend die linke bevorzugen. Bitten Sie das Kind, einen sehr leichten Ball durch den Raum zu kicken. Falls Sie gerade keinen Ball haben, formen Sie einfach einen Ball aus Zeitungspapier. Führen Sie diesen Test dreimal durch.

1. L ______ R ______
2. L ______ R ______
3. L ______ R ______

Bitten Sie das Kind, seine Schuhe auszuziehen und im Stehen den eigenen Namen mit den Zehen auf den Boden zu schreiben. Es muss diese Aufgabe nicht zu Ende bringen, Sie möchten einfach nur herausfinden, welchen Fuß es dazu benutzt. Machen Sie das bei drei verschiedenen Gelegenheiten.

▶ Auge

Nahsicht

Geben Sie dem Kind ein Kaleidoskop oder eine Lupe und bitten Sie es, hindurch zu schauen. Mit welchem Auge schaut es hindurch?

R ______ L ______

Weitsicht (Fernsicht)

Nehmen Sie etwas Röhrenförmiges zur Hand (beispielsweise die innere Papprolle von Küchenpapier). Wählen Sie ein kleines, unbewegtes Objekt, zum Beispiel einen Türknauf oder einen Lichtschalter und bitten Sie das Kind, mit einem Auge durch die Röhre auf das Objekt zu schauen. Geben Sie dem Kind die Röhre in die Hand und richten Sie sie auf seine

Körpermitte. Bitten Sie es nun, die Röhre mit beiden Händen zu fassen, auf Armeslänge vom Körper entfernt zu halten und langsam zum Auge zu führen. Achten Sie darauf, mit welchem Auge das Kind das Objekt betrachtet.

Machen Sie das dreimal mit drei verschiedenen Objekten. Achten Sie darauf, dass Sie auf die Körpermitte deuten, wenn Sie dem Kind die Röhre reichen und dass es diese mit beiden Händen ergreift, bevor Sie sie loslassen.

Objekt 1 R ________ L ________
Objekt 2 R ________ L ________
Objekt 3 R ________ L ________

▶ Ohr

Idealerweise verwenden Sie für diesen Test eine Stimmgabel (vorzugsweise C-128). Bevor Sie das Kind bitten, diese Aufgabe durchzuführen, zeigen Sie ihm, was es tun soll. Achten Sie darauf, dass Sie dabei ein Ohr an die Stimmgabel halten. Wenn Sie keine Stimmgabel haben, können Sie auch ein Handy verwenden. Schlagen Sie die Stimmgabel an und richten Sie sie auf die Mitte des Gesichts des Kindes. Bitten Sie das Kind, seinen Kopf zu drehen, ohne die Stimmgabel zu berühren und dem Klang zu lauschen. Wenn Sie ein Mobiltelefon benutzen, drücken Sie auf das grüne Hörersymbol und sagen Sie dem Kind, dass jemand (Oma, Opa oder eine Freundin) am Telefon ist und etwas sagen möchte. Das Kind soll das Telefon nicht in die Hand nehmen. Halten Sie es in die Mitte, damit das Kind den Kopf dreht, um zuzuhören. Falls das nicht klappt, gehen Sie mit dem Kind in einen anderen Raum und schließen die Tür. Sagen Sie, dass Sie glauben, jemand riefe seinen Namen. Sagen Sie ihm, dass es sein Ohr an die Tür halten und lauschen soll. Halten Sie die Tür zu, damit das Kind nicht versucht, sie zu öffnen. Wiederholen Sie die Übung dreimal (aber nicht hintereinander) und notieren Sie, mit welchem Ohr das Kind lauscht.

Übung 1 L ________ R ________
Übung 2 L ________ R ________
Übung 3 L ________ R ________

▶ Dominanz-Profil

Tragen Sie in der folgenden Tabelle ein, was Sie herausgefunden haben. Falls das Kind bei einigen Aufgaben die rechte Hand, den rechten Fuß, das rechte Ohr oder Auge benutzte und bei anderen Aufgaben die linke Hand etc., liegt keine Dominanz vor. Tragen Sie das unter »Gemischt« für beidhändig (ambidexter) ein.

Hand:	L ________	R ________	Gemischt ________
Fuß:	L ________	R ________	Gemischt ________
Auge:	L ________	R ________	Gemischt ________
Ohr:	L ________	R ________	Gemischt ________

Primitivreflexe

Primitivreflexe sind Grundvoraussetzungen für das Überleben des Neugeborenen. Ein Baby startet mit »wenig Gehirn« – kaum mehr als dem Hirnstamm – und einem niedrigen Muskeltonus ins Leben. Deshalb existieren die Primitivreflexe. Sie erfordern keine Denkprozesse: Das Kind atmet instinktiv, isst, wenn es Hunger hat, windet sich und schreit, wenn es sich unwohl fühlt, gurrt, wenn es gestreichelt wird. Jeder Reflex spielt eine Rolle für das notwendige Wachstum des Fötus und des Säuglings und ebnet den Weg für jede Phase der frühkindlichen Entwicklung. Mit drei bis fünf Monaten kündigen die Primitivreflexe einen der ersten und wichtigsten Meilensteine an: das Umdrehen.

Die Primitivreflexe spielen auch schon vor der Geburt eine wichtige Rolle. Sie entwickeln sich im Mutterleib, um dem Baby zu helfen, die Reise durch den Geburtskanal zu bewältigen. Wenn sie nicht richtig ausgebildet sind, kann das Kind eine schwierige Geburt haben. Die Steißlage ist ein Zeichen dafür, dass diese Reflexe möglicherweise nicht vollständig aktiviert und symmetrisch sind. Ein Kaiserschnitt bedeutet, dass das Baby die erste Gelegenheit verpasst, diese Reflexe zu nutzen. In solchen Fällen könnte eine aufmerksame Geburtshelferin oder Kinderärztin schon bei der Geburt nach Anzeichen für ein zerebrales Ungleichgewicht schauen. Die Primitivreflexe sind ein weiteres Beispiel dafür, dass Muskelbewegung der Schlüssel zur gesunden Entwicklung des Gehirns ist. Sie veranlasst die Gene, das Gehirn aufzubauen und die Neuronen und Verbindungen entstehen zu lassen, die ein Neugeborenes von einem Meilenstein zum nächsten führen. Wenn das Gehirn größer wird und neue Verbindungen hergestellt werden, kommen allmählich die höheren Gehirnfunktionen ins Spiel. Diese neuen Verbindungen hemmen schließlich die Primitivreflexe des Babys und ebnen so den Weg für die Entwicklung komplexerer motorischer Reflexe, die als Haltungsreflexe (posturale Reflexe) bezeichnet werden. Im Alter von vier bis sechs Monaten werden die Primitivreflexe größtenteils nicht mehr benötigt und sollten durch Haltungsreflexe ersetzt worden sein. Die Haltungsreflexe ermöglichen es beiden Körperseiten, sich in perfekter Synchronizität und Kooperation zu bewegen. Sie sind entscheidend dafür, dass wir auf zwei Beinen stehen und koordiniert gehen können. Sobald ein Baby um seinen ersten Geburtstag herum diese Fähigkeit entwickelt, kann es sich selbst hochziehen und laufen.

Bewegt sich ein Kind nicht ausreichend, um die Gene zum Gehirnwachstum anzuregen, werden die Primitivreflexe nicht gehemmt. Und wenn das nicht geschieht, baut sich das Gehirn nicht ordnungsgemäß auf. Auf diese Weise entsteht ein Ungleichgewicht. Je nachdem, wie sich diese Dysbalance entwickelt, kann FDS die Folge sein. Die Primitivreflexe verschwinden nicht völlig, aber anstatt unabhängig zu funktionieren, werden sie integriert und unterliegen nun der Kontrolle des Großhirns: Das Gehirn »nimmt sie auseinander« und setzt sie wieder zusammen, um eine reibungslose Koordination komplexer Bewegungsabläufe zu ermöglichen. Es ist möglich, den Verlauf der Fehlentwicklung zu korrigieren oder zumindest abzumildern, worauf wir im nächsten Kapitel noch genauer eingehen werden. Je früher wir allerdings eingreifen können, desto einfacher ist es, das Gleichgewicht wiederherzustellen und die Entwicklungsprozesse wieder in die richtigen Bahnen zu lenken.

Die Beobachtung der Primitivreflexe und der Entwicklung der Haltungsreflexe Ihres Kindes ist ein wichtiges diagnostisches Mittel. Die meisten Primitivreflexe sollten bei der Geburt aktiv sein, bis zum Alter von etwa sechs Monaten abklingen und schließlich durch bewusst kontrollierte oder gesteuerte Bewegungsprozesse ersetzt werden.

Die Primitivreflexe sind eine gut dokumentierte, entscheidende Phase der kindlichen Entwicklung. Meiner Erfahrung nach werden sie jedoch von Kinderärzt:innen bei körperlichen Untersuchungen nur selten und nach sechs Monaten fast nie überprüft. Erkundigen Sie sich bei Ihrer Kinderärzt:in, ob diese Untersuchung überhaupt schon einmal durchgeführt wurde. Vielleicht erinnern Sie sich nicht mehr daran oder die Ärzt:in hat es nicht erwähnt.

ÜBERPRÜFEN, OB EINE LEISTUNGSSTÖRUNG DES GESAMTEN GEHIRNS VORLIEGT

Ausbleibende Hemmung der frühkindlichen Reflexe und gemischte Dominanz sind die wichtigsten Anzeichen für eine Leistungsstörung des gesamten Gehirns. Wenn Ihr Kind bei der Durchführung des Brain-Balance-Programms für zu Hause irgendwie »stecken zu bleiben« scheint oder sich keine Verbesserung zeigt, bedeutet das höchstwahrscheinlich, dass das gesamte Gehirn von einer Leistungsstörung betroffen ist. Auch das kann korrigiert werden, obwohl es vielleicht etwas länger dauert. Der Schlüssel liegt darin, diese Reflexe vor Beginn des Programms zu hemmen. Die gemischte Dominanz korrigiert sich im Allgemeinen im Laufe der Arbeit mit dem Brain-Balance-Programm von selbst.

Primitiv-Reflex-Übungen sind einfach (Sie finden sie im nächsten Kapitel) und können das Problem in nur wenigen Sitzungen beheben. Falls sich der Zustand Ihres Kindes nach der Hemmung der Primitivreflexe weiterhin nicht bessert, sollten Sie ein professionelles Assessment in Erwägung ziehen. Eine ausgebildete Fachkraft kann ein spezifisches Übungsprogramm empfehlen, um das Problem zu beheben.

Beurteilung der posturalen Kontrolle

▶ Kopfneigung

Mit diesem Test stellen Sie fest, ob sich der Kopf nach rechts oder links neigt. Bitten Sie Ihr Kind gerade zu sitzen, aber sagen Sie ihm nicht, dass es den Kopf gerade halten soll. Die Seite, zu der der Kopf tendiert, ist gewöhnlich die Seite der schwächeren Hemisphäre. Ihr Kind soll Ihnen nun (am besten auf Augenhöhe) gegenübersitzen. Sie möchten, dass es gerade sitzt und sich nicht bewegt aber es muss sich in einer natürlichen Position befinden, damit es sich wohlfühlt. Überprüfen Sie, ob der Kopf auf eine Seite geneigt ist, indem Sie die Ohrläppchen anschauen. Das Ohr auf der Seite der Neigung scheint etwas tiefer zu sitzen. Notieren Sie, um welche Seite es sich handelt.

R ______ L ______

▶ Augen-Balance

Hier überprüfen Sie, ob ein Ungleichgewicht im Hinblick auf die Augen vorliegt. Bringen Sie den Kopf des Kindes sanft in eine gerade Position. Sie erkennen das daran, dass die Ohrläppchen auf gleicher Höhe sind. In dieser Position treten eventuelle Dysbalancen in den Augen deutlicher zutage. Bitten Sie das Kind, geradeaus zu schauen (es soll entweder Sie oder die dahinterliegende Wand anschauen). Schauen Sie sich die Augen Ihres Kindes an. Ist eines weiter geöffnet als das andere? Um das herauszufinden, betrachten Sie jeweils den Abstand zwischen der Iris (dem farbigen Teil des Auges) und dem unteren Augenlid. Notieren Sie, bei welchem Auge der Abstand größer ist. Das Auge, das größer erscheint, befindet sich in der Regel auf der Seite der schwachen Hirnhemisphäre.

R ________ L ________

▶ Fixation

Manche Kinder mit einer Rechtshirnschwäche sind nicht in der Lage, ein Objekt mit den Augen länger als drei Sekunden zu fixieren, ohne zu blinzeln oder die Augen zu bewegen. Die Fähigkeit eines Kindes, seine Augen ruhig zu halten und sich auf einen Gegenstand oder eine Person zu fokussieren, wird als Fixation bezeichnet. Sie ist sehr wichtig und fehlt fast immer bei Kindern mit einem Rechtshirndefizit. Zeigen Sie auf einen Gegenstand oder nehmen Sie ein Objekt in die Hand und halten Sie es nicht näher als 45 cm ans Gesicht des Kindes. Bitten Sie das Kind, auf den Gegenstand zu blicken. Zählen Sie bis drei.

Notieren Sie, ob das Kind in der Lage war, den Gegenstand zu fixieren:

R ________ L ________

▶ Pupillen

Jetzt überprüfen Sie die Pupillen Ihres Kindes. Bei diesem Test soll sich das Kind nicht auf etwas in der Nähe fokussieren, sondern auf einen Punkt an der Wand hinter Ihnen schauen, damit es seine Augen leichter ruhig halten kann. Achten Sie darauf, ob eine Pupille größer ist als die andere. Vielleicht müssen Sie mehrmals hin und her schauen, um einen Unterschied zu erkennen. Die größere Pupille ist normalerweise auf der Seite der schwächeren Hemisphäre zu sehen.

R ________ L ________

▶ Gesichtsmuskeln

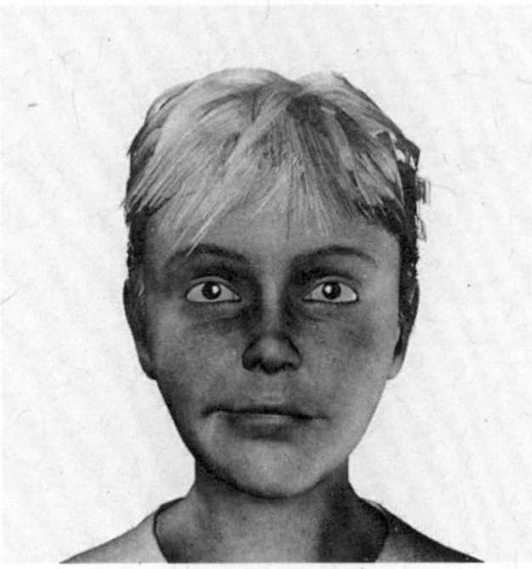

Bei diesem Test prüfen Sie, ob eine Schwäche der Gesichtsmuskeln vorliegt. Das geht am besten, wenn Sie auf die Nasolabialfalten schauen. Das sind die (bei Kindern kaum ausgeprägten) Linien, die von der Nasenwurzel zum Mundwinkel verlaufen, wie in der Abbildung zu sehen (bei Erwachsenen werden sie oft als Lachfalten bezeichnet). Wenn Sie aus nächster Nähe hinsehen, sollten diese beiden Linien bei einem Kind gleich gut sichtbar oder überhaupt nicht vorhanden sein. Vielleicht fällt Ihnen auf, dass eine der Linien tiefer wirkt als die andere. Gibt es eine deutliche Falte, ist die Seite, auf der keine oder eine undeutlichere Linie vorhanden ist, die schwächere Hemisphäre. Wenn Sie die Linie nicht entdecken können, tun Sie Folgendes: Schauen Sie auf den geschlossenen Mund des Kindes, wenn es weder lächelt, noch die Stirn runzelt. Sie werden sehen, dass eine Seite etwas tiefer liegt als sie andere. Notieren Sie das. Dies und die schwächere oder fehlende Linie weisen auf eine hemisphärische Schwäche jener Seite hin.

R_______ L_______

▶ Gaumensegel

Für diesen Test benötigen Sie eine Stiftleuchte oder eine Taschenlampe. Eigentlich kommen die meisten Kinder mit dieser Untersuchung gut zurecht, solange kein Zungenspatel verwendet wird. Wenn die Zunge des Kindes im Weg ist, verwenden Sie ein Wattestäbchen, um die Zungenspitze unten zu halten. Schieben Sie sie aber nicht weiter nach hinten, sonst muss das Kind würgen. Das Kind soll den Mund öffnen und »Ahhhhhh« sagen. Beugen Sie seinen Kopf leicht nach hinten oder gehen Sie in die Hocke, damit Sie einen Blick auf das Gaumensegel oder den hinteren oberen Teil des Gaumens werfen können. Lassen Sie das Kind weiter »Ahhhhh« sagen. Betrachten Sie den kleinen weißen Streifen, der von vorne nach hinten am Gaumensegel verläuft und ihn in zwei Hälften teilt. Während das Kind »Ahhhhh« sagt, werden Sie sehen, dass sich das Gaumensegel hebt, wenn sich die Muskeln zusammenziehen. Beide Seiten des Gaumensegels sollten gleich schnell und gleich weit nach oben gehen. Sie überprüfen, ob der weiße Streifen in der Mitte mehr zu der einen oder anderen Seite gezogen wird. Die Seite, zu der sich der weiße Streifen hinbewegt, ist normalerweise nicht die der schwächeren Hemisphäre. Notieren Sie die Seite, von der sich der Streifen wegbewegt.

R ______ L ______

▶ Seitenabweichung der Zunge

Bitten Sie das Kind, den Mund leicht zu öffnen und die Zunge so weit wie möglich herauszustrecken. Achten Sie darauf, ob die Zunge nach rechts oder links zeigt. Anders als beim Gaumensegel zeigt die Zunge normalerweise in Richtung der schwachen Hemisphäre. Notieren Sie, zu welcher Seite die Zunge tendiert.

R ______ L ______

▶ Schiefe Körperhaltung im Stehen

Bei diesem Test wollen Sie sehen, ob das Kind eine schiefe Körperhaltung hat. Es sollte dabei also Shorts und ein T-Shirt (oder kein Oberteil) tragen. Bitten Sie das Kind, sich in gerader Haltung vor Sie zu stellen. Bücken Sie sich etwas oder setzen Sie sich, um es auf Schulterhöhe anschauen zu können. Achten Sie darauf, ob eine Schulter niedriger ist als die andere. Sie können das auch von hinten beurteilen. Welche Seite ist niedriger? Das ist in der Regel ein Hinweis auf die schwächere Hemisphäre. Eine Schieflage der Schulter kann auch auf eine Skoliose (Wirbelsäulenverkrümmung) hinweisen. Lassen Sie dies also von Ihrer Kinderärzt:in oder einer Chiropraktiker:in abklären.

► Ellenbogenbeugung

Das Kind soll in einer entspannten, natürlichen Haltung aufrecht stehen. Die Arme hängen locker am Körper herab. Achten Sie auf die Beugung der Ellenbogen und notieren Sie, welcher von beiden stärker gebeugt ist. Die stärkere Beugung ist normalerweise auf der Seite der schwächeren Hemisphäre zu sehen.

R ______ L ______

► Handposition

Bitten Sie das Kind, in einer entspannten, natürlichen Haltung aufrecht zu stehen. Die Arme hängen locker seitlich herab und die Hände sind entspannt. Normalerweise zeigen die Daumen in dieser Haltung nach vorne und die Handrücken sind nicht zu sehen. Falls doch, bedeutet das, dass der Arm auf der jeweiligen Seite nach innen (zum Körper hin) gedreht ist, was auf ein Ungleichgewicht zwischen den vorderen und hinteren Armmuskeln hinweist. Dies ist normalerweise bei einem zerebralen Ungleichgewicht zu beobachten. Achten Sie darauf, ob von einem Handrücken mehr zu sehen ist, als vom anderen. Notieren Sie die Seite. Es ist in der Regel die Seite der schwächeren Hemisphäre.

R ______ L ______

► Daumenstärke

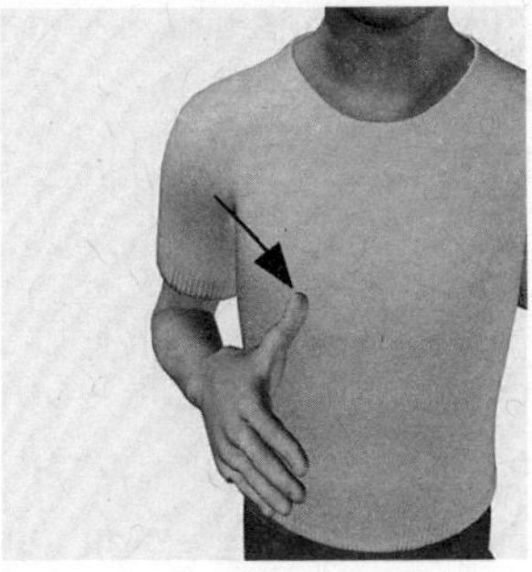

Sie können das mit einem Daumen nach dem anderen machen, aber wenn Sie es mit beiden gleichzeitig machen, können Sie besser vergleichen.

Bitten Sie das Kind, sich aufrecht in entspannter, natürlicher Haltung hinzustellen, beide Hände zu Fäusten zu ballen und die Daumen so gerade wie möglich in die Luft zu strecken. Legen Sie nun Ihre Daumen auf seine und fordern Sie das Kind auf, nicht zuzulassen, dass Sie seine Daumen nach unten drücken. Erhöhen Sie sanft den Druck auf seine Daumen, bis der Muskel nachgibt. Achten Sie darauf, ob ein Daumen schwächer ist als der andere. Der schwächere Daumen liegt normalerweise auf der Seite der schwächeren Hemisphäre.

R ______ L ______

Falls das nicht funktioniert hat, können Sie stattdessen Folgendes versuchen. (Möglicherweise müssen Sie es ein paar Mal wiederholen, um ein genaueres Ergebnis zu erhalten.) Bitten Sie das Kind, bei einer Hand die Daumenspitze auf die Spitze des kleinen Fingers zu legen und diese Fingerposition ganz fest zu halten. Sagen Sie dem Kind, dass Sie versuchen werden, den Daumen und den kleinen Finger auseinanderzuziehen, dass es aber mit aller Kraft dagegen halten soll. Versuchen Sie vorsichtig, Daumen und Finger auseinanderzuziehen, bis sie getrennt sind. Machen Sie das Gleiche mit der anderen Hand. Die Seite, auf der die Finger stärker sind, liegt normalerweise gegenüber der Seite mit der hemisphärischen Schwäche.

R ______ L ______

▶ Großer Zeh

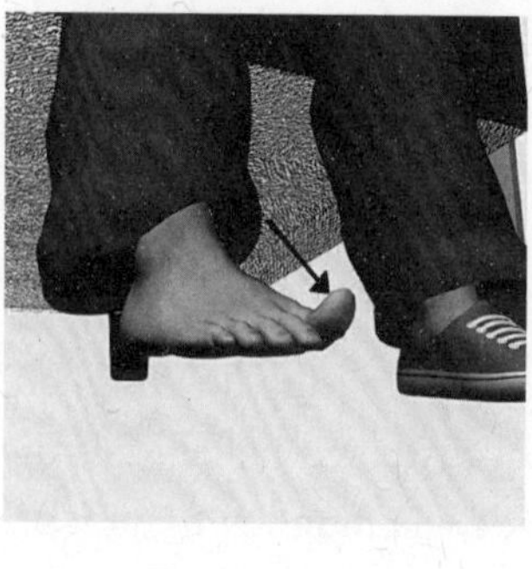

Lassen Sie das Kind barfuß auf einem Stuhl sitzen und ein Bein gerade ausstrecken. Bitten Sie es nun, den großen Zeh so weit wie möglich nach oben in Richtung des Körpers zu ziehen. Sagen Sie dem Kind, dass es mit aller Kraft dagegenhalten soll, wenn Sie versuchen, den Zeh sanft herunterzudrücken. Wiederholen Sie den Vorgang mit dem anderen Bein und Zeh. Notieren Sie, auf welcher Seite der große Zeh schwächer ist: Das ist die Seite der schwächeren Hirnhemisphäre.

▶ Ergebnisse der Haltungstests

Übertragen Sie die Ergebnisse dieses Assessments in die unten stehende Tabelle. Sie werden wahrscheinlich sehen, dass die meisten, wenn nicht alle, entweder links oder rechts sind. Das korreliert mit einer Hirnleistungsstörung auf derselben Seite.

Kopfneigung:	L ______	R ______
Augen-Balance:	L ______	R ______
Fixation:	L ______	R ______
Pupillen:	L ______	R ______
Gesichtsmuskeln:	L ______	R ______
Gaumensegel:	L ______	R ______
Seitenabweichung der Zunge:	L ______	R ______
Schieflage im Stehen:	L ______	R ______
Ellenbogenkrümmung:	L ______	R ______
Handposition:	L ______	R ______
Daumenstärke:	L ______	R ______
Großer Zeh:	L ______	R ______
Gesamt:	L ______	R ______
Gesamt:	**L** ______	**R** ______

Checkliste für vestibuläre Funktionen

Das vestibuläre System (Gleichgewichtssystem) ist zuständig für die Aufrechterhaltung des Gleichgewichts und die räumliche Wahrnehmung. Im Folgenden sind die Anzeichen für ein Problem in diesem Bereich aufgelistet. Kreuzen Sie jeweils das Kästchen an, das den Zustand Ihres Kindes am ehesten beschreibt. 1 bedeutet »trifft überhaupt nicht zu«, 10 bedeutet »trifft fast immer zu«. Zählen Sie die Punkte zusammen und notieren Sie die Gesamtsumme. (Die niedrigste mögliche Punktzahl ist 10, die höchste ist 100.)

	1	2	3	4	5	6	7	8	9	10
Kann schlecht das Gleichgewicht halten	☐	☐	☐	☐	☐	☐	☐	☐	☐	☐
Krabbeln, Stehen und/oder Gehen verzögert	☐	☐	☐	☐	☐	☐	☐	☐	☐	☐
Niedriger Muskeltonus (extrem beweglich)	☐	☐	☐	☐	☐	☐	☐	☐	☐	☐
Reiseübelkeit	☐	☐	☐	☐	☐	☐	☐	☐	☐	☐
Höhenangst (Schaukeln, Karussells, Rolltreppen, Aufzüge)	☐	☐	☐	☐	☐	☐	☐	☐	☐	☐
Ist schnell desorientiert und/oder hat einen schlechten Orientierungssinn	☐	☐	☐	☐	☐	☐	☐	☐	☐	☐
Ungeschickt	☐	☐	☐	☐	☐	☐	☐	☐	☐	☐
Schwierigkeiten, ruhig zu bleiben; kann aktiv nach Bewegungsmöglichkeiten suchen wie Drehen und/oder Schaukeln	☐	☐	☐	☐	☐	☐	☐	☐	☐	☐
Schwierigkeiten bei der Raumwahrnehmung	☐	☐	☐	☐	☐	☐	☐	☐	☐	☐
Geht oder ging auf Zehenspitzen	☐	☐	☐	☐	☐	☐	☐	☐	☐	☐

Gesamt ______

Beurteilung des vestibulären Systems

Der Begriff »abgekoppelte Kinder« *(disconnected Kids)* weist direkt auf eine Fehlfunktion des vestibulären Systems oder Innenohrs hin. Das vestibuläre System oder Gleichgewichtssystem ist eines der wichtigsten Systeme, das Kindern hilft, sich in Bezug auf die Schwerkraft der Erde zu orientieren. Es verhilft zu einer guten Körperhaltung und hilft ihnen, das Gleichgewicht zu halten. Das Gleichgewichtsorgan im Innenohr ist zusammen mit dem propriozeptiven System (Raumwahrnehmung) und dem okulomotorischen System (Augenmuskeln) für den Großteil der Reize zuständig, die an das Gehirn weitergeleitet werden. Das vestibuläre System arbeitet eng mit dem visuellen und dem auditorischen System zusammen, um die räumliche Wahrnehmung und Bewegung zu unterstützen. Ein Kind mit einer Schwäche des vestibulären Systems wirkt ein bisschen unbeholfen, und beim Drehen um die eigene Achse scheint ihm nie schwindlig zu werden. Dagegen wird einem Kind mit einem überaktiven vestibulären System leicht schwindlig. Das ist das Kind mit der Reiseübelkeit im Auto.

Bei diesem Test geht es um das Gleichgewicht zwischen dem rechten und linken vestibulären System. Das Gleichgewicht ist hier entscheidend. Wenn eine Seite überaktiv ist, führt dies zu einer Unteraktivität der anderen Seite. Das vestibuläre System einer Seite sendet Signale an die gegenüberliegende Seite des Gehirns. Wenn sich ein Kind also nach rechts (im Uhrzeigersinn) dreht, wird das vestibuläre System im rechten Ohr aktiviert und umgekehrt. Und das können Sie mit den folgenden Tests feststellen. Mithilfe des sogenannten Post-Rotations-Nystagmus kann man am besten herausfinden, wie es um das Gleichgewicht des vestibulären Systems steht. Als Nystagmus werden schnelle, unwillkürliche Augenbewegungen bezeichnet, die auftreten, wenn sich der Körper dreht oder der Kopf schnell bewegt wird. Dadurch entsteht das Gefühl, dass uns schwindlig ist oder dass sich die Erde dreht, selbst wenn wir still stehen.

Das primäre vestibuläre Areal im Gehirn, welches die vestibulären Informationen verarbeitet, liegt in der rechten Gehirnhälfte sehr nahe bei jener Hirnregion, die das Verdauungssystem und den Geschmacks- und Geruchssinn steuert: dem rechten frontalen Inselkortex. Das ist auch der Grund, weshalb uns übel wird, wenn uns schwindlig ist. Mit den folgenden Tests können Sie herausfinden, ob bei Ihrem Kind eine Schwäche des rechten oder linken vestibulären Systems vorliegt. Die schwächere Hirnhemisphäre liegt der schwachen Seite des vestibulären Systems gegenüber.

Für die Tests benötigen Sie einen Stuhl mit Armlehnen, der sich leicht drehen lässt. (Verwenden Sie bitte zur Sicherheit des Kindes nur einen Drehstuhl mit Armlehnen.)

▶ Post-Rotations-Tests (Nystagmus)

Langsames Drehen

Das Kind soll sich aufrecht auf den Stuhl setzen, den Kopf mittig leicht nach vorne gebeugt. Es soll die Beine entweder anziehen oder im Schneidersitz auf dem Stuhl sitzen und den Kopf während der Übung still halten. Beginnen Sie den Stuhl langsam zu drehen, um sicherzustellen, dass das Kind den Test tolerieren kann. Ein paar Sekunden genügen. Bitten Sie das Kind, die Augen zu schließen, und drehen Sie den Stuhl sehr langsam in eine Richtung. Für eine volle Umdrehung sollten Sie etwa 60 Sekunden brauchen. Das Kind soll, während Sie den Stuhl drehen, mit einem Finger in die Richtung zeigen, in die es sich dreht. Es soll Ihnen außerdem Bescheid geben, wenn es bemerkt, dass Sie mit dem Drehen aufgehört haben. Bringen Sie den Stuhl langsam zum Stillstand. Fragen Sie das Kind, ob es sich immer noch dreht. Antwortet es mit »Ja«, bitten Sie es, Ihnen zu sagen, wann es aufhört. Sobald das Kind sagt, dass das Drehen aufgehört hat, soll es die Augen öffnen. Fragen Sie es, ob ihm schwindlig oder übel ist. Wiederholen Sie die Übung dann in der anderen Richtung. Notieren Sie, ob das Kind die Bewegungsrichtung richtig identifizieren konnte, nachdem der Stuhl (nach eigener Aussage) zum Stillstand gekommen war, und ob ihm schwindlig war, als es die Augen öffnete. Notieren Sie die Ergebnisse für beide Richtungen.

Linksdrehung

Drehrichtung	L ______	R ______
Exaktes Anhalten	Ja ______	Nein ______
Schwindel	Ja ______	Nein ______

Rechtsdrehung

Drehrichtung	L ______	R ______
Exaktes Anhalten	Ja ______	Nein ______
Schwindel	Ja ______	Nein ______

Schnelles Drehen

Konnte das Kind das langsame Drehen tolerieren, erhöhen Sie nun die Geschwindigkeit, sodass dem Kind schwindlig wird. Beginnen Sie in der gleichen Position wie oben. Das Kind soll die Augen offen lassen, während Sie den Stuhl zehn Mal in eine Richtung drehen. Jede volle Umdrehung sollte ca. zwei Sekunden in Anspruch nehmen. Nach der zehnten Umdrehung halten Sie den Stuhl so an, dass das Kind Ihnen zugewandt ist. Sagen Sie ihm, dass es nicht zu Ihnen, sondern zur Zimmerdecke schauen soll. Sie können behutsam seinen Kopf festhalten, sodass es ihn nicht dreht. Überprüfen Sie rasch die Augen des Kindes. Beide Augen sollten sich schnell hin und her bewegen. Zählen Sie, wie lange dies anhält. Notieren Sie es im Feld unten. Wenn sich die Augen nicht mehr bewegen, sollte dem Kind nicht mehr schwindlig sein. Vergewissern Sie sich, dass sich die Augen nicht mehr bewegen und dem Kind nicht mehr schwindlig ist, bevor Sie die Übung in die andere Richtung wiederholen. Wenn sich die Augen nach der Drehung nicht bewegen, deutet das auf ein stark unteraktives vestibuläres System hin. Die Augenbewegung dauert nach dem Drehen etwa zwölf bis 14 Sekunden an. Weniger als 12 Sekunden gilt als unteraktiv, länger als 14 Sekunden gilt als überaktiv. Die unteraktive Seite zeigt die unteraktive Hemisphäre an.

Rechte Drehung (im Urzeigersinn) ______ Sekunden
Linke Drehung (gegen den Urzeigersinn) ______ Sekunden

Stufe 1
Fühlt sich schwindlig nach der langsamen Drehung oder kann die Richtung der langsamen Drehung nicht genau bestimmen. Überhaupt keine Augenbewegung nach der schnellen Drehung.

Stufe 2
Augenbewegung dauert nach der schnellen Drehung weniger als 6 Sekunden an.

Stufe 3
Augenbewegung dauert 12 bis 14 Sekunden an.

▶ Vestibulookulärer Reflex

Wenn wir gehen, wippt der Kopf mit einer leichten Bewegung auf und ab. Würden sich die Augen mitbewegen, nähmen wir die Welt unscharf wahr. Wir haben also einen Reflex, der die Augen beim Gehen, Laufen oder bei Kopfbewegungen ruhig und waagerecht zum Horizont hält und eine stabile visuelle Wahrnehmung ermöglicht. Dieser Reflex wird als vestibulookulärer Reflex bezeichnet.

Wenn sich der Kopf in eine Richtung bewegt, signalisiert das vestibuläre System den Augen, sich in die entgegengesetzte Richtung zu bewegen und zwar genau mit der gleichen Geschwindigkeit. Dadurch werden die Augen trotz der Kopfbewegung ruhig gehalten. Besteht ein Ungleichgewicht im vestibulären System, im Kleinhirn oder in der Nacken- und Haltungsmuskulatur, kann dies die Funktionsfähigkeit beeinträchtigen.

Eine Empfindlichkeit auf der einen bedeutet eine Unterempfindlichkeit auf der anderen Seite. Diese Unterempfindlichkeit kann dazu führen, dass ein Kind ungeschickt ist und ständig gegen Dinge stößt. Bei einer

Überempfindlichkeit wird dem Kind leicht schwindlig und es kann unter Reiseübelkeit leiden. So können Sie diesen Reflex testen:

Das Kind soll Ihnen gegenüber auf einem nicht drehbaren Stuhl sitzen. Halten Sie Ihren Zeigefinger in einem Abstand von etwa 45 cm vor die Nase des Kindes. Das Kind soll Ihren Finger mit beiden Augen fokussieren und langsam seinen Kopf zu einer Seite drehen – und zwar nur so weit und schnell, dass es Ihren Finger noch sehen kann. Dann soll es den Kopf wieder zur Mitte drehen und still halten. Das Kind soll dies ohne Unterbrechung zehnmal zur selben Seite hin machen. Es sollte in der Lage sein, seinen Blick die ganze Zeit auf Ihren Finger gerichtet zu halten. Falls sich seine Augen in derselben Richtung wie sein Kopf wegdrehen, ist das anormal. Zählen Sie, wie oft die Augen mit der Kopfbewegung mitgegangen sind. Je öfter das der Fall ist, desto stärker die Unteraktivität des Reflexes. Wenn das Kind in der Lage ist, mit den Augen den Kontakt mit dem Finger zu halten, ihm dabei aber schwindlig wird, ist dies ein Zeichen dafür, dass der Reflex auf dieser Seite überaktiv ist. Der unteraktive Reflex befindet sich auf der gegenüberliegenden Seite der unteraktiven Hemisphäre. Ist der Reflex auf beiden Seiten gleichermaßen unter- oder überaktiv, was relativ selten vorkommt, ist das ein Zeichen für eine generelle vestibuläre Dysfunktion.

Stufe 1
Das Auge dreht sich echs bis zehn Mal mit.

Stufe 2
Das Auge dreht sich ein bis fünf Mal mit.

Stufe 3
Keine Augenbewegungen und kein Schwindel.

Unteraktivität
R (L Hemisphäre) ________ L (R Hemisphäre) ________ Gleich ________

▶ Ergebnisse für das vestibuläre Gleichgewicht

Schreiben Sie die Testergebnisse auf. Falls die Ergebnisse auf einer Seite stärker sind, liegt eine Schwäche der gegenüberliegenden Hemisphäre vor.

Langsames Drehen (im Uhrzeigersinn)	R ______	L ______
Langsames Drehen (gegen den Uhrzeigersinn)	R ______	L ______
Schnelles Drehen (im Uhrzeigersinn)	R ______	L ______
Schnelles Drehen (gegen den Uhrzeigersinn)	R ______	L ______
Vestibulookulärer Reflex	R ______	L ______
Gesamt	**R** ______	**L** ______

Checkliste für das auditorische System

Folgende Symptome treten bei Problemen mit dem auditorischen System auf. Lesen Sie sich die Symptome durch, und kreuzen Sie an, was auf Ihr Kind am ehesten zutrifft. 1 bedeutet »Trifft überhaupt nicht zu«, 10 bedeutet »trifft fast immer zu«. Addieren Sie die Zahlen und notieren Sie die Summe. (Die niedrigste mögliche Punktzahl ist 10 und die höchste 100.)

	1	2	3	4	5	6	7	8	9	10
Sorge in Bezug auf die Hörfunktion als Säugling	☐	☐	☐	☐	☐	☐	☐	☐	☐	☐
Unfähigkeit, beim Singen den Ton zu treffen	☐	☐	☐	☐	☐	☐	☐	☐	☐	☐
Überempfindlichkeit gegenüber Geräuschen	☐	☐	☐	☐	☐	☐	☐	☐	☐	☐
Interpretiert Fragen falsch	☐	☐	☐	☐	☐	☐	☐	☐	☐	☐
Verwechselt häufig ähnlich klingende Wörter	☐	☐	☐	☐	☐	☐	☐	☐	☐	☐

Wörter müssen wiederholt werden	1 2 3 4 5 6 7 8 9 10 ☐ ☐ ☐ ☐ ☐ ☐ ☐ ☐ ☐ ☐
Unfähigkeit, aufeinanderfolgenden Anweisungen zu folgen	1 2 3 4 5 6 7 8 9 10 ☐ ☐ ☐ ☐ ☐ ☐ ☐ ☐ ☐ ☐
Ausdruckslose und monotone Stimme	1 2 3 4 5 6 7 8 9 10 ☐ ☐ ☐ ☐ ☐ ☐ ☐ ☐ ☐ ☐
Ungeschickt	1 2 3 4 5 6 7 8 9 10 ☐ ☐ ☐ ☐ ☐ ☐ ☐ ☐ ☐ ☐
Zögerliches Sprechen	1 2 3 4 5 6 7 8 9 10 ☐ ☐ ☐ ☐ ☐ ☐ ☐ ☐ ☐ ☐
Kleiner Wortschatz	1 2 3 4 5 6 7 8 9 10 ☐ ☐ ☐ ☐ ☐ ☐ ☐ ☐ ☐ ☐
Verwechselt oder vertauscht Buchstaben	1 2 3 4 5 6 7 8 9 10 ☐ ☐ ☐ ☐ ☐ ☐ ☐ ☐ ☐ ☐

Gesamt ______

Beurteilung des auditorischen Systems

Viele Kinder, mit denen wir in unseren Brain-Balance-Zentren arbeiten, haben irgendein Hörproblem. Fast alle haben bei den Hörtests normale Werte, aber sie scheinen nicht normal auf Geräusche zu reagieren. Einige sind unterempfindlich für Geräusche. Oft erzählen mir Eltern sogar, dass sie dachten, ihr Säugling sei taub. Viele Kinder, bei denen ein Aufmerksamkeitsdefizit und eine Leseschwäche diagnostiziert wurde, hatten auch eine zentrale auditive Verarbeitungsstörung. Was die meisten Menschen nicht wissen: Die auditive Verarbeitung funktioniert, wie der größte Teil der Sinneswahrnehmungs- und Verarbeitungsprozesse, in beiden Hemisphären unterschiedlich. Es reicht nicht aus, zu sagen, dass das Kind ein Hör- oder Verarbeitungsdefizit hat. Es muss auch festgestellt werden, ob es sich um ein Defizit der *rechten oder linken* Hemisphäre handelt. Das ist wichtig, weil sich die mit einer solchen Störung verbundenen Probleme auf unterschiedliche Weise äußern und unterschiedliche Behandlungsansätze erfordern. Keine sensorische Funktion arbeitet isoliert. Alle Sinne sind von anderen Sinnesfunktionen abhängig, die wiederum von einem Grundniveau der Hirnaktivität abhängen.

Die meisten Menschen gehen davon aus, dass bei einem Kind, das nicht angemessen auf Geräusche reagiert oder Geräusche nicht richtig verarbeitet, etwas mit seinen Ohren oder seinem Hörmechanismus nicht stimmt. In den meisten Fällen sehen wir, dass das nicht der Fall ist. Die Hörbahn und die Ohren sind völlig in Ordnung. Das Gehirn reagiert nicht auf den Schall, weil die Gehirnaktivität unterhalb der Schwelle liegt. Wenn die Hirnaktivität nicht in der richtigen Geschwindigkeit pulsiert, kann sie mit dem Geräuschinput nicht Schritt halten. Die Geräusche dringen dann nicht ins Bewusstsein.

Das Grundniveau der Gehirnaktivität wird hauptsächlich durch den ständigen Input der Schwerkraft aufrechterhalten, das heißt, dem Input von den Haltungsmuskeln sowie von Sehnen -, Gelenk- und Hautrezeptoren. Deshalb reicht die auditive Stimulation allein nicht aus, um das Gehirn dazu zu bringen, als Ganzes zu arbeiten. Die großen Muskeln müssen ebenfalls trainiert werden.

Der beste Weg, das Gehör und die auditive Verarbeitung zu überprüfen, ist eine formelle Testung bei einer Audiolog:in. Falls Ihr Kind einen Hörtest gemacht hat: Wurde ein Unterschied im Hörvermögen der Ohren festgestellt? Wenn ein Ohr weniger hört, kann das, auch wenn beide Ohren innerhalb der normalen Grenzwerte liegen, ein Hinweis auf ein Ungleichgewicht im Gehirn sein. Die Audiolog:in berücksichtigt das möglicherweise nicht. Es gibt einfache Tests, die Sie durchführen können, um festzustellen, ob bei Ihrem Kind ein vermindertes Hörvermögen oder eine unausgewogene Verarbeitung vorliegt. Bevor Sie solche Tests durchführen, sollten Sie natürlich sicherstellen, dass Ihr Kind keine Ohrinfektion hat und sich keine Flüssigkeit oder Ohrenschmalz in den Gehörgängen befindet. Lassen Sie die Ohren Ihres Kindes untersuchen und auch einen formellen Hörtest durchführen.

▶ Stimmgabel-Test

Bei diesem Test wird eine Stimmgabel verwendet. Demonstrieren Sie das zunächst ein paarmal bei sich selbst, damit Sie mit dem Vorgang vertraut werden. Sagen Sie auch dem Kind genau, was Sie tun werden und was es während des Tests tun soll. Schnelle Bewegungen führen oft dazu, dass ein Kind aufspringt, deshalb sollten Sie es demonstrieren, ohne die Stimmgabel anzuschlagen. Sie möchten, dass das Kind still sitzt und nicht den Kopf bewegt oder versucht, das Instrument zu greifen. Erklären Sie dem Kind, dass Sie die Stimmgabel anschlagen werden und dass sie ein »Ping«-Geräusch machen wird, gefolgt von einem tiefen, gleichmäßigen »Hmmmmmmmm«-Ton. Das Kind soll Ihnen sagen, wann es den Ton nicht mehr hört. Schlagen Sie dann die Stimmgabel wieder an und halten Sie sie in etwa 2 bis 3 Zentimeter Abstand vor das rechte (oder linke) Ohr. Verwenden Sie eine Stoppuhr oder zählen Sie im Kopf die Sekunden, bis Sie signalisiert bekommen, dass der Ton verstummt ist. Notieren Sie die verstrichene Zeit. Wiederholen Sie das mindestens zwei- oder dreimal, um sicherzugehen, dass die Ergebnisse korrekt sind. Es sollte bei beiden Ohren gleich viel Zeit verstreichen. Fragen Sie das Kind auch, ob es den Klang bei dem einen oder anderen Ohr lauter wahrnimmt.

Normalerweise sollte der Ton etwa 60 Sekunden hörbar sein, je nachdem, wie stark Sie die Stimmgabel anschlagen. Weniger als 60 Sekunden deuten auf eine verminderte Empfindlichkeit gegenüber Geräuschen hin, die entweder auf mangelnde Aufmerksamkeit oder eine defizitäre Klangverarbeitung im Gehirn zurückzuführen ist. Dies tritt in der Regel auf der gegenüberliegenden Seite der hemisphärischen Schwäche auf. Notieren Sie unten also die Hemisphäre, die dem Ohr mit dem verminderten Hörvermögen gegenüber liegt. Dieser Test kann auch mit Vibration durchgeführt werden. So erhalten Sie noch genauere Ergebnisse. Wenn Sie die Stimmgabel anschlagen, spüren Sie die Vibration in Ihren Fingern. Zählen Sie wieder, und achten Sie darauf, wie viele Sekunden es dauert, bis das Kind den Ton nicht mehr hört, nachdem die Vibration aufgehört hat. Das Kind sollte den Ton noch 10 bis 20 Sekunden lang hören, nachdem Sie die Vibration in Ihren Fingern nicht mehr spüren. Die Zeitspanne sollte auf beiden Seiten gleich sein.

Die Gehirnhälfte, die dem Ohr mit
der Hörschwäche *gegenüberliegt* R ______ L ______

▶ Simultaner Hörtest (Dichotisches Hören)

Dieser Test sollte mit geschlossenen Augen durchgeführt werden. Wenn das Kind zu abgelenkt ist, sollten Sie seine Augen bedecken, damit es sich auf das, was es hört, konzentrieren kann. Auch dieser Test erfordert etwas Übung, probieren Sie ihn daher zuerst an sich selbst oder an Ihrem/Ihrer Partner:in aus, um sicherzugehen, dass Sie ihn richtig durchführen. Bei diesem Test geht es darum, beide Ohren denselben Ton zur gleichen Zeit hören zu lassen. Sie überprüfen, ob das Kind den Ton erst in einem Ohr hört, bevor es ihn im anderen wahrnimmt.

Um mit dem Kind auf Augenhöhe zu sein, sollten Sie vor ihm knien oder es auf einem stabilen Stuhl stehen lassen. Stellen oder knien Sie sich dem Kind gegenüber und strecken Sie Ihre Arme so aus, sodass Ihre Hände ca. 45 cm von den Ohren des Kindes entfernt sind. Reiben Sie Ihre Finger mit den Daumen, und fragen Sie das Kind, ob es das Geräusch hören kann. Wenn nicht, bewegen Sie beide Hände im gleichen Tempo und Abstand langsam auf die Ohren zu und bitten Sie das Kind, Ihnen zu sagen, wann es das Geräusch hört. Fragen Sie es, ob es den Ton mit beiden Ohren oder nur mit einem Ohr gehört hat. Falls es den Ton nur mit einem Ohr gehört hat, bringen Sie die Hände noch näher heran, bis das Kind das Geräusch hört. Wenn das Geräusch zuerst nur auf einem Ohr gehört wird, deutet das auf eine Schwäche der Hirnhemisphäre hin, die dem schwächeren Ohr gegenüberliegt.

Geräusch mit beiden Ohren gleichzeitig ______
oder
Die Hemisphäre *gegenüber* des Ohres, mit welchem
das Geräusch wahrgenommen wurde R ______ L ______

Stufe 1
Das Kind hört das Geräusch mit einem oder beiden Ohren weniger als 30 Sekunden lang oder zeigt bei einem oder beiden Tests einen signifikanten Unterschied zwischen beiden Ohren.

Stufe 2
Das Kind hört das Geräusch mit einem oder beiden Ohren weniger als 45 Sekunden lang oder zeigt einen mäßigen Unterschied zwischen den beiden Ohren bei einem der beiden Tests.

Stufe 3
Das Kind hört das Geräusch 60 Sekunden lang mit beiden Ohren und zeigt keinen Unterschied zwischen den Ohren.

▶ Ergebnisse der auditiven Dysfunktion

Tragen Sie die Ergebnisse hier ein

Stimmgabel-Test	R ____	L ____	kein Unterschied ____
Simultaner Hörtest	R ____	L ____	kein Unterschied ____
Gesamt	R ____	L ____	kein Unterschied ____

Checkliste für visuelle Wahrnehmungsstörungen

Diese Checkliste konzentriert sich auf Symptome, die das Lesen erschweren. Wenn Sie nicht sicher sind, sprechen Sie mit der Lehrkraft Ihres Kindes oder führen Sie mit Ihrem Kind einige Leseübungen durch. Lesen Sie sich die folgenden Symptome durch und kreuzen Sie das Symptom an, das am ehesten auf Ihr Kind zutrifft. 1 bedeutet »trifft überhaupt nicht zu«, 10 bedeutet »trifft fast immer zu«. Addieren Sie die Zahlen und notieren Sie die Summe. (Die niedrigste mögliche Punktzahl ist 10 und die höchste 100.)

	1	2	3	4	5	6	7	8	9	10
Liest Wörter falsch	☐	☐	☐	☐	☐	☐	☐	☐	☐	☐
Lässt Wörter oder Zeilen aus oder wiederholt sie	☐	☐	☐	☐	☐	☐	☐	☐	☐	☐
Liest zögerlich	☐	☐	☐	☐	☐	☐	☐	☐	☐	☐
Muss beim Lesen den Finger oder ein Hilfsmittel benutzen, um die Zeile nicht zu verlieren	☐	☐	☐	☐	☐	☐	☐	☐	☐	☐
Unfähig, sich das Gelesene zu merken	☐	☐	☐	☐	☐	☐	☐	☐	☐	☐
Mangelnde Konzentration	☐	☐	☐	☐	☐	☐	☐	☐	☐	☐
Schlechte Fokussierung beim Lesen (Buchstaben bewegen sich oder springen)	☐	☐	☐	☐	☐	☐	☐	☐	☐	☐
Krumme oder verzerrte Handschrift	☐	☐	☐	☐	☐	☐	☐	☐	☐	☐
Mit einem abgedeckten Auge erscheinen die Buchstaben ungleichmäßig	☐	☐	☐	☐	☐	☐	☐	☐	☐	☐
Lichtempfindlichkeit	☐	☐	☐	☐	☐	☐	☐	☐	☐	☐

Gesamt ______

Visuelle Beurteilung

Die Überprüfung des Sehvermögens ist aus mehreren Gründen am komplexesten:

- Es ist der einzige Sinn, der direkt von der Bewegung von Muskeln abhängig ist.
- Die Augen müssen sowohl Licht als auch Bewegung wahrnehmen.
- Manchmal müssen sich die Augen vollkommen synchron bewegen (z.B wenn man etwas langsam mit den Augen verfolgt oder ein Buch liest), aber manchmal müssen sie sich in entgegengesetzte Richtungen bewegen (wenn man ins Schulbuch schaut und die Tafel im Blick hat.)
- Einige Augenbewegungen sind bewusst, aber die meisten erfolgen unwillkürlich.
- Die Muskeln in der Iris, die die Pupillen eng und weit stellen, müssen sich reibungslos zusammenziehen und entspannen, damit man in der Nähe und in der Ferne scharf sehen kann.

Weiter oben habe ich beschrieben, dass es zwei visuelle Systeme gibt: das »Wo-System« und das »Was-System«. Das Wo-System nimmt keine Farben wahr, sieht Dinge schneller und interessiert sich mehr für das große Ganze. Es ist das System der rechten Gehirnhälfte. Das Was-System ist sehr farbempfindlich, nimmt die Dinge langsam wahr und konzentriert sich auf Details. Es ist das System der linken Gehirnhälfte. Die Augenmuskeln sind auch propriozeptiv, das heißt, sie helfen uns, unsere Position im Raum wahrzunehmen. Studien haben gezeigt, dass wir durch das Anbringen kleiner Vibratoren um die Augen die Wahrnehmung einer Person für ihre Position im Raum verändern können oder ihr das Gefühl vermitteln können, sie bewege sich in eine bestimmte Richtung. Es gaukelt dem Gehirn vor, dass sich der Körper bewegt. Das zeigt uns, dass die Augenmuskeln wichtige Botschafter sind und sogar das, was eine Person tatsächlich sieht, überlagern können. All diese Faktoren haben nichts mit einer 20/20-Sehschärfe zu tun (nach dem üblichen Snellen-Sehtest).

Die meisten Leute denken, dass es nur auf die Sehschärfe von 20/20 ankommt, aber in Wirklichkeit ist das wahrscheinlich die Funktion des Auges und des visuellen Systems, auf die es am wenigsten ankommt. Manche Kinder werden mit (einem) schwachen Augenmuskel(n) geboren. Eines ihrer Augen kann nach innen oder außen gedreht sein. Das nennt man Schielen. Wir alle haben wahrscheinlich schon einmal mit jemandem gesprochen, dessen eines Auge uns fixiert, während sein anderes irgendwie »daneben« zu sein scheint. Obwohl das stets als ein Augenproblem betrachtet wurde, wissen wir heute, dass das Problem eher mit dem Gehirn zu tun hat.

Um gut sehen zu können, müssen beide Augen perfekt zusammenarbeiten. Wenn ein Auge schwach oder »träge« ist, kann das Kind immer nur mit einem Auge sehen. Das beeinträchtigt natürlich das Sehvermögen. Aber das Kind merkt das nicht. Jedes Auge kann sehen, wenn das andere geschlossen ist, aber wenn beide Augen geöffnet sind, ignoriert das Gehirn die Bilder des einen Auges und sieht nur mit dem »guten« Auge. Früher dachten die Ärzt:innen, dies sei auf ein schwaches Auge zurückzuführen, aber heute wissen wir, dass das Gehirn aus dem Takt gekommen ist. Der Okzipitallappen (lobus occipitalis) verarbeitet als Teil des visuellen Systems die visuellen Impulse und ist das Sehzentrum des Gehirns. Im rechten Okzipitalappen werden die visuellen Signale der linken Hälfte der Netzhaut beider Augen verarbeitet, der linke Lappen ist für die Verarbeitung der visuellen Signale der rechten Netzhauthälfte beider Augen zuständig. Wenn ein Auge blind ist, übernimmt der Okzipitallappen beide Seiten. Sind die beiden Hirnhemisphären allerdings nicht im Gleichgewicht, werden die Okzipitallappen de-synchronisiert. Das Gehirn bekommt zwei völlig unterschiedliche Ansichten der Welt übermittelt. Das Gehirn kann die Bilder nicht in Einklang bringen, aber anstatt doppelt zu sehen, ignoriert es das schlechtere Auge und fokussiert sich nur auf das, was das gute Auge übermittelt. Ist das Problem nur geringfügig, kann das ausgeglichen und kompensiert werden. Je gravierender das Problem, desto schwerwiegender sind allerdings die Symptome.

▶ Lichtempfindlichkeitstest

Benutzen Sie eine kleine Taschenlampe auf der niedrigsten Stufe und richten Sie den Lichtstrahl auf den äußeren Augenwinkel. Zählen Sie, wie lange es dauert, bis sich die Pupille verengt und dann wieder zu ihrer ursprünglichen Größe zurückkehrt.

Je nachdem, wie hell das Licht ist, sollten die Pupillen normalerweise mindestens 10 Sekunden oder länger verengt bleiben. Wenn sich die Pupille verengt und gleich wieder weitet, weist das meist auf eine Schwäche in der Hirnhemisphäre auf der gegenüberliegenden Seite hin. Notieren Sie die Zeit. Wiederholen Sie den Test auf der anderen Seite. Notieren Sie auch, ob die Augen des Kindes tränen oder ob sie so überempfindlich auf das Licht reagieren, dass Sie den Test nicht durchführen können. Die schwache Hemisphäre liegt in der Regel gegenüber dem Auge, das sich zuerst wieder weitet.

Rechtes Auge ______ Sekunden
Tränen Ja ______ Nein ______
Empfindlichkeit Ja ______ Nein ______
Linkes Auge ______ Sekunden
Tränen Ja ______ Nein ______
Empfindlichkeit Ja ______ Nein ______

Stufe 1
Das Kind dreht sich weg oder schließt die Augen.

Stufe 2
Die Pupille zieht sich zusammen und erweitert sich schnell wieder. (Es dauert weniger als 10 Sekunden.)

Stufe 3
Die Pupille zieht sich zusammen und kehrt dann nach 10 bis 15 Sekunden oder später zum voll erweiterten Zustand zurück.

▶ Schnelles Tracking (Sakkaden-Test)

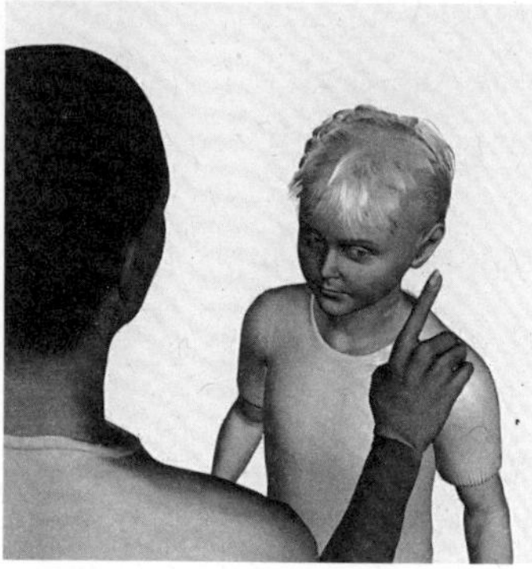

Mikro-Sakkaden sind ein kurzer visueller Prozess, der vor der Fixation stattfindet, durch die dann die Informationen aufgenommen und verarbeitet werden. Diese Funktion ist entscheidend beim Lesen, zum Beispiel, wenn das Auge von einer Zeile zur nächsten springt. Viele Kinder mit FDS haben dabei große Schwierigkeiten und können über das Ziel hinausschießen oder umgekehrt. Dies erschwert das Lesen und macht es sehr langsam. Mit diesem Test können Sie feststellen, welche Gehirnhälfte zu wenig aktiv, zu langsam und zu wenig vernetzt ist.

Setzen Sie sich direkt vor Ihr Kind (auf Augenhöhe). Es soll aufrecht sitzen und den Kopf gerade halten. Wenn es den Kopf zu einer Seite neigt, korrigieren Sie sanft die Kopfhaltung. Halten Sie Ihre Zeigefinger in gleicher Höhe mit ca. 30 Zentimeter Abstand voneinander und in einer Entfernung von ca. einem Meter vor das Gesicht Ihres Kindes, wie abgebildet. Bitten Sie es, auf Ihre Nase zu blicken. Sagen Sie ihm, dass Sie mit den Fingern wackeln werden und dass es nun seinen Blick auf einen Finger richten soll, ohne den Kopf zu bewegen. Seine Augen sollen sich in einer einzigen schnellen Bewegung zu Ihrem Finger bewegen. Beobachten Sie seine Augen sorgfältig, um zu sehen, ob es über das Ziel hinausschießt, wenn es den Finger fixiert. Sie erkennen dies daran, dass es die Augen wieder zum Finger zurück bewegen wird, wenn es darüber hinausgegangen ist. Achten Sie auf diese zweite Bewegung zurück zum Finger. Wenn Sie »okay« sagen, soll das Kind wieder auf Ihre Nase blicken. Wiederholen Sie das, indem Sie willkürlich mit den Fingern wackeln, sodass das Kind nicht vorhersehen kann, wann Sie beginnen und aufhören. Machen Sie das insgesamt fünf Mal. Wiederholen Sie das auf der anderen Seite. Die Geschwindigkeit sollte bei beiden Seiten genau gleich sein. Die langsamere Bewegung zeigt sich normalerweise gegenüber der schwächeren Hirnhemisphäre, die überschießende Bewegung gegenüber der anderen.

Seite gegenüber der überschießenden Bewegung: R ______ L ______
Seite gegenüber der langsameren Bewegung: R ______ L ______

Stufe 1
Das Kind kann die Übung nicht ausführen, oder es findet jedes Mal eine überschießende Augenbewegung in beiden Richtungen statt, oder es gibt einen signifikanten Unterschied in der Geschwindigkeit der Bewegungen beider Augen.

Stufe 2
Das Kind schießt zweimal mit seiner Augenbewegung in die eine oder andere Richtung über das Ziel hinaus oder die Geschwindigkeit beider Augen ist sehr unterschiedlich.

Stufe 3
Es findet keine überschießende Augenbewegung statt und die Geschwindigkeit ist auf beiden Seiten gleich.

▶ Test Langsames Tracking (Augenfolgebewegungen)

Nur Menschen und die am höchsten entwickelten Primaten können Dinge bewusst langsam mit den Augen verfolgen. Das hat offensichtlich etwas mit höherer Gehirnentwicklung zu tun. Daher ist die Testung dieser Fähigkeit bei Kindern sehr wichtig. Wenn ein Kind zu langsamen, flüssigen Augenbewegungen fähig ist, während es einem anvisierten Ziel zur Linken oder zur Rechten mit den Augen folgt, ist das ein gutes Zeichen im Hinblick auf die Gehirnentwicklung. Auch das ist sehr einfach zu überprüfen.

Das Kind soll den Kopf während des Tests still halten. Wenn es den Kopf bewegt, legen Sie eine Hand auf seine Schädeldecke, um den Kopf ruhig zu stellen. Das Kind soll Ihnen auf Augenhöhe gegenübersitzen. Bitten Sie es, gerade zu sitzen und den Kopf gerade und still zu halten. Positionieren Sie Ihren Zeigefinger auf Augenhöhe links neben dem Kopf des Kindes. Sagen Sie ihm, dass es mit den Augen Ihrem Finger so weit wie möglich folgen soll, während Sie ihn langsam nach rechts bewegen. Es sollte etwa sechs Sekunden dauern, die Augen von einer Seite zur anderen zu bewegen. Wechseln Sie nun die Richtung. Wenn das Kind damit Schwierigkeiten hat oder sich die Augen langsamer bewegen oder öfter hin und her springen, wenn es Ihrem Finger nach einer Seite folgt, ist das ein Zeichen für eine hemisphärische Schwäche auf derselben Seite. Falls das Kind Ihrem Finger weder nach rechts, noch nach links folgen kann, deutet dies auf eine schlechte Fixationsfähigkeit hin, die ein Rechtshirndefizit aufzeigt.

R ______ L ______ Fixation ______
Langsamere Bewegung R ______ L ______

Stufe 1
Das Kind kann dem Finger nicht folgen, oder die Augen springen auffällig hin und her, oder seine Augenbewegungen nach einer oder beiden Seiten sind sehr langsam, oder die Geschwindigkeit und Genauigkeit der Augenfolgebewegungen weichen zwischen beiden Seiten stark voneinander ab.

Stufe 2
Das Kind kann dem Finger folgen, aber seine Augen springen deutlich in die eine oder andere Richtung, oder es zeigt sich ein deutliches Ungleichgewicht zwischen beiden Seiten in Bezug auf Geschwindigkeit und Genauigkeit bei der der Verfolgung des Zieles.

Stufe 3
Das Kind kann dem Finger flüssig nach beiden Seiten folgen, ohne dass die Augen hin und her springen und ohne Geschwindigkeitsunterschiede in beide Richtungen.

▶ Schielen- (Konvergenz/Divergenz-) Test

Die Fähigkeit, beide Augen gleichzeitig auf die Nase zu richten oder zu schielen, wird als Konvergenz bezeichnet. Dies ist eine weitere Fähigkeit, von der wir annehmen, dass Kinder sie beherrschen. Aber dafür gibt es keine Garantie. Zwischen 30 und 50 Prozent aller Kinder, bei denen ADHS diagnostiziert wird, können nicht absichtlich schielen. Ich habe festgestellt, dass das auch für die meisten Kinder mit einer Rechtshirnschwäche gilt. Wenn das Kind seine Augen nicht gleichmäßig nach innen drehen kann, beeinträchtigt das auch das Lesen von Texten aus kurzem Abstand. Auch das Abschreiben von der Tafel wird dadurch erschwert. Wenn die Augen nicht zusammenarbeiten können, ist es wahrscheinlich, dass auch die beiden Hirnhemisphären nicht gut zusammenarbeiten.

Das Kind soll gerade sitzen und den Kopf gerade halten. Setzen Sie sich ihm auf Augenhöhe gegenüber. Halten Sie Ihren Zeigefinger in einem Abstand von etwa 45 cm vor seine Nase. Bitten Sie das Kind, Ihrem Finger mit beiden Augen zu folgen, während Sie ihn langsam auf seine Nase zubewegen. Fragen Sie es, wie viele Finger es sieht. Wenn es sagt, dass es zwei Finger sieht, ist das ein Hinweis darauf, dass die Augen nicht aufeinander abgestimmt sind und eine schwerwiegendere Muskelschwäche vorliegen könnte. Sie sollten seiner Nase mit Ihrem Finger auf drei bis fünf Zentimeter nahe kommen können, bevor es zwei Finger sieht. Bewegen Sie den Finger zurück, bis das Kind Ihnen sagt, dass es nur noch einen Finger sieht. Überprüfen Sie die Augen des Kindes, um zu sehen, ob ein Auge verdreht ist. Das nach außen gedrehte Auge ist das schwache Auge (insbesondere, wenn es das dominante Auge ist) und deutet normalerweise auf eine hemisphärische Schwäche auf derselben Seite hin. Kann das Kind seine Augen überhaupt nicht verdrehen, weist dies auf eine Schwäche der rechten Hirnhemisphäre hin. Wenn das Kind die Übung erfolgreich durchführen kann, wiederholen Sie sie fünf bis zehn Mal und beobachten Sie, ob ein Auge ermüdet und sich nach außen bewegt. Ermüdet ein Auge frühzeitig, kann das auch auf eine Schwäche der Hemisphäre auf derselben Seite hinweisen. Notieren Sie die Ergebnisse unten.

R ______ L ______ Kann nicht schielen

Stufe 1
Wenn ein Objekt (Finger) der Nase näher als 30 cm kommt, kann das Kind nicht schielen, ohne doppelt zu sehen.

Stufe 2
Wenn ein Objekt (Finger) der Nase näher als 15 cm kommt, kann das Kind nicht schielen, ohne doppelt zu sehen

Stufe 3
Kann die Augen gleichmäßig nach innen drehen, wenn das Objekt fünf cm von der Nase entfernt ist, ohne doppelt zu sehen.

▶ Sehtest-Ergebnisse

Übertragen Sie hier die Ergebnisse der Sehtests. Wenn sich die Ergebnisse stark auf eine Seite konzentrieren, deutet das auf ein Ungleichgewicht auf dieser Seite des Gehirns hin.

Test Schnelles Tracking (Sakkaden)	R ______	L ______
Schnelles Tracking	R ______	L ______
Gegenüberliegende Seite langsamer beim schnellen Tracking	R ______	L ______
Test Langsames Tracking	R ______	L ______

Langsame Augenfolgebewegung		
gleiche Seite	R ______	L ______
Konvergenz/Divergenz-Test (Schielen)	R ______	L ______
Gesamt	**R** ______	L ______

Propriozeptions-Checkliste

Mithilfe dieser Checkliste können Sie beurteilen, wie gut Ihr Kind seinen Körper im Raum wahrnimmt. Lesen Sie sich die folgenden Symptome durch und kreuzen Sie diejenigen an, die auf Ihr Kind am ehesten zutreffen. 1 bedeutet »trifft überhaupt nicht zu«, 10 bedeutet »trifft fast immer zu«. Addieren Sie die Zahlen und notieren Sie die Gesamtsumme. (Die niedrigste mögliche Punktzahl ist 10, die höchste 100.)

	1	2	3	4	5	6	7	8	9	10
Schlechte Körperhaltung	☐	☐	☐	☐	☐	☐	☐	☐	☐	☐
Ständiges Zappeln oder Bewegen	☐	☐	☐	☐	☐	☐	☐	☐	☐	☐
Übermäßiger Wunsch, gehalten zu werden	☐	☐	☐	☐	☐	☐	☐	☐	☐	☐
Provoziert Streit	☐	☐	☐	☐	☐	☐	☐	☐	☐	☐
Wickelt die Füße um die Stuhlbeine	☐	☐	☐	☐	☐	☐	☐	☐	☐	☐
Hat Probleme, den Körper oder verschiedene Körperteile im Raum wahrzunehmen	☐	☐	☐	☐	☐	☐	☐	☐	☐	☐
Stößt oft gegen Dinge	☐	☐	☐	☐	☐	☐	☐	☐	☐	☐
Mangelnder Gleichgewichtssinn	☐	☐	☐	☐	☐	☐	☐	☐	☐	☐

	1	2	3	4	5	6	7	8	9	10
Wiegt den Körper hin und her oder schlägt den Kopf an	☐	☐	☐	☐	☐	☐	☐	☐	☐	☐
Höhenangst	☐	☐	☐	☐	☐	☐	☐	☐	☐	☐

Gesamt ______

Beurteilung der propriozeptiven Fähigkeit

Propriozeption ist die Fähigkeit, wahrzunehmen, wo sich der eigene Körper im Raum in Bezug auf die Schwerkraft und im Verhältnis zu sich selbst und zu anderen Personen oder Objekten befindet. Ich betrachte das propriozeptive System als den wichtigsten Einfluss auf andere sensorische Systeme und das Gehirn als Ganzes. Andere Ärzt:innen sind der Ansicht, dass das vestibuläre System wichtiger sei, aber ich bin anderer Meinung. Es wurde wissenschaftlich nachgewiesen, dass eine Person einen vestibulären Funktionsverlust recht gut kompensieren kann, aber niemals einen schweren propriozeptiven Funktionsverlust.

Das Kuriose am propriozeptiven Sinn ist, dass niemand – weder Eltern noch Kind – es bemerkt, wenn er vermindert ist oder ein Funktionsverlust eintritt, weil es der einzige Sinn ist, der größtenteils unbewusst ist. Die anderen Sinne wie Sehen, Hören, Riechen, Schmecken und Tasten sind uns viel vertrauter und bewusster. Die Propriozeption ist für das Gehirn jedoch viel wichtiger, denn sie ist der einzige Sinn, der konstant ist. Sie funktioniert in engem Zusammenhang mit dem vestibulären System, das größtenteils ebenfalls unbewusst funktioniert.

Wenn Kinder anfangen, sich zu bewegen und ihre ersten Schritte machen, müssen sie aktiv über ihre Bewegungen nachdenken. Das macht es dem Gehirn schwer, sich zu konzentrieren und andere Dinge zu lernen. Wenn ein Kind es nicht hinbekommt – wenn es ungeschickt ist und seltsam läuft, fällt es ihm schwer, andere Fertigkeiten zu erlernen, weil sein Gehirn so sehr mit dem Versuch beschäftigt ist, die Bewegungen zu kontrollieren. Lernt ein Kind jedoch problemlos, sich auf natürliche Weise zu bewegen, muss das Gehirn nicht mehr über diese Dinge nachdenken. Die Bewegung läuft dann unbewusst ab. Der Muskeltonus ist ebenfalls ein guter Indikator für die Propriozeption. Wenn das Kind einen schwachen Muskeltonus hat, sind die Muskeln, Sehnen und Gelenke hyposensitiv für Bewegungen, weil sich der Körper viel mehr bewegen muss, bevor das Gehirn auf die jeweilige Bewegung reagiert. Dadurch wirken die Bewegungen unbeholfen, zeitverzögert und unkoordiniert.

▶ Rhomberg Test (Gleichgewicht im Stehen)

Das Kind soll in entspannter Haltung barfuß vor Ihnen stehen. Bitten Sie es, sich so hinzustellen, dass sich seine Fußknöchel berühren. Achten Sie darauf, ob es gerade stehen bleibt oder zur einen oder anderen Seite hin schwankt. Sie sollten nahe genug stehen, damit Sie es auffangen können, wenn es fällt. Wenn es das Gleichgewicht halten kann, bitten Sie es, die Augen zu schließen. Achten Sie auch hierbei auf ein Schwanken. Wenn es schwankt oder fällt, deutet das auf eine Schwäche der Hirnhemisphäre gegenüber der Richtung des Schwankens hin. Notieren Sie, welche Hemisphäre der Seite, zu der das Kind schwankt, gegenüberliegt.

L ______ R ______ Keine Schwank- oder Fallneigung ______

▶ Ein Fuss vor dem anderen (Manns-Test)

Wenn Ihr Kind im vorherigen Test gut abgeschnitten hat, werden die folgenden beiden Tests eine größere Herausforderung sein.

Das Kind soll barfuß mit zusammenstehenden Füßen entspannt vor Ihnen stehen. Bitten Sie das Kind, einen Fuß direkt vor den anderen zu setzen. Achten Sie darauf, ob es zu einer Seite hin schwankt. Stehen Sie in der Nähe, um es aufzufangen, wenn es zu fallen droht. Bitten Sie es, die Augen zu schließen, während es die Position hält. Eine Schwankneigung zu einer Seite weist auf eine hemisphärische Schwäche auf der gegenüberliegenden Seite hin. Notieren Sie, welche Hemisphäre der Richtung, in die das Kind schwankt, gegenüberliegt.

Augen offen	L ______	R ______
Augen geschlossen	L ______	R ______

▶ Einbeiniger Stand

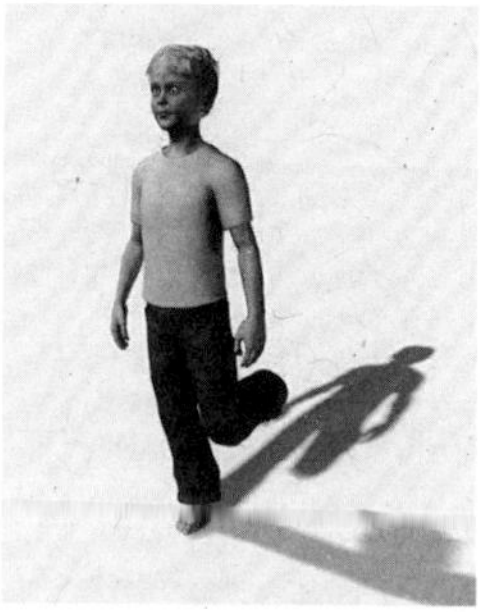

Das Kind soll barfuß vor Ihnen stehen. Bitten Sie es, ein Bein im angewinkelten Zustand anzuheben. Verwenden Sie eine Stoppuhr, oder zählen Sie leise die Sekunden, die das Kind aufrecht stehen kann, ohne zu schwanken oder sich an etwas festhalten zu müssen. Es sollte die Position 30 Sekunden lang halten können. Wenn das gelingt, bitten Sie das Kind, die Übung mit geschlossenen Augen zu wiederholen. Das Kind sollte in der Lage sein, die Position 10 Sekunden zu halten. Lassen Sie es die Übung mit dem anderen Bein wiederholen. Wiederholen Sie den Test drei Mal, um Ihre Zählung zu überprüfen. Eine Schwank- oder Fallneigung zu einer Seite weist auf eine Schwäche der Hirnhemisphäre auf der gegenüberliegenden Seite hin. Die Seite, auf der das Kind das Gleichgewicht kürzer halten kann, deutet ebenfalls auf ein Defizit der gegenüberliegenden Hemisphäre hin.

Notieren Sie, welche Seite der Richtung, in die das Kind schwankt, gegenüberliegt.

Seite, auf der das Gleichgewicht länger gehalten werden kann	L ______	R ______
Seite, auf der das Gleichgewicht kürzer gehalten werden kann	L ______	R ______

Stufe 1
Stand mit einem Fuß vor dem anderen. Die Position kann mit offenen Augen 30 Sekunden gehalten werden, ohne dass das Kind umkippt.

Stufe 2
Einbeiniger Stand mit offenen Augen. Das Kind kann die Position 30 Sekunden lang halten, ohne zu fallen oder den Fuß abzusetzen.

Stufe 3
Einbeiniger Stand mit geschlossenen Augen. Das Kind kann die Position 30 Sekunden lang halten, ohne zu fallen oder den Fuß abzusetzen.

▶ Test der Rumpfstabilität

Die Rumpfmuskeln liegen hauptsächlich in Brust, Bauch, Rücken und Becken. Eine Schwäche und ein niedriger Muskeltonus dieser Muskeln sind in der Regel auf eine mangelhafte propiozeptive Wahrnehmung zurückzuführen. Da diese Muskeln größtenteils unbewusst gesteuert werden, können hier keine bewussten Übungen durchgeführt werden.

Die linke Gehirnhälfte steuert die meisten bewussten oder willkürlichen Bewegungen, insbesondere der kleinen Muskeln der Hände und Füße. Das Heben von Gewichten ist beispielsweise eine bewusste oder willentlich ausgeführte Muskelbewegung. Die Muskeln, die den Körper stabilisieren, ziehen sich unwillkürlich zusammen, weshalb bewusste Übungen diese Muskeln nicht stärken. Der Schlüssel zur Stabilität ist ein Gleichgewicht zwischen den vorderen, hinteren und seitlichen Rumpfmuskeln. Normalerweise sollten die Rückenmuskeln 30 bis 50 Prozent stärker sein als die Bauchmuskeln. Die Muskeln auf der linken Seite der Wirbelsäule sollten etwa gleich stark und belastbar sein wie die auf der rechten Seite. Diese Ausgewogenheit und die allgemeine Muskelkraft sind entscheidend für Stabilität und Gleichgewicht.

Ein Kind kann scheinbar schwache Bein- und Armmuskeln haben, obwohl in Wirklichkeit die stabilisierenden großen Muskeln der Wirbelsäule schwach sind. Wenn die Basis schwach ist, erscheinen auch die Arm- und Beinmuskeln schwach. Sitzen inaktiviert diese Muskeln und schwächt sie oder führt zu einer verzögerten Entwicklung des Muskeltonus. Das ist ein weiterer Grund dafür, dass Fernsehen und Videospiele nicht gut für Ihr Kind sind.

▶ Rumpfstabilitätstest/Brücke in Rückenlage

Level 1

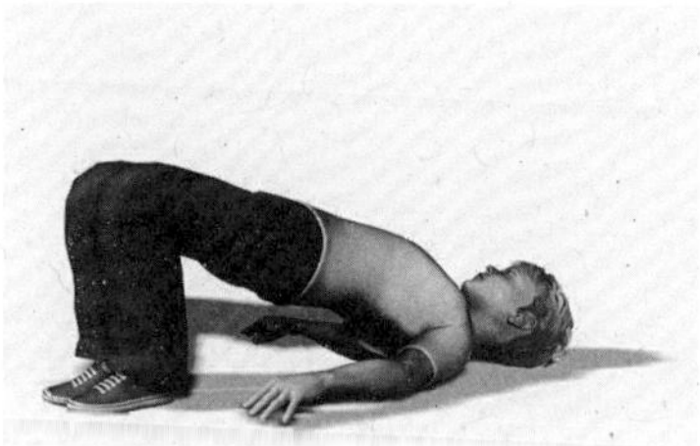

Das Kind soll sich in Rückenlage auf den Boden legen, die Hände liegen zur Stabilisierung seitlich neben dem Körper, die Beine schulterbreit auseinander. Bitten Sie das Kind, seinen Rumpf vom Boden abzuheben, sodass die Wirbelsäule eine gerade Linie bildet. Sie können das mit Ihren Händen unterstützen, aber ziehen Sie die Hände dann wieder weg. Das Kind soll die Position still so lange wie möglich halten. Verwenden Sie eine Stoppuhr oder zählen Sie leise für sich selbst, wie lange es die Position halten kann. Wenn es anfängt zu zittern oder durchzuhängen, ermutigen Sie es einmal, noch ein bisschen durchzuhalten, aber wenn es die Haltung nicht mehr korrigieren kann, hören Sie auf zu zählen. Ein kleines Kind sollte in der Lage sein, die Position mindestens 30 Sekunden lang zu halten, ein älteres Kind sollte sie 60 Sekunden lang halten können.

Zeit ________

Stufe 2

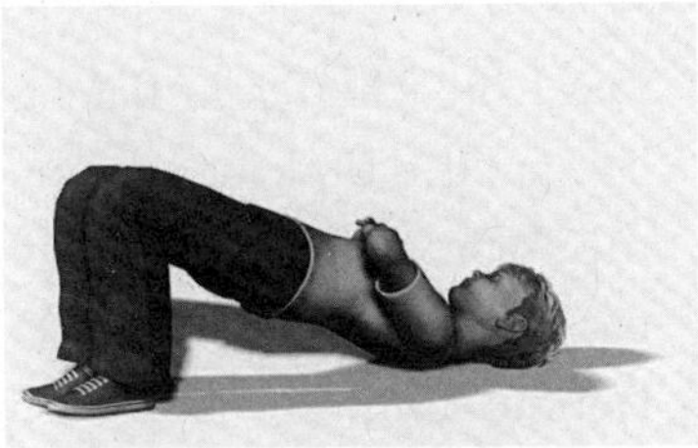

Wenn das Kind Stufe 1 erreicht hat, legen Sie ein Pause von zehn Sekunden ein und lassen es dann die folgende Übung machen. Sie verringert die Stabilität ein wenig und erhöht den Widerstand in den Muskeln, sodass sie etwas schwieriger ist. Während das Kind noch flach auf dem Boden liegt, soll es die Knie aneinanderlegen und die Arme vor der Brust verschränken. Bitten Sie es wieder, den Rumpf vom Boden abzuheben und wie zuvor die Position mit geradem Rücken zu halten. Zählen Sie, wie viele Sekunden das Kind diese Position halten kann. Notieren Sie das unten. Ein Kind, das die Stufe 2 beherrscht, sollte diese Position 60 Sekunden lang halten können.

Zeit ______

Stufe 3

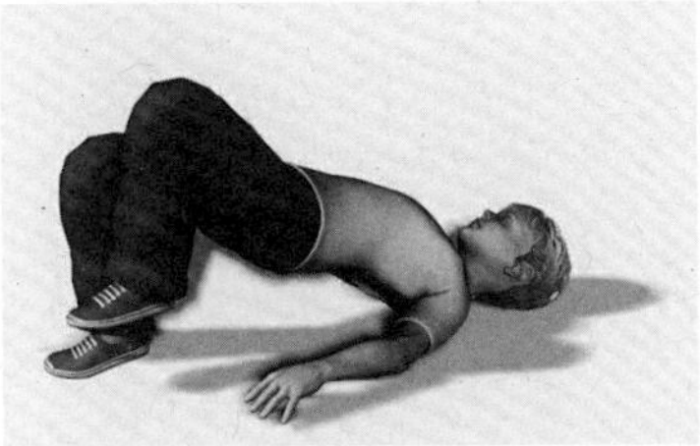

Wenn das Kind ohne Probleme Stufe 2 erreicht, lassen Sie es noch folgende Übung machen. Sie nimmt noch mehr Stabilität weg und erhöht den Widerstand noch weiter. Das Kind soll die gleiche Position einnehmen wie in Stufe1 und dann ein Bein etwa drei cm vom Boden anheben. Zählen Sie, wie lange es diese Position stabil halten kann und notieren Sie das unten. Nun das Gleiche mit dem anderen Bein wiederholen. Ein Kind sollte in der Lage sein, die Position mit jedem Bein 30 Sekunden lang zu halten. Notieren Sie die Zeit.

Zeit ______

▶ Rumpfstabilitätstest/Brücke in Bauchlage

Stufe 1

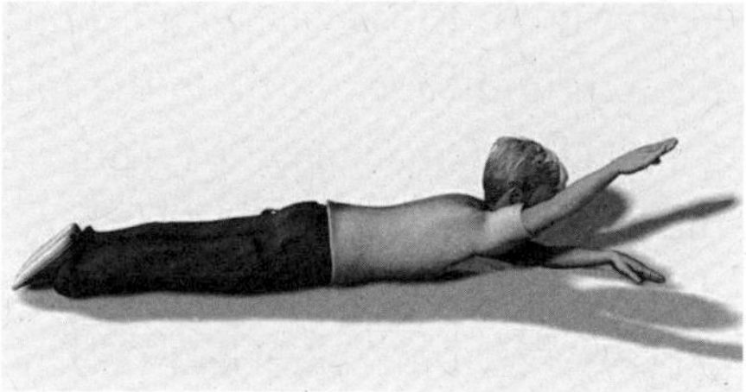

Das Kind soll sich in Bauchlage auf den Boden legen und die Arme neben dem Kopf nach vorne ausstrecken. Der Kopf liegt mittig und ist nach unten gerichtet. Bitten Sie das Kind, seinen Kopf und einen Arm anzuheben, wobei es den Arm ganz gerade halten soll. Fordern Sie es auf, die Position so lange wie möglich zu halten (bis zu 15 Sekunden). Hören Sie auf zu zählen, wenn das Kind den Arm sinken lässt oder beugt oder den Kopf senkt. Zählen Sie, wie lange es diese Position halten kann, und notieren Sie das unten. Wiederholen Sie die Übung einzeln mit allen vier Gliedmaßen, während das Kind den Kopf anhebt. Hören Sie auf zu zählen, sobald es einen Arm oder ein Bein oder den Kopf sinken lässt.

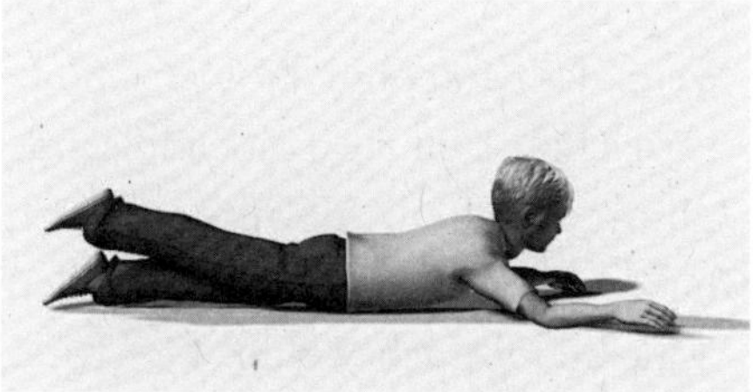

Rechter Arm/Zeit ______ Sekunden ______
Linker Arm/Zeit ______ Sekunden ______
Rechtes Bein/Zeit ______ Sekunden ______
Linkes Bein/Zeit ______ Sekunden ______

Stufe 2

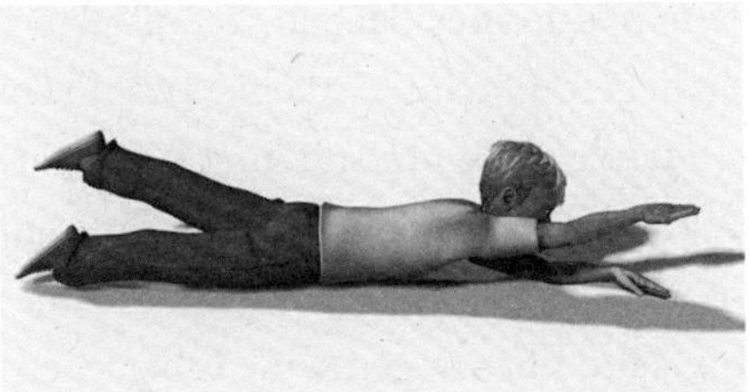

Wenn das Kind in der Lage ist, alle vier Gliedmaßen (separat) 15 Sekunden lang zu halten, gehen Sie zur Position von Stufe 2 weiter.

Es soll die gleiche Ausgangsposition einnehmen und dann den Kopf, einen Arm und das gegenüberliegende Bein anheben. Zählen Sie, wie lange es die Position halten kann. Dann 10 Sekunden entspannen. Nun die Übung mit dem anderen Arm und Bein wiederholen. Wenn das Kind den Arm, das Bein oder den Kopf sinken lässt, hören Sie auf zu zählen. Es sollte in der Lage sein, die Position auf beiden Seiten 30 Sekunden lang durchzuhalten. Ist das auf einer Seite nicht der Fall, hat es diesen Test nicht bestanden.

Rechter Arm und linkes Bein ______ Sekunden ______
Linker Arm und rechtes Bein ______ Sekunden ______

Stufe 3

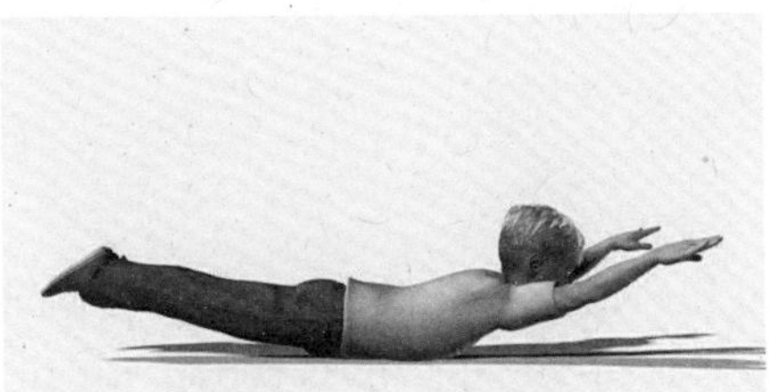

Wenn das Kind die Positionen von Stufe 2 jeweils 30 Sekunden lang halten kann, gehen Sie zu folgender Übung über. Das Kind soll die gleiche Ausgangsposition einnehmen. Bitten Sie es, alle vier Gliedmaßen anzuheben (in einer Supermann-Position) und die Position so lange wie möglich zu halten (bis zu 60 Sekunden).

Zeit ______ Sekunden ______

▶ Curl-Ups

Das Kind soll mit angezogenen Beinen auf einer flachen, gepolsterten, sauberen Unterlage auf dem Rücken liegen. Die Füße stehen etwa 45 cm vom Gesäß entfernt. Legen Sie Ihre Hände zur Unterstützung über seine Füße. Bitten Sie das Kind, die Arme zu kreuzen und die Handflächen auf die Schultern zu legen. Fordern Sie es nun auf, seinen Rumpf anzuheben, so weit nach oben zu rollen, bis seine Ellenbogen seine Oberschenkel berühren und dann den Oberkörper wieder nach unten abzurollen, bis die Schulterblätter wieder die Unterlage berühren. Lassen Sie es diese Übung eine Minute lang machen und zählen Sie dabei laut mit. Ziel ist es, so viele Curl-Ups wie möglich flüssig in einer Minute zu absolvieren. Das Kind sollte in der Lage sein, so viele Curl-Ups zu schaffen, wie es seinem Alter und seinem Geschlecht entspricht:

	LEVEL 1	LEVEL 2		LEVEL 3	
Alter	Jungen und Mädchen	Jungen	Mädchen	Jungen	Mädchen
4 - 7 Jahre	15	25	25	35	35
8 - 12 Jahre	25	35	35	45	45
13 - 17 Jahre	35	45	40	55	50

▶ Rechtwinkliger Liegestütz

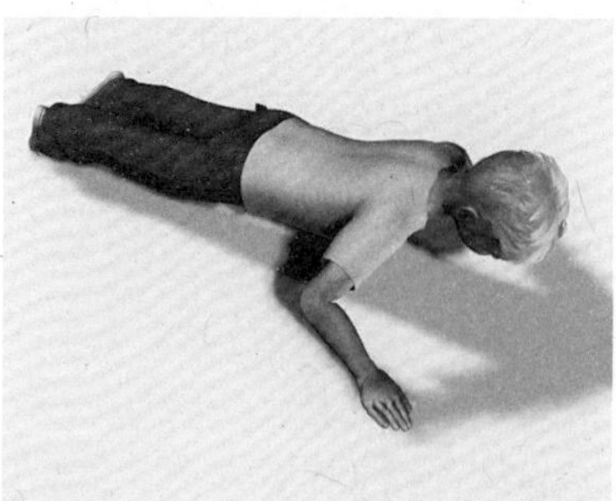

Ihr Kind soll mit dem Gesicht nach unten in der klassischen Liegestütz-Position auf dem Boden liegen: Die Hände unter den Schultern, Finger gerade, Beine parallel ausgestreckt und leicht gespreizt. Die Zehen stützen die Füße. Bitten Sie das Kind nun, sich hochzudrücken, während es den Rücken und die Knie gerade hält, und dann den Körper abzusenken, bis die Ellenbogen einen 90-Grad-Winkel bilden. Legen Sie Ihre Hände auf die Hände des Kindes, sodass seine Schultern Ihre Hände berühren, wenn es sich wieder auf den Boden legt.

Das einmalige Absenken sollte drei Sekunden dauern. Behalten Sie die Zeit im Auge. Das Kind sollte in der Lage sein, die Übung seinem Alter und Geschlecht entsprechend zu machen.

	LEVEL 1	LEVEL 2		LEVEL 3	
Alter	Jungen und Mädchen	Jungen	Mädchen	Jungen	Mädchen
4 - 7 Jahre	5	5	5	15	15
8 - 12 Jahre	10	15	10	25	20
13 - 17 Jahre	15	30	15	45	25

▶ Ergebnisse der Propriozeptionstests

Notieren Sie hier die Ergebnisse der Tests. Tendieren die Ergebnisse stark zu einer Seite hin, ist dies ein Hinweis auf ein Defizit der Hemisphäre auf der anderen Seite.

Test: Gleichgewicht im Stehen R ______ L ______
Test: Ein Fuß vor dem anderen R ______ L ______
Test: Einbeiniger Stand R ______ L ______
Test: Rumpfstabilität R ______ L ______
Test: Brücke in Rückenlage R ______ L ______

Test: Brücke in Bauchlage
Stufe 1 R ______ L ______
Stufe 2 R ______ L ______
Stufe 3 R ______ L ______

Curl-Ups
Stufe 1 R ______ L ______
Stufe 2 R ______ L ______
Stufe 3 R ______ L ______

Rechtwinkliger Liegestütz
Stufe 1 R ______ L ______
Stufe 2 R ______ L ______
Stufe 3 R ______ L ______

Gesamt R ______ L ______

Die Geschichte einer Mutter: *Braden*

Das Leben vor Brain Balance

Vor Brain Balance bestand das Leben mit Braden aus ständigem Geschrei, Wutausbrüchen und Gewalt. Wir lebten wie auf rohen Eiern und wussten nie, worüber mein Sohn als Nächstes ausflippen würde. Seine sensorische Integrationsstörung war so schlimm, dass er auf der Kleidung herumkaute und das Anziehen jeden Morgen ein stundenlanges Ringen um Hemden, Hosen, Socken, Schuhe und das Kämmen war. Mein Sohn litt unter schweren Angstzuständen. In der Schule war es so schwierig, weil der Lärm und die Betriebsamkeit sein Gehirn überlasteten. Er war völlig überfordert und bekam nachts Wutanfälle. Sein Leben wurde von seinen Emotionen beherrscht. Jede Veränderung einer Struktur führte zu einem Meltdown. Er drehte einfach durch. Wegen seines gewalttätigen Verhaltens musste er auf Medikamente gesetzt werden. Sie halfen gegen die Gewaltausbrüche, aber das sensorische Problem wurde dadurch nicht beeinflusst. Und er litt unter schrecklichen Nebenwirkungen.

Als die Medikamente nicht mehr wirkten, erhöhten die Ärzten die Dosis, was zu weiteren Nebenwirkungen führte. Es war so herzzerreißend, ihn leiden zu sehen. Ich war am Ende, bis ich von Brain Balance erfuhr und mein Kind in einem Zentrum anmeldete.

Das Leben seit Brain Balance

Ich habe jetzt einen Sohn, der lächelt, fröhlich ist und sich morgens mit wenigen oder ganz ohne Wutausbrüche für die Schule fertig machen kann. Er kaut nicht mehr auf der Kleidung herum und kann Socken, Schuhe, Hosen sowie sonntags in der Kirche einen Anzug, eine Krawatte und einen Gürtel tragen – Kleidung, von der ich nie für möglich gehalten hätte, dass er sie einmal tolerieren würde! In der Schule geht es ihm besser, und seine Lehrerinnen und Betreuer erzählen mir, dass er viel glücklicher wirkt. Ich lebe nicht mehr in ständiger Angst. Ich muss nicht mehr darauf warten, dass die Bombe platzt und mein Sohn explodiert. Vor Kurzem sagte er zu mir: »Ich werde dich nicht hauen, Mama. Ich bin nicht mehr so ein Mensch.«

In den vergangenen drei Monaten habe ich bei meinem Sohn Wunder erlebt. Er ist froher, gesünder, stärker, ruhiger und blüht richtig auf. Im Gegensatz zu der langen Liste von Diagnosen, die ich im Laufe der Jahre erhalten habe, gab Brain Balance mir Antworten – und war die direkte Erhörung der Gebete unserer Familie. Noch vor drei Monaten habe ich mich gefragt, wie ich den Tag überstehen soll – oder die Woche, den Monat, ja, mein ganzes Leben. Jetzt freue ich mich auf den morgigen Tag. Ich freue mich darauf, mit meinem Sohn zusammen zu sein. Es fühlt sich an, als würde ich ihn jetzt zum ersten Mal auf so viele Arten kennenlernen, weil die Mauern niedergerissen wurden. Das Gehirn meines Sohnes wurde geheilt.

Marilyn J.

Checkliste für die taktilen Funktionen

Folgende Symptome weisen entweder auf eine Über- oder Unterempfindlichkeit gegenüber Berührungen hin. Lesen Sie sich die Symptome durch und kreuzen Sie das Kästchen mit dem Symptom an, das auf Ihr Kind am ehesten zutrifft. 1 bedeutet »trifft überhaupt nicht zu«, 10 bedeutet »trifft fast immer zu«. Addieren Sie die Zahlen und notieren Sie die Summe. (Die niedrigste mögliche Punktzahl ist 10, die höchste 100.)

► Hypotaktile Symptome (Unterempfindlichkeit)

	1	2	3	4	5	6	7	8	9	10
Hypotaktil gegenüber den meisten Dingen	☐	☐	☐	☐	☐	☐	☐	☐	☐	☐
Bemerkt nicht oder reagiert nicht, wenn es sich verletzt	☐	☐	☐	☐	☐	☐	☐	☐	☐	☐
Hohe Schmerzschwelle	☐	☐	☐	☐	☐	☐	☐	☐	☐	☐
Spürt kaum Hitze oder Kälte	☐	☐	☐	☐	☐	☐	☐	☐	☐	☐
Liebt Kontaktsportarten	☐	☐	☐	☐	☐	☐	☐	☐	☐	☐
Merkt nicht, wenn es auf einem Gegenstand sitzt	☐	☐	☐	☐	☐	☐	☐	☐	☐	☐
Provoziert Rangeleien oder Streit	☐	☐	☐	☐	☐	☐	☐	☐	☐	☐
Ist nicht kitzlig	☐	☐	☐	☐	☐	☐	☐	☐	☐	☐
Berührt zwanghaft Dinge	☐	☐	☐	☐	☐	☐	☐	☐	☐	☐
Benimmt sich wie ein Elefant im Porzellanladen	☐	☐	☐	☐	☐	☐	☐	☐	☐	☐

Gesamt ______

▶ Hypertaktile Symptome (Hypersensibilität)

	1	2	3	4	5	6	7	8	9	10
Wirkt ständig hypersensibel	☐	☐	☐	☐	☐	☐	☐	☐	☐	☐
Mag keinen Sport	☐	☐	☐	☐	☐	☐	☐	☐	☐	☐
Mag es nicht, berührt zu werden	☐	☐	☐	☐	☐	☐	☐	☐	☐	☐
Hasst Etiketten an Kleidungsstücken	☐	☐	☐	☐	☐	☐	☐	☐	☐	☐
Hat allergische Hautreaktionen	☐	☐	☐	☐	☐	☐	☐	☐	☐	☐
Hasst Make-up und/oder Schmuck	☐	☐	☐	☐	☐	☐	☐	☐	☐	☐
Probleme mit der Anpassung der Körpertemperatur	☐	☐	☐	☐	☐	☐	☐	☐	☐	☐
Mag keine Kleidung an Armen und Beinen	☐	☐	☐	☐	☐	☐	☐	☐	☐	☐
Hat eine niedrige externe Schmerzschwelle	☐	☐	☐	☐	☐	☐	☐	☐	☐	☐
Wird nicht gerne berührt	☐	☐	☐	☐	☐	☐	☐	☐	☐	☐

Gesamt ______

Beurteilung der taktilen Wahrnehmung

Taktile Wahrnehmung ist die Fähigkeit, Berührungen zu spüren. Viele Kinder mit FDS haben einen anormalen Tastsinn. Viele sind eher hyposensibel gegenüber Berührungen und Schmerz, denn hypersensibel. In der Haut befinden sich Rezeptoren für leichte als auch für feste Berührungen. Das ist, zusammen mit dem vestibulären und propriozeptiven Sinn, wichtig für die Fähigkeit, sich selbst im Raum zu spüren. Wenn ein Kind Berührungen wahrnimmt, wirkt sich das auf unterschiedliche Weise aus. Die taktile Wahrnehmung ist besonders in den Füßen essenziell, um das Gleichgewicht halten zu können. Außerdem entwickelt das Kind über die taktile Wahrnehmung eine Art innere »Landkarte« des Körpers. Rezeptoren in der linken Gehirnhälfte regulieren den Tastsinn auf der gegenüberliegenden Körperseite. Die Rezeptoren in der rechten Gehirnhälfte steuern hauptsächlich den Tastsinn auf der linken Seite, aber auch auf der rechten Seite. Das hat mit der Aufgabe der rechten Gehirnhälfte zu tun, das »Gesamtbild« zu sehen.

Sowohl Unter- als auch Überempfindlichkeit gegenüber Berührungen sind Anzeichen für eine Unteraktivität des Gehirns – insbesondere der rechten Hemisphäre. Viele Eltern denken, ihr Kind sei ein kleines »Stehaufmännchen«, weil es nicht weint, wenn es sich verletzt hat. In Wirklichkeit ist das jedoch ein Hinweis darauf, dass es keine normale Wahrnehmung für Schmerz und Berührung hat.

Überempfindlichkeit oder Hypersensitivität ist ebenfalls auf eine Unteraktivität des Gehirns zurückzuführen, aber das ist noch besser als Unterempfindlichkeit.

Das ist das Kind, das es hasst, berührt zu werden oder das überempfindlich auf Etiketten in der Kleidung oder auf bestimmte Kleidung reagiert. Die taktile Wahrnehmung ist auch aus hemisphärischer Sicht wichtig. Meistens sind die Kinder unterempfindlich gegenüber Berührungen, aber da gibt es einen großen Unterschied bei den beiden Körperhälften: Eine ist in der Regel sehr viel unempfindlicher als die andere. Die hyposensible Seite liegt normalerweise gegenüber der langsameren, weniger aktiven Seite des Gehirns.

▶ Testung der taktilen Sensibilität

Bedecken Sie die Augen des Kindes. Streichen Sie mit einem weichen Pinsel leicht über die Innenseite eines Unterarms und dann des anderen Unterarms. Wenn Sie keinen Pinsel haben, können Sie auch Ihre Fingerspitzen benutzen. Fragen Sie das Kind, ob sich die Berührung an beiden Armen gleich angefühlt hat. Wenn es dies verneint, fragen Sie es, an welchem Arm das Gefühl stärker war. Wiederholen Sie das drei Mal. Notieren Sie, an welchem Arm die Empfindung schwächer war.

L ______ R ______ Beide Arme gleich ______

Wiederholen Sie die Übung an den Beinen oberhalb der Knie. Wiederholen Sie den Test drei Mal. Notieren Sie, an welchem Bein das Kind die Berührung schwächer wahrgenommen hat.

L ______ R ______ Beide Beine gleich ______

▶ Simultane Berührung (Extinktion)

Streichen Sie mit zwei weichen Bürsten oder Ihren Fingern gleichzeitig sanft über beide Unterarme. Achten Sie darauf, dass der Druck bei beiden Armen gleich ist. Fragen Sie das Kind, während Sie über seine Arme streichen, ob das Gefühl bei einem Arm stärker ist. Wiederholen Sie das drei Mal. Notieren Sie, auf welcher Seite das Gefühl weniger intensiv war. Das ist die Seite, die der schwächeren Gehirnhälfte gegenüberliegt. Führen Sie die gleiche Übung an der Oberseite der Beine durch. Wiederholen Sie das drei Mal. Notieren Sie, auf welcher Seite die Wahrnehmung weniger intensiv war.

R ______ L ______ Beide Arme gleich ______

R ______ L ______ Beide Beine gleich ______

▶ Zahlen erfühlen (Graphästhesie-Test)

Dieser Test sollte ebenfalls mit geschlossenen Augen durchgeführt werden. Erklären Sie, was Sie tun werden, und demonstrieren Sie es zunächst, damit Ihr Kind zuschauen kann. Es soll mit bedeckten oder geschlossenen Augen und ausgestreckten Armen dasitzen. Die Handflächen zeigen nach oben. Zeichnen Sie mit dem Radiergummi am Ende eines Bleistifts

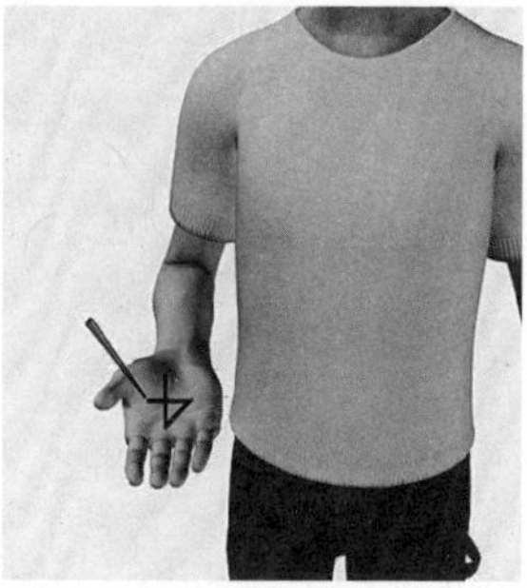

eine Ziffer zwischen 0 und 9 auf eine Handfläche, und bitten Sie das Kind, die Ziffer zu identifizieren. Schreiben Sie die Zahl so, wie das Kind sie normalerweise schreiben würde, damit es sie erkennt. Machen Sie das insgesamt drei Mal mit drei verschiedenen Zahlen. Wiederholen Sie den Test mit der anderen Handfläche. Die Hirnhemisphäre, die der Hand gegenüberliegt, bei der das Kind die wenigsten »Treffer« hat, ist die schwächere. Notieren Sie, welche Seite das ist.

L ______ R ______

Bestimen Sie anhand der Symptomen-Checkliste die Stufe (1, 2 oder 3).

▶ Testergebnisse der taktilen Sensibilität

Übertragen Sie die Ergebnisse der Tests. Die Seite mit den meisten Häkchen deutet auf eine Schwäche der gegenüberliegenden Hirnhemisphäre hin.

Taktile Sensibilität	R ______	L ______
Simultane Berührung (Extinktion)	R ______	L ______
Erfühlen von Zahlen (Graphästesie)	R ______	L ______
Gesamt	**R** ______	**L** ______

▶ Checkliste Geruchssinn

Mithilfe dieser beiden Checklisten können Sie feststellen, ob bei Ihrem Kind eine Störung des Geruchs- oder Geschmackssinns vorliegt. Mit der einen Liste wird auf Überempfindlichkeit geprüft, mit der anderen auf Unterempfindlichkeit. Lesen Sie die in beiden Listen aufgeführten Symptome durch und kreuzen Sie die entsprechenden Kästchen an. 1 bedeutet »trifft überhaupt nicht zu«, 10 bedeutet »trifft fast immer zu«. Addieren Sie die Zahlen und notieren Sie die Summe. (Die niedrigste mögliche Punktzahl ist 10, die höchste ist 100.) Beide Listen addieren.

► Checkliste für einen hypersensiblen Geruchs- und Geschmackssinn

	1	2	3	4	5	6	7	8	9	10
Zeigt eine erhöhte Sensibilität auf Geschmack und Geruch	☐	☐	☐	☐	☐	☐	☐	☐	☐	☐
Würgt beim Geruch bestimmter Lebensmittel	☐	☐	☐	☐	☐	☐	☐	☐	☐	☐
Vermeidet den Gang zur Toilette auf die Gefahr hin, in die Hose zu machen, weil es den Geruch abstoßend findet	☐	☐	☐	☐	☐	☐	☐	☐	☐	☐
Bevorzugt fade (nicht gewürzte) Speisen	☐	☐	☐	☐	☐	☐	☐	☐	☐	☐
Hält Distanz zu Kindern mit schmutziger oder schlecht riechender Kleidung	☐	☐	☐	☐	☐	☐	☐	☐	☐	☐
Beschwert sich über den Mundgeruch anderer	☐	☐	☐	☐	☐	☐	☐	☐	☐	☐
Benimmt sich daneben, nachdem das Haus mit chemischen Reinigungsmitteln gereinigt wurde	☐	☐	☐	☐	☐	☐	☐	☐	☐	☐
Reagiert empfindlich auf Rauch	☐	☐	☐	☐	☐	☐	☐	☐	☐	☐
Meidet Lebensmittel und Orte mit starken Kochgerüchen	☐	☐	☐	☐	☐	☐	☐	☐	☐	☐
Schnüffelt an allem	☐	☐	☐	☐	☐	☐	☐	☐	☐	☐

► Checkliste für einen hyposensiblen Geruchssinn

	1	2	3	4	5	6	7	8	9	10
Kommentiert nie intensive Gerüche	☐	☐	☐	☐	☐	☐	☐	☐	☐	☐
Nimmt den Duft von frisch Gebackenem (zum Beispiel Plätzchen) nicht wahr	☐	☐	☐	☐	☐	☐	☐	☐	☐	☐
Nimmt den Mund beim Essen zu voll	☐	☐	☐	☐	☐	☐	☐	☐	☐	☐
Meidet bestimmte Lebensmittel aufgrund ihres Aussehens	☐	☐	☐	☐	☐	☐	☐	☐	☐	☐

	1	2	3	4	5	6	7	8	9	10
Schnüffelt nie an etwas	☐	☐	☐	☐	☐	☐	☐	☐	☐	☐
Isst nicht gerne (nicht einmal Süßigkeiten)	☐	☐	☐	☐	☐	☐	☐	☐	☐	☐
Kaut an Gegenständen (beispielsweise Bleistiften)	☐	☐	☐	☐	☐	☐	☐	☐	☐	☐
Nimmt intensive Gerüche nicht wahr (beispielsweise Brandgeruch)	☐	☐	☐	☐	☐	☐	☐	☐	☐	☐
Nimmt wahllos Dinge zu sich; greift nach allem, sogar giftigen Haushaltsprodukten	☐	☐	☐	☐	☐	☐	☐	☐	☐	☐
Ist extrem wählerisch beim Essen	☐	☐	☐	☐	☐	☐	☐	☐	☐	☐

Gesamt ______

Beurteilung des Geruchssinns

Die meisten Menschen betrachten den Geruchssinn als etwas Selbstverständliches, aber er ist viel bedeutsamer, als die meisten Eltern denken.

Wenn unsere Tests bestätigen, dass ein Kind einen gestörten Geruchssinn hat, sind die Eltern oft überrascht. Fakt ist aber: Wenn Ihr Kind nicht normal riechen kann, werden Sie das fast nie von sich aus bemerken. Es ist schwer zu erkennen, ob der Geruchssinn eines Kindes reduziert ist oder gänzlich fehlt, vor allem, wenn das Kind von Anfang an keinen guten Geruchssinn hatte. Es ist viel leichter zu erkennen, wenn Ihr Kind überempfindlich auf Gerüche reagiert, weil es an allem schnuppert und darüber spricht.

Die meisten Kinder mit FDS haben einen gestörten Geruchssinn. Stellen Sie sich selbst folgende Fragen. Gibt Ihr Kind je Kommentare über Kochgerüche ab? Reagiert es auf starke Gerüche, beispielsweise angebrannte Speisen? Oder reagiert es übertrieben auf alle möglichen Gerüche und beschwert sich ständig über sie? Geruch und Geschmack sind praktisch untrennbar miteinander verbunden. Der Geruchssinn ist allerdings noch bedeutsamer. Wir alle kennen den Zustand, wenn wir bei einer Erkältung wegen einer verstopften Nase nichts schmecken. Ohne Geruchssinn besteht kein großes Interesse am Geschmack. Und ohne Geruchssinn ist ein Kind auch nicht in der Lage, einen Geruch zu erkennen, der Gefahr signalisiert, wie zum Beispiel Gas- oder Brandgeruch.

Im Hinblick auf das sich entwickelnde Gehirn wiegt ein Problem mit dem Geruchssinn allerdings schwerer als der fehlende Genuss beim Essen. Der Geruchssinn steht mit den höheren Verarbeitungszentren des Gehirns in Verbindung, und wenn sich dieser Bereich des Gehirns nicht richtig entwickelt, wird ein Kind höchstwahrscheinlich auch Probleme mit anderen wichtigen Aspekten des Lebens haben, die von dieser Hirnregion gesteuert werden. Das kann sich in Form von mangelndem emotionalem Gewahrsein, Sozialisationsproblemen, Immundefiziten und Verdauungsproblemen, einem Aufmerksamkeitsdefizit und sogar zwanghaftem Verhalten äußern. Wenn es uns jedoch gelingt, den Geruchssinn eines Kindes zu aktivieren, sehen wir auch eine Verbesserung bei den anderen Problemen.

Kinder mit einem mangelhaften Geruchssinn sind wählerische Esser, was ja kaum verwunderlich ist. Und in den meisten Fällen liegt das natürlich daran, dass sowohl ihr Geruchs- als auch ihr Geschmackssinn stark beeinträchtigt sind. Sie verlassen sich mehr auf das Aussehen des Essens und wie es sich im Mund anfühlt.

Wie bei den anderen Sinnen gibt es auch hier einen hemisphärischen Bezug. Die rechte Hirnhälfte ist sensibler für schlechte Gerüche und die linke für angenehme. Ich habe mit einem Kind mit Asperger-Syndrom gearbeitet, das mir erzählte, dass es angenehme Gerüche wahrnehmen könne, aber keine schlechten, die von anderen Familienmitgliedern wahrgenommen werden.

▶ Testung des Geruchssinns

Wenn Sie den Geruchssinn Ihres Kindes testen, sollten Sie die allgemeine olfaktorische Wahrnehmung, aber auch die eventuell unterschiedliche Sensibilität der beiden Nasenlöcher überprüfen. Um den Geruchssinn genau beurteilen zu können, benötigen Sie drei Dinge: ätherische Öle, die im Bioladen oder Kaufhaus erhältlich sind, Wattebällchen und mehrere kleine saubere, undurchsichtige Behälter. Kinder sind schlau, und Sie sollten sicherstellen, dass Ihr Kind nicht einen bestimmten Duft mit einem der Behälter assoziieren kann. Geben Sie ein paar Tropen des Aroma-Öls auf einen Wattebausch und legen Sie ihn in einen der Behälter. Machen Sie das mit mehreren verschiedenen Aromen. Wählen Sie Düfte, die Ihr Kind leicht erkennen kann wie Zitrone, Orange, Apfel, Erdbeere oder Pfefferminze. Anstatt der ätherischen Öle können Sie auch irgendetwas anderes mit einem starken Duft verwenden, wie beispielsweise Kaffee oder Schokolade. Markieren Sie die Behälter nicht, sie sollen alle gleich aussehen. Bevor Sie diesen Test durchführen, sollten Sie ihn mit Ihrem Kind proben. Machen Sie ein Spiel daraus, damit das Kind mitmacht. Ich sage den Kindern immer, dass wir ein »Riechspiel« machen. Es macht ihnen dann wirklich Spaß – und Sie erhalten wertvolle Informationen. Der Geruchssinn ist der einzige Sinn, der nicht mit der gegenüberliegenden Hirnhemisphäre in Verbindung steht. Bitten Sie das Kind, die Augen zu schließen (oder verbinden Sie ihm die Augen, falls nötig) und ein Nasenloch mit einem Finger zuzuhalten. Halten Sie den jeweiligen Behälter in einer Entfernung von ca. 30 cm vor seine Nase. Bitten Sie es, durch die Nase einzuatmen, und fragen Sie, ob es etwas riecht. Bringen Sie nun den Behälter Zentimeter für Zentimeter näher an seine Nase heran und bitten Sie das Kind, Ihnen zu sagen, wenn es etwas riecht. Nimmt es den Geruch wahr, soll es ihn benennen. Notieren Sie, wie weit der Behälter von der Nase entfernt war und ob das Kind den Duft richtig erkannt hat. Wiederholen Sie das mit dem anderen Nasenloch, und sagen Sie dem Kind, dass es nun nicht unbedingt denselben Duft zu riechen bekommt. Das ist Teil des Spiels. Ein Kind sollte in der Lage sein, einen intensiven, vertrauten Geruch aus einer Entfernung von 20 bis 25 cm zu identifizieren. Die Seite mit dem verminderten Riechvermögen befindet sich auf derselben Seite wie die schwächere Hirnhemisphäre.

Entfernung zur Duftquelle (Wahrnehmung eines Geruchs)
R ________ cm L ________ cm

Kann Gerüche nicht erkennen (Identifizierung) R ________ L ________

Bestimmen Sie mithilfe der Symptomen-Checkliste den Grad der Beeinträchtigung

▶ Ergebnisse der olfaktorischen Beurteilung

Übertragen Sie die Ergebnisse. Die angekreuzte Seite weist auf eine Schwäche der Gehirnhälfte auf derselben Seite hin.

Testung des Geruchssinns
R ________ L ________

Hemisphärische Identifizierung

Die gerade durchgeführten Tests sollten im Hinblick auf die Ermittlung der Seite der funktionellen Schwäche mit den Ergebnissen der allgemeinen Hemisphären-Checkliste übereinstimmen. Diese Assessments haben Ihnen allerdings auch geholfen, jene Gehirnfunktion zu bestimmen, welche das Ungleichgewicht hervorruft. Tragen Sie in der ersten Spalte der folgenden Tabelle ein, ob das Assessment auf ein Ungleichgewicht der linken oder rechten Gehirnhälfte hinweist.

ERMITTLUNG DER FUNKTIONELLEN SCHWÄCHE

Assessment	Ergebnis linke Gehirnhälfte	Ergebnis rechte Gehirnhälfte	Schwache Seite	Schweregrad
Vestibulär	☐	☐	☐	☐
Auditiv	☐	☐	☐	☐
Visuell	☐	☐	☐	☐
Propriozeptiv	☐	☐	☐	☐
Taktil	☐	☐	☐	☐
Olfaktorisch	☐	☐	☐	☐

Tragen Sie nun die Summen Ihrer Checklisten in die entsprechenden Spalten ein. Beim Geruchs- und beim Tastsinn gibt es eine Checkliste für Hypersensibilität und Hyposensibilität. Falls eine dieser Checklisten in den anormalen Bereich fällt, orientieren Sie sich an der niedrigeren Zahl.

Bei jeder Liste beträgt die niedrigste mögliche Punktzahl 10 und die höchste 100. Daraus ergibt sich der Schweregrad. Je höher die Punktzahl, desto größer das Defizit. Ein Wert zwischen 11 und 40 entspricht Stufe 3 und ein Kind sollte auf dieser Stufe mit Übungen beginnen. Werte zwischen 41 und 70 entsprechen Stufe 2 und Werte zwischen 71 und 100 Stufe 1.

Wenn die Gesamtpunktzahl in einer Checkliste unter 10 liegt, bedeutet dies, dass Ihr Kind in diesem Funktionsbereich höchstwahrscheinlich kein Problem hat. Das Kind braucht keine Übungen für diese Funktion und wird nicht davon profitieren. Idealerweise sollten die allgemeine Hemisphärische Checkliste, die individuellen sensorischen/motorischen Checklisten und die funktionellen Assessments übereinstimmen. Falls das nicht eindeutig ist, verwenden Sie die allgemeine Hemisphärische Checkliste, um die defizitäre Seite zu bestimmen und die individuelle Checkliste für jede Funktion, um den Schweregrad zu bestimmen. Die Ergebnisse der Ermittlung der funktionellen Schwäche wird Sie bei der Auswahl der Übungen leiten, die Ihr Kind im Rahmen des Brain-Balance-Programms machen wird.

Brain-Balance-Fallbeispiel: *Patrick*

Nicht länger zwanghaft

An Patrick fiel mir als Erstes auf, dass er ein sehr angenehmer, höflicher und ruhiger 10-jähriger war – ziemlich charmant, um genau zu sein. Aber seine Eltern waren sehr besorgt um ihn. Die meiste Zeit seines kurzen Lebens war Patrick einfach ein ganz normaler Junge gewesen. Er fuhr gerne mit seinem Fahrrad und liebte es, mit seinem Vater Fangen zu spielen. Seine Eltern waren sehr in seine Aktivitäten involviert. Das Einzige, was sie bisher zu beklagen hatten, war, dass Patrick ein sehr wählerischer Esser war. Doch seit Kurzem hatte er begonnen, sich sehr seltsam zu verhalten und zeigte die klassischen Symptome einer Zwangsstörung. Sie bemerkten es zum ersten Mal, als Patrick anfing, auf jede Frage seiner Eltern dieselbe Antwort zu geben. Seine stereotype Antwort: »Ich bin mir nicht sicher«. Sogar wenn er seine Brotdose in der Hand hielt und seine Mutter ihn fragte, ober er seine Pausenbrote gegessen habe, antwortete er: »Ich bin mir nicht sicher«. Seine Eltern begannen sich allerdings ernsthaft Sorgen zu machen, als Patrick anfing, vor allem und jedem Angst zu haben, sogar vor Dingen, die nicht existierten oder gar nicht passieren konnten. Seine Ängste vor Gewalt steigerten sich extrem. Eines Abends zum Beispiel, als ihm seine Mutter bei den Hausaufgaben half, wurde Patrick sehr unruhig und ängstlich. Schließlich sagte er zu ihr, einer warmherzigen und mitfühlenden Frau, dass er befürchte, sie würde ihn umbringen. Schließlich konsultierten mich seine Eltern. Patricks Vater erklärte, sein Sohn sei schon immer ziemlich sportlich gewesen, aber im vergangenen Jahr immer ungeschickter geworden. Er war kaum noch in der Lage, einen Ball zu fangen, und hatte Probleme, auf seinem Fahrrad das Gleichgewicht zu halten, obwohl er diese Dinge früher gut beherrscht hatte. Seine Eltern berichteten auch, er sei nun sehr leicht ablenkbar, was früher nicht der Fall gewesen sei.

Als wir Patrick testeten, stellten wir bei ihm eine motorische Koordinationsstörung fest – Rhythmus und Timing waren mangelhaft und sein Gleichgewichtssinn schwer gestört. Er wies eine geringe

Muskelspannung auf; Besonders seine Rumpfstabilität ließ sehr zu wünschen übrig. Patrick war zweifellos sehr intelligent. Der Wechsler-Intelligenztest (Wechsler Individual Achievement Test WIAT), der »Goldstandard« zur Messung der kognitiven/intellektuellen Leistung, zeigte, dass er über einen sehr umfangreichen Wortschatz verfügte (obwohl er nicht viel sprach). Sein WIAT-Score ergab für sein Alter niedrige Werte in fast allen Kompetenzen der rechten Hemisphäre, während seine Linkshirn-Kompetenzen sehr hoch waren und weit über dem Altersdurchschnitt lagen. Seine Symptome und Testergebnisse wiesen eindeutig darauf hin, dass bei Patrick eine Rechtshirnschwäche vorlag.

Patricks Symptome und der Hinweis seiner Eltern, er sei ein sehr wählerischer Esser, ließen uns vermuten, dass die Ernährung die Ursache seines Problems sein könnte. Diverse Bluttests ergaben, dass er eine Reihe von Nahrungsmittelunverträglichkeiten hatte. Seine Eltern waren sehr überrascht! Ich erklärte ihnen, dass Lebensmittelunverträglichkeiten keine Lebensmsmittelallergien sind. Lebensmittelallergien lösen fast unmittelbar eine körperliche Reaktion aus wie Nesselsucht oder Atembeschwerden. Nahrungsmittelunverträglichkeiten manifestieren sich hingegen langsam über mehrere Tage und verursachen Verhaltensprobleme.

Wir stellten für Patrick ein Nahrungsergänzungsprogramm zusammen und stellten seine Ernährung um: Alle Milchprodukte wurden weggelassen. Wir verordneten auch sensorische, körperliche und mentale Übungen zur Korrektur seiner Rechtshirnschwäche. Nach einem Monat begann sich Patricks Zustand zu stabilisieren: Seine Zwangsstörung bildete sich zurück und er konnte wieder ohne Probleme Fahrrad fahren. Im Laufe der darauffolgenden Monate nahmen auch seine Ängste ab und drei Monate später war er wieder der Alte – keine Ängste, kein merkwürdiges Verhalten, ein Junge, der sein Fahrrad unter Kontrolle hat. Eine erneute Testung mit dem WIAT zeigte einen dramatischen Anstieg der Aktivitäten in der rechten Hirnhemisphäre, die nun auf demselben Kompetenz-Niveau wie seine linke Hemisphäre war. Seine verbale Ausdrucksfähigkeit stieg von Level 2 auf Level 12: zehn Stufen in drei Monaten!

KAPITEL 10

Sensomotorische Übungen

Das Gehirn durch physische Stimulation trainieren

Die positiven Veränderungen, die bei Josh in so kurzer Zeit stattgefunden haben – von einem so gestörten Kind zu einem aufgeschlossenen, glücklichen Kind – empfinde ich als Segen.

MARGARET, JOSHS MUTTER

Nachdem Sie nun die Brain-Balance-Assessments abgeschlossen haben, sind Sie bereit, mit den sensomotorischen Übungen zu beginnen, die Ihrem Kind den Weg zu einer Heilung seiner Verhaltens- und Lernprobleme ebnen werden. Denken Sie daran, dass Körper und Geist ein System mit Wechselwirkungen bilden, in welchem ständig Rückkopplungseffekte stattfinden. Das Wachstum des einen ist abhängig vom Wachstum des anderen. Dieses Wachstum wird durch Umweltreize stimuliert. Die Defizite, die Sie bei Ihrem Kind festgestellt haben, rühren daher, dass das Gehirn irgendwann im Laufe seiner Entwicklung nicht die angemessene Stimulierung erhält.

Zunächst wird das Gehirn durch körperliche und sensorische Stimulation neu programmiert oder vernetzt. Sie werden allmählich Veränderungen bei den Problemen feststellen, die Sie in den Assessments identifiziert haben. Ich werde Ihnen dann aufzeigen, wie Sie diese Übungen mit mentalen Aktivitäten und anderen Formen der Stimulierung kombinieren oder integrieren können. Das ist der Zeitpunkt, an dem Sie das Brain-Balance-Programm tatsächlich umsetzen. Und indem Sie mit der Umsetzung beginnen, werden Sie sehen, wie sich die Ergebnisse Woche für Woche verbessern. Alles in allem sollte es allerdings mindestens drei Monate dauern, um den gewünschten Erfolg zu erzielen. Bei Kindern mit starken Beeinträchtigungen oder mit einer Leistungsschwäche des gesamten Gehirns kann es auch länger dauern. Führen Sie das Training fort, bis Sie die gewünschten Ergebnisse erzielen. Ich sage den Eltern immer, dass sie nicht denken sollen, ihr Kind habe ein Lerndefizit oder ein Verhaltensproblem. Sie sollen die Sache eher so betrachten, dass es ein Defizit an benötigten Stimuli hat. Sobald dieser Mangel behoben ist, werden alle Probleme, die Sie bei Ihrem Kind festgestellt haben, verschwinden oder sich zumindest deutlich verbessern.

Die meisten dieser Übungen dürften Ihnen erstaunlich leichtfallen. Sie werden auch feststellen, dass die meisten den Assessment-Tests ähneln, die Sie gerade abgeschlossen haben. Selbst wenn Ihr Kind anfangs Schwierigkeiten mit einigen Übungen hat, wird es allmählich und kontinuierlich besser werden. Das kann ich Ihnen versprechen. Folgen Sie einfach genau den Anleitungen, behalten Sie eine positive Einstellung und geben Sie Ihrem Kind immer wieder positive Rückmeldungen. Es ist wichtig, zu verstehen, dass keine dieser Aktivitäten Ihrem Kind in irgendeiner Weise schaden wird. Es gibt keine negativen Nebenwirkungen. Wenn sie richtig durchgeführt werden, können sie Ihrem Kind nur helfen, seinen Körper und Geist zu stärken und das Ungleichgewicht in seinem Gehirn zu korrigieren, das seine verschiedenen Symptome verursacht. Denken Sie auch daran, dass sowohl die Genetik als auch die gegenwärtigen physischen Fähigkeiten eine Rolle bei den Fortschritten Ihres Kindes spielen. Manche Eltern werden schneller deutliche Ergebnisse feststellen als andere. Denken Sie aber auch daran, dass bei allen Kindern das Potenzial für Verbesserungen vorhanden ist, wenn das Programm konsequent und engagiert durchgeführt wird.

Langsam und zielgerichtet

Sie werden Ihr Kind während des gesamten Programms an seine Grenzen bringen, aber nie darüber hinaus. Achten Sie darauf, dass alle Bewegungen langsam und so zielgerichtet wie möglich ausgeführt werden. Wenn Sie körperliche Bewegung mit mentalen Übungen kombinieren, ist es wichtig, dies koordiniert und sanft zu tun. Lesen Sie alle Anleitungen sorgfältig durch, um sicherzustellen, dass Sie die richtige Aktivität für die hemisphärischen Defizite und das Kompetenz-Niveau Ihres Kindes auswählen. Sie werden Prioritäten im Hinblick darauf setzen, auf welche Übungen Sie sich als Erstes konzentrieren und welche Sie dann in das Programm integrieren, wenn Ihr Kind Fortschritte macht.

NEU BEWERTEN, NEU BEWERTEN!

SIE werden im Verlauf des Brain-Balance-Programms deutliche Veränderungen bei Ihrem Kind feststellen können, aber Sie sollten diese auch »offiziell« machen, indem Sie regelmäßig die Tests von Kapitel 9 wiederholen und die Ergebnisse dokumentieren. Sie sollten die Kompetenzen Ihres Kindes während des Programms einmal pro Woche neu bewerten und nach Abschluss des Programms alle sechs Monate. Denken Sie auch daran, dass dies nur ein Teil des dreigliedrigen Brain-Balance-Programms ist. Sie werden auch ein individuelles akademisches sowie ein spezielles Diät- und Ernährungsprogramm durchführen. Lesen Sie diese Abschnitte, bevor Sie beginnen, damit Sie alle Veränderungen gleichzeitig integrieren können. Es ist wichtig, dass alle zusammen durchgeführt werden, obwohl für die meisten Kinder die in diesem Kapitel erlernten Fähigkeiten für den Erfolg am wichtigsten sind.

Auf Ihr Ziel hinarbeiten

Die meisten Übungen sind in Funktionsstufen unterteilt:

Stufe 1 steht für die größten Defizite
Stufe 2 für moderate Defizite und
Stufe 3 für die geringsten Schwächen

Sie wissen bereits, was auf Ihr Kind zutrifft, nachdem Sie in Kapitel 9 die Gesamtpunktzahl ermittelt haben. Sie beginnen auf der aktuellen Stufe Ihres Kindes. Es muss in der Lage sein, jede Übung viermal hintereinander vollständig und fehlerfrei auszuführen, bevor Sie zur nächsten Stufe übergehen. Wenn das Kind jede Übung auf Stufe 3 bei vier Sitzungen fehlerfrei beherrscht, haben Sie das Programm erfolgreich abgeschlossen. Vielleicht möchten Sie die Übungen in regelmäßigen Abständen wiederholen, um die Ergebnisse aufrechtzuerhalten, obwohl das normalerweise nicht notwendig ist.

Die Geschichte einer Mutter: *Kristian*

Das Leben vor Brain Balance:

Ich konnte sehen, wie sich mein Sohn langsam zurückzog. Er war voller Wut und sein Selbstwertgefühl wurde immer geringer. Mit wurde ständig gesagt, dass er im Klassenzimmer extrem unaufmerksam sei, und es war offensichtlich, dass er sich schwer tat, Freunde zu finden. Und dann erhielten wir eines Tages eine niederschmetternde Nachricht: Nach zwei Wochen in der ersten Klasse bat man uns, ihn aus der Schule zu nehmen und zu Hause zu unterrichten.

Zusätzlich zu seinen Verhaltensstörungen fürchtete sich Kristian vor normalen Kindheitserfahrungen, wie beispielsweise Fahrradfahren lernen. Alles in allem war er ein emotionales Wrack.

Das Leben seit Brain Balance:

Mein Sohn ist heute ein fröhlicher, lustiger und alberner kleiner Junge, an dem wir alle Freude haben. Er bleibt in der Schule auf seinem Platz sitzen und holt leistungsmäßig auf. Er lernt schnell, wie man sich sozial verhält, und findet Freunde auf dem Spielplatz. Er lernt gerade Fahrradfahren und mag es, neue Spiele auszuprobieren. Ich habe meinen Sohn zurück! Wir haben durchaus noch einen Weg vor uns, aber die Fortschritte, die er gemacht hat, seit wir mit Brain Balance begonnen haben, sind enorm, und ich weiß, dass es noch mehr davon geben wird.

Stephanie S.

Bevor Sie beginnen

Setzen Sie sich, bevor Sie beginnen, mit Ihrem Kind zusammen und erklären Sie ihm, was Sie beide tun werden und welchen Nutzen es daraus ziehen wird. Sagen Sie ihm zum Beispiel, dass ihm im Sport und in der Schule die Dinge leichterfallen werden und es deshalb mehr Spaß am Unterricht haben wird. Erklären Sie ihm, dass bereits viele, viele Kinder dieses Programm absolviert haben und von den Ergebnissen begeistert sind. Sagen Sie ihm, dass jedes Kind anders ist und dass Sie sich darauf verlassen, dass es mithelfen wird, indem es kontinuierlich gemeinsam mit Ihnen daran arbeitet. Es gibt drei Dinge, die den Fortschritt behindern können, und deshalb brauchen Sie ständig Rückmeldung von Ihrem Kind. Sie müssen wissen, ob:

- die Bewegungen zu einfach sind oder zu schwerfallen
- das Kind irgendwelche unerwünschten Wirkungen verspürt
- das Kind erschöpft ist oder müde wird

Die Einbindung Ihres Kindes in alle Aspekte des Programms ist von entscheidender Bedeutung. Die meiste Zeit ihres Lebens wurde Kindern mit

FDS gesagt, was sie zu tun haben. Selten fragt man sie, wie es ihnen geht. Wenn Ihr Kind noch klein ist, können Sie ein Spiel daraus machen. Ab und zu ein kleiner Scherz und eine humorvolle Herangehensweise können ebenfalls hilfreich sein. Geben Sie immer wieder positive Rückmeldungen. Wenn Sie Ihr Kind korrigieren müssen, sollten sie darauf achten, dass das Lob nicht allzu lange auf sich warten lässt. Während Sie Ihr Kind durch das Programm führen, wird Ihnen vielleicht etwas Ungewöhnliches auffallen, das Sie vorher nie bemerkt hatten und das auch bei den Assessments nicht aufgefallen ist. Das sollte Sie nicht beunruhigen. Sie müssen dann nur das Programm anpassen, indem Sie eine Stufe zurückgehen. Sie werden Bewegungen forcieren, die vielleicht aus emotionalen Gründen vermieden wurden. Diese Emotionen werden hochkommen und sollten zugelassen werden. Akzeptieren Sie es. Vielleicht werden Sie auch feststellen, dass Ihr Kind zunächst eine Zeit lang Fortschritte und dann wieder Rückschritte macht. Auch das ist normal. Es ist kein Anzeichen für ein Versagen oder dafür, dass etwas nicht in Ordnung ist. Machen Sie einfach weiter. Ermutigen Sie Ihr Kind weiterhin, halten Sie es bei Laune und behalten auch Sie Ihren Humor.

EINE WIN-WIN-SITUATION FÜR ELTERN UND KIND

Das Brain-Balance-Programm ist für Sie und Ihr Kind eine gute Gelegenheit, miteinander zu interagieren und eine gute Zeit miteinander zu haben.

Für Kinder mit FDS ist es wichtig, diese Verbindung zu ihren Eltern zu spüren. Brain Balance bietet Ihnen und Ihrem Kind eine einzigartige gemeinsame Erfahrung. Das gilt besonders für kleinere Kinder. Und niemand kann das besser realisieren als die Eltern. Jede persönliche Interaktion mit Ihrem Kind gibt ihm einen zusätzlichen Stimulationsschub, der dazu beiträgt, dass Ihr Kind noch weitere Fortschritte macht. In diesem Umfeld profitieren alle. Genießen Sie es.

Hemmung der Primitiv-Reflexe

Falls die Untersuchungen ergeben haben, dass bei Ihrem Kind eine Dysbalance des gesamten Gehirns besteht, müssen Sie seine frühkindlichen Reflexe hemmen, bevor Sie mit diesem Programm beginnen. Nach unserer Erfahrung bei Brain Balance sind Primitiv-Reflexe, die noch aktiv sind, ein Hinweis auf eine Schwäche des gesamten Gehirns. Diese Reflexe müssen gehemmt werden, bevor Sie mit der zerebralen Integration beginnen. Ich kann Sie beruhigen: die Korrektur ist einfach und dauert nicht lange. Weiterhin aktive Primitiv-Reflexe können in wenigen Wochen verschwinden – es sollte aber höchstens drei bis sechs Monate dauern. Wenn diese Reflexe bei Ihrem Kind noch aktiv sind, könnte das ebenfalls bei Ihnen der Fall sein. Ich habe festgestellt, dass viele Erwachsene herumlaufen, die ihre Primitiv-Reflexe immer noch nicht vollständig abgelegt haben.

Die Übungen, die hierfür bei Kindern angewendet werden, funktionieren auch bei Erwachsenen. Das Vorhandensein dieser Reflexe überprüfen Sie auf die gleiche Weise. Wenn Sie sich die Übungen durchlesen, sollten Sie versuchen, sich daran zu erinnern, ob Ihr Kind als Baby ein Problem mit diesen Reflexen hatte. Der offensichtlichste Primitiv-Reflex, an den sich alle Mütter erinnern können, ist die Fähigkeit des Babys, an der Brust zu saugen. Der Weg, Primitiv-Reflexe loszuwerden, besteht darin, sie zu nutzen. Mangelnde Anwendung ist der Grund für ihr Fortbestehen. Lösen Sie den Reflex einfach immer wieder wie unten beschrieben aus, bis er erlahmt. Wiederholen Sie das in rascher Folge fünf- bis zehnmal, bis Sie den Reflex nicht mehr auslösen können. An diesem Punkt hören Sie auf und überprüfen ihn einige Stunden später erneut. Tun Sie das mehrmals täglich, bis der Reflex dauerhaft verschwunden ist. Es gibt über 30 verschiedene Primitiv-Reflexe, aber ich konzentriere mich hier auf diejenigen, die durchweg mit einem Ungleichgewicht des Gehirns verbunden sind. Diese sollten Sie im Auge behalten. Bei der Geburt sollten alle frühkindlichen Reflexe aktiv sein.

▶ Primitiv-Reflex: Such- und Saugreflex

Der erste Primitiv-Reflex, den ein Baby unmittelbar nach der Geburt zeigt, ist der Such-und Saugreflex, das heißt, der Still-Reflex. Der Reflex wird durch einen Reiz am Mundwinkel oder an der Wange ausgelöst. Das Baby öffnet seinen Mund und dreht seinen Kopf in Richtung des Reizes. Der Saugreflex ermöglicht es dem Baby, an der Brust »anzudocken« und zu trinken. Viele frischgebackene Mütter haben Schwierigkeiten beim Stillen, weil dieser Reflex nicht richtig ausgebildet ist. Das kann zu Gedeihstörungen führen, weil das Baby nicht an einer Brustwarze saugen kann. Bis zum Alter von etwa vier Monaten sollte dieser Reflex gehemmt sein.

Um diesen Reflex zu testen, streichen Sie mit dem Finger oder einem kleinen Pinsel sanft über die Haut um den Mund. Tun Sie das aus vier Richtungen: Beginnen Sie auf beiden Seiten im Wangenbereich und streichen Sie zum Mundwinkel hin. Streichen Sie dann von der Kinnpartie aus nach oben zum Mundwinkel auf jeder Seite. Die Haut an den Mundwinkeln ist sehr empfindlich. Wenn der Reflex noch vorhanden ist, kommt es zu einer schnellen, unwillkürlichen Kontraktion der Mund- und/oder Gesichtsmuskeln auf der jeweiligen Seite. Das kann sehr subtil sein und wie ein natürliches Lächeln aussehen, aber wenn es wiederholt auftritt, ist es ein Reflex. Jede Bewegung im Bereich des Gesichts oder Mundes ist ein Reflex. Um den Reflex zu hemmen, tun Sie genau das Gleiche, wie beim Überprüfen des Reflexes. Streichen Sie mit dem Finger oder Pinsel über das Gesicht des Kindes, wie oben beschrieben, bis der Reflex nicht mehr ausgelöst wird, was gewöhnlich nach fünf oder sechs Wiederholungen der Fall ist. Machen Sie das mindestens zweimal täglich, bis Sie den Reflex nicht mehr auslösen können. Kaugummikauen kann ebenfalls hilfreich sein, um diesen Reflex zu hemmen.

▶ Primitiv-Reflex: Moro

Der Moro-Reflex ist eine Schreckreaktion des Säuglings. Wenn ein Kind ein lautes Geräusch hört, wird es zusammenzucken und erschrecken, worauf normalerweise ein Wimmern folgt. Dieser Reflex wird auch ausgelöst, wenn das Kind das Gefühl hat, nach hinten zu fallen und soll dem Kind helfen, sich an der Mutter festzuklammern, um nicht zu fallen oder fallen gelassen zu werden. Bis zum vierten oder fünften Lebensmonat bildet sich der Reflex normalerweise zurück. Bleibt der Moro-Reflex über diese Zeit hinaus aktiv, weist das auf eine Entwicklungsverzögerung hin. Um diesen Reflex zu hemmen, wenden wir eine Übung, genannt Seestern, an. Sie erfordert eine sorgfältige Überwachung durch einen Elternteil oder einen anderen Erwachsenen.

Seestern

Ihr Kind soll auf einem Stuhl in Embryonalhaltung sitzen, wobei es das rechte Handgelenk über das linke und den rechten Knöchel über dem linken kreuzen soll. Die Fäuste sollen geballt sein. Bitten Sie Ihr Kind nun einzuatmen und sich wie ein Seestern zu bewegen, indem es die Arme nach oben und außen schwingt und die Beine ausstreckt, während es den Kopf zurücklegt und die Hände öffnet. Das Kind soll diese Position fünf bis sieben Sekunden lang halten und dabei den Atem anhalten. Dann soll es ausatmen und wieder in die Ausgangsposition zurückkehren (rechtes Handgelenk über das linke, rechten Fußknöchel über den linken kreuzen). Wiederholen Sie die Übung mehrmals täglich sechsmal hintereinander, bis der Reflex vollständig gehemmt ist.

▶ Primitiv-Reflex: Galant

Dieser Reflex ermöglicht es dem Baby, sich durch den Geburtskanal zu bewegen und hilft ihm auch, sich umzudrehen. Der Test und die Übung, die wir bei älteren Kindern anwenden, um diesen Reflex zu überprüfen und zu hemmen, nennt sich »Engel im Schnee«. Das Kind befindet sich auf allen vieren auf dem Boden. Ziehen Sie sein T-Shirt hoch, damit Sie die Haut am Rücken berühren können. Streichen Sie mit Ihrem Finger oder einem kleinen Pinsel seitlich entlang der Wirbelsäule nach unten. Beginnen Sie etwas unterhalb des Schulterblattes und streichen Sie bis zum unteren Rücken hinunter. Beginnen Sie etwa eineinhalb Zentimeter neben der Wirbelsäule und entfernen Sie sich mit dem Finger oder dem Pinsel bei jedem erneuten Streichen etwas weiter von der Wirbelsäule. Dieser Bereich ein paar Zentimeter seitlich der Wirbelsäule ist am sensibelsten. Falls der Reflex noch aktiv ist, wird das Kind die Rückenmuskeln auf der Seite anspannen, über die Sie streichen. Es kommt zu einer raschen Anspannung des oberen und unteren Rückens, sodass sich das Kind zu dieser Seite neigt. Das kann auf beiden oder nur auf einer Seite auftreten. Wenn ein Primitiv-Reflex auf einer Seite aktiv ist, auf der anderen aber nicht, ist das ein sicherer Hinweis auf ein Ungleichgewicht im Gehirn.

Engel im Schnee

Ihr Kind soll mit dem Gesicht nach oben auf einer Matte oder ebenen Fläche liegen; die Beine sind ausgestreckt und die Arme liegen seitlich neben dem Rumpf. Beim Einatmen soll das Kind gleichzeitig die Beine spreizen und die Arme am Boden entlang über dem Kopf zusammenführen, bis sich die Hände berühren. Wenn die Beine ganz gespreizt sind, sollten sich gleichzeitig die Hände berühren. Beim Ausatmen soll das Kind die Arme und Beine in die Ausgangsposition zurückbewegen. Es geht darum, das Kind dazu zu bringen, seine vier Gliedmaßen langsam gleichzeitig zu bewegen. Diese Übung mehrmals täglich fünfmal hintereinander wiederholen, bis der Reflex nicht mehr ausgelöst werden kann.

▶ Primitivreflex: Palmer-Griff

Von Geburt an wird ein Säugling nach Ihrem Finger greifen. Es wird ihn mit aller Kraft festhalten, wenn Sie über seine Handfläche streichen. Das ist in den ersten Lebensmonaten normal. Wenn das Kind jedoch weiterhin reflexartig nach einem Finger greift und ihn festhält, verhindert das, dass es Fortschritte im Hinblick auf die präziseren Bewegungen einzelner Finger macht. Das kann sich später auf die Fähigkeit des Kindes auswirken, einen Bleistift oder Buntstift richtig zu halten. Viele Kinder mit diesem Problem brauchen dann einen dickeren Stift und haben Schwierigkeiten beim Schreiben. Der Greifreflex verschwindet normalerweise im Alter von vier bis sechs Monaten (bei den Händen) und nach sechs bis zwölf Monaten (bei den Fußzehen). Der Reflex wird allmählich durch das bewusste Greifen mit der Hand ersetzt.

Um dies bei Ihrem Kind zu testen, streichen Sie mit einem kleinen Pinsel oder Ihrem Fingernagel von der Außenseite seiner Hand zur Mitte der Handfläche hin. Streichen Sie nacheinander von allen vier äußeren Punkten der Hand in einer schnellen festen Bewegung zur Mitte hin. Der empfindlichste Bereich liegt direkt in der Mitte. Um den Reflex auszulösen, müssen Sie über diesen Bereich streichen. Wenn der Reflex noch aktiv ist, kommt es zu einer raschen Flexion (Beugung) der Finger oder einem vollständigen Schließen der Hand. Wiederholen Sie die Übung dreimal. Falls der Reflex vorhanden ist, wird er sich bei jedem Mal deutlicher zeigen. Eine rasche Flexion eines oder mehrerer Finger oder der ganzen Hand ist ein Hinweis auf den noch vorhandenen Reflex. Abhilfe kann dadurch geschaffen werden, dass das Kind einen kleinen Ball, beispielsweise einen Tennisball, mehrmals hintereinander zusammenpresst oder indem Sie mit einem weichen Pinsel über die Handfläche des Kindes streichen, bis der Reflex gehemmt wird.

Primitiv-Reflex: Plantar-Reflex (Fußsohlenreflex)

Auch als Babinski-Reflex bekannt, unterscheidet sich der Plantarreflex etwas vom Greifreflex. Dieser Reflex sollte bei der Geburt vorhanden und bis zum Ende des zwölften Lebensmonats verschwunden sein. Er kann sehr gut zur Beurteilung der Entwicklung der beiden Hirnhemisphären herangezogen werden. Falls ein Fuß langsamer reagiert als der andere, kann dies ein Hinweis auf eine Entwicklungsverzögerung oder ein sich anbahnendes Ungleichgewicht im Gehirn sein. Die Übung, mit der man diesen Reflex hemmen kann, besteht darin, dass man das Kind bittet, mit den Fußzehen etwas vom Boden aufzuheben (beispielsweise einen Stift) und zwar vorzugsweise mit dem Fuß gegenüber der schwächeren Gehirnhälfte. Lösen Sie den Reflex immer wieder aus, bis er sich abschwächt. Tun Sie das mehrmals am Tag, bis er dauerhaft verschwunden ist.

▶ Primitiv-Reflex: asymmetrischer tonischer Nackenreflex

Der asymmetrisch tonische Nackenreflex ist einer der Reflexe, die bei Autismus am häufigsten fortbestehen. Es wird angenommen, dass dieser Reflex für die Bewegung durch den Geburtskanal wichtig ist. Er hilft dem Baby auch, seinen Körper zu drehen, und spielt eine Rolle, wenn das Kind zu kriechen und krabbeln beginnt. Wenn ein Kind nicht rechtzeitig zu krabbeln anfängt oder überhaupt nicht richtig krabbelt, liegt das oft daran, dass dieser Reflex noch aktiv ist. Der Reflex dient auch dazu, dass das Baby lernt, seinen Blick auf seine ausgestreckte Hand zu fokussieren, was die Aufmerksamkeit vom Körper abzieht. Dieser Reflex sollte bis zum dritten oder vierten Lebensmonat aktiv sein, danach sollte das Baby in der Lage sein, den Reflex hinter sich zu lassen und sich aus dieser Haltung zu lösen. Wenn der Reflex auf einer Seite länger persistiert als auf der anderen, deutet das auf ein Ungleichgewicht in der Entwicklung des Nervensystems hin und das Kind kann sich normalerweise nur auf eine Seite rollen.

Um diesen Reflex zu testen, soll sich Ihr Kind mit geschlossenen Augen hinstellen. Die Füße stehen zusammen, die Arme sind gerade nach vorne ausgestreckt und die Handgelenke nach unten gebeugt. Bitten Sie Ihr Kind, in dieser Position zu bleiben, während Sie seinen Kopf sanft aber bestimmt ganz nach rechts drehen. Halten Sie diese Position für zehn Sekunden. Wenn sich seine Arme ebenfalls nach rechts bewegen und in dieser Position bleiben oder sich langsam hin und her bewegen, während der Kopf bewegt wird, ist das ein Zeichen dafür, dass der Reflex noch aktiv ist. Drehen Sie seinen Kopf dann wieder sanft zur Mitte hin. Falls die Arme des Kindes dann wieder in die ursprünglich Position zurückkehren, weist das ebenfalls darauf hin, dass der Reflex noch vorhanden ist. Wiederholen Sie die Übung mit der linken Seite und dann den gesamten Vorgang dreimal. Wenn sich die Arme weiterhin jedes Mal mitbewegen, ist das ein deutlicher Hinweis darauf, dass der Reflex noch aktiv ist.

Fechter-Übung

Es kann einige Zeit in Anspruch nehmen, bis diese Übung gelingt, haben Sie also etwas Geduld. Ihr Kind soll auf einem Stuhl sitzen und den Kopf zur Seite drehen (entweder beide nacheinander oder die eine Seite, auf der der Reflex noch aktiv ist). Während Ihr Kind den Kopf dreht, soll es den Fuß und den Arm auf der gleichen Seite seitwärts vom Körper wegstrecken und auf seine Hand schauen. Die andere Hand sollte sich ebenfalls öffnen, der Arm und das andere Bein sollen sich beugen. Das Kind soll nun in die Ausgangsposition zurückkehren. Wiederholen Sie die Übung, bis der Reflex verschwindet. (Das Ganze jeweils dreimal wiederholen.)

▶ Haltungsreflex: seitliches Abstützen

Wenn sich ein Baby aufsetzt, ohne umzufallen, und die Arme ausstreckt, wenn es nach vorne fällt, nutzt es seine Haltungsreflexe. Das weist darauf hin, dass die Primitiv-Reflexe gehemmt wurden und das Baby angemessen reift und sich entwickelt. Es stützt sich seitlich ab, wenn es auf die eine oder andere Seite fällt: Es streckt also den Arm seitlich aus, um sich abzufangen. Das ist wichtig, damit das Baby allein sitzen kann. Diese Fähigkeit sollte es zwischen dem fünften und siebten Lebensmonat entwickelt haben. Bei Kindern mit einem zerebralen Ungleichgewicht ist das jedoch nicht der Fall. Wenn der Reflex auf einer Seite vorhanden ist, auf der anderen jedoch nicht, spricht man von asymmetrischem seitlichem Abstützen, und das kann ein frühes Anzeichen für eine Entwicklungsstörung im Gehirn sein.

Um diesen Reflex bei Ihrem Kind zu testen, bitten Sie es, sich aufrecht auf ein Bett oder den Boden zu setzen. Stellen oder knien Sie sich hinter es, und stoßen Sie es sanft, aber rasch an der rechten Schulter zu linken Seite hin, so als wollten Sie es umstoßen. Wenn das Kind diesen Haltungsreflex hat, wird der linke Arm rasch nach außen schnellen, um es davor zu bewahren, auf die linke Seite zu kippen. Machen Sie das mit beiden Seiten und vergleichen Sie. Die Reaktion sollte auf beiden Seiten gleich sein.

▶ Haltungsreflex: Fallschirmreflex (Abstützen nach vorne)

Wenn ein Kind läuft und fällt, sollten sich seine Arme reflexartig nach vorne ausstrecken, um sich abzufangen. Auch wenn Sie ein Baby oder Kleinkind halten und so tun, als würden Sie es Kopf vor herunterfallen lassen, während Sie es natürlich festhalten, sollten seine Arme automatisch nach oben schnellen, um sich zu schützen. Dieser Reflex, der als Fallschirmreflex bekannt ist, ist der Haltungsreflex, der sich als letzter entwickelt und zwar normalerweise im achten oder neunten Lebensmonat. Bevor es diesen Reflex entwickelt, wird das Baby seine Arme wieder nach unten bewegen oder sich an Ihren Händen festhalten. Um diesen Reflex zu testen, heben Sie es hoch und umfassen mit festem Griff seine Taille. Drehen Sie es schnell mit dem Gesicht nach unten, so als wollten Sie es Kopf vor fallen lassen. Das Kind sollte automatisch seine Arme über den Kopf hochreißen, um sich gegen einen Sturz zu schützen. Das kann man auch beobachten, wenn ein Kind nach vorne fällt oder stolpert. Es sollte seine Arme reflexartig nach vorne ausstrecken, um sein Gesicht vor dem Aufprall auf dem Boden zu schützen.

DER BESTE ERSTE SCHRITT IST PRÄVENTION

Es ist wichtig, dass Eltern eines Neugeborenen überprüfen, ob die Primitiv-Reflexe ihres Babys allmählich verschwinden, während es sich im Laufe der ersten Lebensmonate weiterentwickelt. Eltern sollten ihre Kinderärztin oder ihren Kinderarzt bitten, diese Untersuchung vorzunehmen. Sollte das abgelehnt werden, empfehle ich einen Arztwechsel. Ich empfehle aber darüber hinaus, dass Eltern lernen, diesen Test selbst durchzuführen. Primitiv-Reflexe, die sich um den vierten Lebensmonat herum nicht allmählich zurückbilden, sind das erste wichtige Anzeichen dafür, dass sich ein neurologisches Problem entwickelt. Je früher das Problem entdeckt wird, desto schneller kann es behoben werden. Der Test ist einfach, sodass er von allen Eltern durchgeführt werden kann.

Alle Primitiv-Reflexe sollten bis zum Alter von sechs Monaten gehemmt sein – mit Ausnahme des Plantar-Reflexes, der bis zum zwölften Monate verschwunden sein sollte. Testen Sie ein Neugeborenes nach der Geburt, um sicherzustellen, dass diese Reflexe vorhanden sind, und dann noch einmal mit etwa vier Monaten, um sicherzugehen, dass sie sich allmählich zurückbilden. Sie werden feststellen, dass einige dieser Reflexe auf einer Körperseite länger persistieren als auf der anderen. Das kann ein Hinweis darauf sein, dass sich eine Gehirnhälfte normal entwickelt, die andere aber nicht. Es könnte auch bedeuten, dass eine Nervenverletzung oder sogar eine Verletzung des Gehirns vorliegt. Das Baby sollte also so schnell wie möglich von einem Arzt untersucht werden. Höchstwahrscheinlich wird der Arzt oder die Ärztin keinen Nerven- oder Hirnschaden feststellen, aber sie sollten ihm oder ihr nicht abnehmen, dass Primitiv-Reflexe unbedeutend sind und dass das Baby »herauswachsen« wird. Ich weise an dieser Stelle mit Nachdruck darauf hin, dass diese Sache nicht ignoriert werden sollte. Motorische Meilensteine sind wichtig, und es ist nicht normal, einen Schritt zu überspringen.

Wenn der Reflex von Anfang an nicht vorhanden ist, wie es beim Such- und Saugreflex der Fall sein kann, führen Sie das Stimulationsmanöver durch, bis sich der Reflex zeigt, und beobachten Sie, ob er zum richtigen Zeitpunkt gehemmt wird.

Suchen und Saugen: Sie können das mithilfe eines Schnullers überprüfen. Streichen Sie mit dem Finger oder einem kleinen Pinsel sanft über die Wange Ihres Babys (etwa eineinhalb Zentimeter vom Mundwinkel entfernt). Streichen Sie dabei in Richtung Mund. Das Baby sollte den Mund aufgrund des Reizes öffnen und seinen Kopf drehen, um an dem Objekt anzudocken. Sollte der Reflex schwach sein, wiederholen Sie das mehrmals am Tag, bis Sie feststellen, dass er stark geworden ist. Wenn Sie dann versuchen, den Schnuller herauszuziehen, sollte ein Widerstand spürbar sein. Sie wissen, dass der Saugreflex vorhanden ist, wenn Ihr Baby sich dreht und den Mund in Richtung des Reizes öffnet oder wenn sich um den Mund, die Lippen oder im Gesicht ein unwillkürliches Muskelzucken zeigt. Meistens besteht das Problem jedoch darin, dass der Reflex nicht wieder verschwindet. Um sicherzustellen, dass dies geschieht, machen Sie diese Übung mehrmals am Tag, bis der Reflex gehemmt wurde. Sollte der Reflex nicht verschwinden, will das Kind vielleicht nicht auf den Schnuller verzichten, was später zu einem Problem beim Aussprechen von Wörtern oder einem Lispeln führen kann.

Moro-Reflex: Um diesen Reflex zu testen, legen oder halten Sie das Kind in Embryonalstellung und klatschen laut in die Hände oder machen ein lautes Klopfgeräusch. Das Kind sollte eine Schreckreaktion zeigen. Normalerweise öffnen sich dann die Arme und Beine, Kopf und Rücken biegen sich nach hinten und das Baby atmet tief ein, bevor es in die Embryonalstellung zurückkehrt. Das geschieht sehr rasch. Das Geräusch löst die Stressreaktion aus, die sich in Erröten und möglicherweise Weinen äußert. Sie können den Moro-Reflex auch auslösen, indem Sie den Kopf und die

Schultern Ihres Babys nur wenige Zentimeter von einer Unterlage anheben. Das Kind bringt seine Arme dann automatisch zur Brust in die natürliche Embryonalstellung. Lassen Sie den Kopf und die Schultern sanft wieder auf die Unterlage zurücksinken.

Ein asymmetrischer Moro-Reflex, bei dem nur ein Arm hervorschnellt und die Hand geöffnet bleibt, kann auf eine zerebrale Dysbalance hinweisen. Ein Moro-Reflex, der sich nicht zurückbildet, kann als Entwicklungsverzögerung gewertet werden. Ein fehlender oder unvollständiger Moro-Reflex kann auf eine Unreife des Gehirns oder eine mögliche Verletzung hinweisen.

Galant-Reflex: Dieser Reflex kann ausgelöst werden, indem man über die Haut seitlich entlang der Wirbelsäule nach unten streicht. Dadurch spannt das Baby die Muskeln auf derselben Körperseite an, indem es sich C-förmig nach vorne beugt.

Ein älteres Baby setzen Sie auf allen vieren auf den Boden und streichen dann an einer Seite der Wirbelsäule entlang. Beginnen Sie etwa zwei bis drei Zentimeter unterhalb des Schulterblattes und streichen Sie schnell sanft, aber fest ein paar Zentimeter neben der Wirbelsäule von oben nach unten, um die Haut zu stimulieren.

Plantar-Reflex: Um diesen Reflex auszulösen, halten Sie den Fuß Ihres Babys am Knöchel und streichen mit Ihrem Fingernagel oder einer kleinen Bürste sanft über den äußeren Rand der Fußsohle von der Ferse bis zu den Zehen, berühren Sie aber nicht den Fußballen. Halten Sie den Fuß um den Knöchel herum fest und streichen Sie mit der anderen Hand über die Fußsohle. Machen Sie das mit einem Fuß nach dem anderen. Üben Sie so viel Druck aus, als würden Sie den Fuß kitzeln. Der große Zeh des Babys sollte sich nach oben biegen und die anderen Zehen sich spreizen.

Asymmetrischer tonischer Nackenreflex: Um diesen Reflex auszulösen, stellen Sie zunächst sicher, dass Ihr Baby ruhig auf dem Boden liegt. Bewegen Sie seinen Kopf sanft zu einer Seite und halten Sie ihn zehn Sekunden lang, um die Bewegung der Arme und Beine zu stimulieren. Es sollte ein paar Sekunden dauern, bis der Reflex einsetzt, und er wird deutlicher, während Sie die Position halten. Ihr Baby sollte darauf reagieren, indem es den Arm und das Bein auf der Seite, zu der der Kopf gedreht ist, gerade macht und ausstreckt und den Arm und das Bein auf der anderen Seite beugt, wie bei einer Fechterstellung. Wiederholen Sie die Übung auf der anderen Seite. Achten Sie darauf, den Kopf sanft und natürlich zu bewegen, denn Sie wollen keine Nackenverletzung verursachen.

Reflex seitliches Abstützen: Um diesen Reflex zu testen, befinden Sie sich hinter Ihrem Baby oder Kind und lassen es sich aufsetzen, während Sie es bei beiden Schultern halten. Stoßen Sie es nun mit einer raschen Bewegung sanft zu einer Seite hin, sodass es das Gleichgewicht verliert. Halten Sie Ihre andere Hand in Position, um den Fall zu verhindern. Der Schubs sollte dazu führen, dass das Kind mit seinen Armen unmittelbar eine Schutzbewegung macht.

Grundlagen der hemisphärischen Übungen

Ein wichtiger Schlüssel zum Erfolg ist die korrekte Durchführung des Programms. Zu diesem Zweck sollten Sie sich die folgenden Regeln durchlesen, verinnerlichen und dann bei jeder Übung und Aktivität befolgen. Behalten Sie immer im Hinterkopf:

Häufigkeit ist wichtiger als Intensität. Das bedeutet, dass ein schneller, kurzer Energieschub oder Kraftaufwand keine Veränderungen im Gehirn bewirken oder aufrechterhalten wird. Veränderungen im Gehirn treten jedoch bei häufigeren, weniger intensiven Übungen auf, die über einen bestimmten Zeitraum wiederholt durchgeführt werden.

Die Bewegungen müssen langsam und zielgerichtet sein. Ihr Kind kann sich nicht auf die jeweilige Übung konzentrieren, wenn es sich zu schnell bewegt. Kombinieren Sie die Bewegungen mit mentaler Aktivität. Wenn Sie die körperliche mit einer geistigen Aktivität verbinden (beispielsweise Seilspringen und gleichzeitiges Aufsagen des Alphabets), fördert dies die Stimulierung und Entwicklung des Gehirns Ihres Kindes. Integrieren Sie diese zusätzlichen mentalen Aktivitäten erst auf Stufe 2 oder 3 oder zu einem späteren Zeitpunkt ins Programm.

Die Übungen müssen mindestens drei- bis viermal pro Woche durchgeführt werden.

Mehr ist gut, aber weniger ist nicht empfehlenswert. Wir haben festgestellt, dass die besten Erfolge erzielt werden, wenn das Programm in Einklang mit den Schulzeiten ist. Das heißt, die Wochenenden sind frei. Außerdem sind Kinder an den Wochenenden am aktivsten. Falls die Kinder aber auch am Wochenende üben wollen, ist das ebenfalls in Ordnung.

Führen Sie die Übungen nach der Schule und vor dem Abendessen durch. Sie werden feststellen, dass die Aufmerksamkeitsspanne bei den Hausaufgaben länger wird und das Kind einen gesunden Appetit entwickelt. Wenn Sie mit den Übungen bis zum Abend warten, wird Müdigkeit zum Hindernis.

Bleiben auch Sie motiviert und positiv. Ihr Kind wird nicht immer begeistert über diese neue Routine sein, aber es ist wichtig, dass Sie selbst stets begeistert wirken, auch wenn Sie müde sind oder sich entmutigt fühlen. Ihr Kind wird Ihnen dann meistens nacheifern.

Geben Sie der Sache Zeit. Denken Sie daran, dass es keine Übungen gibt, mit denen man eine »Schnellreparatur« durchführen kann. Die Übungen und Aktivitäten sind so aufgebaut, dass sie bei Ihrem Kind hoffentlich zu einer langfristigen inneren Veränderung führen, die ihm verstehen hilft, wie wichtig körperliche sowie mentale Aktivität ein Leben lang sind. Diese Lebensgewohnheiten werden kontinuierlich dazu beitragen, die Leistungsfähigkeit des Gehirns Ihres Kindes zu steigern, seine Funktion zu verbessern und Ihr Kind auf mehr Lebensqualität und ein längeres und gesünderes Leben vorzubereiten.

Die richtige Einstellung ist entscheidend. Ich kann nicht genug betonen, wie wichtig es ist, dass Sie als Brain-Balance-Mentorin oder -Mentor Ihres Kindes eine positive Einstellung aufrechterhalten. Es ist entscheidend, dass Sie verstehen und glauben, dass die Probleme Ihres Kindes korrigierbar sind.

Viele Menschen, auch Ärzt:innen, werden Ihnen sagen, dass Ihr Kind keine wesentlichen Fortschritte machen kann und dass Sie Ihre Zeit verschwenden. Wenn Sie ihnen glauben, verschwenden Sie Ihre Zeit!

Atemübungen und Übungen für die großen Muskeln

Wie alle Trainingsprogramme erfordert auch Brain Balance eine kleine Aufwärmphase, um die Muskeln zu lockern und die Durchblutung anzuregen. Atemübungen und Übungen für die Beweglichkeit der Gelenke machen Sie mit Ihrem Kind zu Beginn jeder Sitzung. Es sind nicht nur gute Aufwärmübungen, sondern auch ein wichtiger Teil des Gehirntrainings, um die Hirnhemisphären wieder ins Gleichgewicht zu bringen.

▶ Die Bedeutung der richtigen Atmung

Die meisten Menschen betrachten Atmen nicht als Übung – aber das sollten sie besser tun. Die Atmung versorgt uns mit dem Sauerstoff, den wir zum Leben brauchen, aber die richtige Atmung versorgt das Gehirn mit dem Sauerstoff, den es braucht, um optimal leistungsfähig zu sein. Das Problem ist, dass die meisten Menschen – auch Kinder – die Atmung nicht optimal nutzen. Allein das Erlernen der richtigen Atmung kann entscheidend sein bei Kindern mit FDS. Die Atmung ist ein wesentlicher Bestandteil jedes Trainingsprogramms. Sie ist das Fundament bei Praktiken wie Yoga, Meditation und bestimmten religiösen Übungen, die darauf abzielen, die mentale Fokussierung und Aufmerksamkeit zu steigern – wie übrigens auch beim Brain-Balance-Programm.

Erstaunlicherweise ist das Atemmuster, das wir bei Babys beobachten, die günstigste Form der Atmung. Sie wird Zwerchfellatmung oder

Bauchatmung genannt. Wenn Sie ein Baby beim Atmen beobachten, werden Sie sehen, wie sich der Bauch hebt und senkt. Aber die meisten Menschen verlieren diesen Instinkt schon früh und gehen zur Brustatmung über. Die Bauchatmung erfordert anfangs eine bewusste Anstrengung, aber Kinder können sich leicht daran gewöhnen. Ihr Kind wird zu Beginn vielleicht nur für kurze Phasen bei der Bauchatmung bleiben, aber wenn Sie es immer wieder daran erinnern, kann sich das mit der Zeit ändern.

▶ Zwerchfellatmung

↔ Beide Hemisphären
↔ Alle Stufen

Ihr Kind soll sich aufrecht hinstellen; die Arme hängen seitlich herab. Bitten Sie das Kind, die Lippen zu spitzen und tief und langsam durch die Nase einzuatmen. Zählen Sie, wie viele Sekunden es dazu braucht. Bitten Sie es dann, den Mund zu öffnen und noch langsamer auszuatmen, bis die gesamte Luft aus der Lunge entwichen ist. Das sollte doppelt so lange dauern, wie das Einatmen. Zählen Sie, wie viele Sekunden das Einatmen dauert. Das Kind soll dann versuchen, doppelt so lang durch den Mund auszuatmen, wobei es die Luft langsam und kontrolliert herauslassen soll. Auf diese Weise atmet das Kind tief und langsam aus dem Zwerchfell und nicht aus dem Brustkorb. Ziel ist es, sowohl die Phase der Einatmung als auch der Ausatmung allmählich zu verlängern. Ermutigen Sie Ihr Kind, diese Übung im Laufe des Tages immer wieder zu machen, insbesondere, wenn es sich ängstlich, gestresst oder unruhig fühlt. Wenn Sie beispielsweise sehen, dass es ängstlich oder aufgeregt wirkt, sagen Sie zu ihm: »Halte inne und nimm einen langsamen tiefen Atemzug, so wie wir es geübt haben. Und lass die Luft jetzt noch langsamer hinaus.« Trainieren Sie das Kind, dies in der Schule oder in anderen Situationen zu machen, in denen Sie nicht dabei sein können, um es daran zu erinnern.

▶ Beweglichkeit der Gelenke und Flexibilitätsübungen

Das Bewegen der großen Muskeln und Gelenke – die sogenannte posturale Muskelaktivität – ist äußerst wichtig, da sie den Großteil der Stimulierung liefert, welche vom Gehirn benötigt wird, um wieder ins Gleichgewicht zu kommen. Es ist aber auch eine wichtige Aufwärmübung, denn das Dehnen hilft, die Mobilität und Flexibilität in den Gelenken und Muskeln zu erhöhen, was sich wiederum positiv auf die Anregung des Gehirns auswirkt. Außerdem erleichtert es die restlichen Übungen des Programms. Sie helfen Ihrem Kind, sich zu dehnen, indem Sie sanft an seinen Armen und Beinen ziehen. Achten Sie darauf, nicht zu stark zu ziehen und keinen starken Druck auf die Gelenke auszuüben. Diese Übungen werden die Wirbelsäulenmuskulatur dehnen und auch den Druck auf die Wirbelgelenke und Bänder erhöhen, sodass sie gedehnt werden. Gleichzeitig werden auch die Gelenke der Arme und Beine gedehnt und stimuliert.

▶ Propriozeptive Gelenkdistraktionsübungen

↔ Beide Hemisphären

↔ Alle Stufen

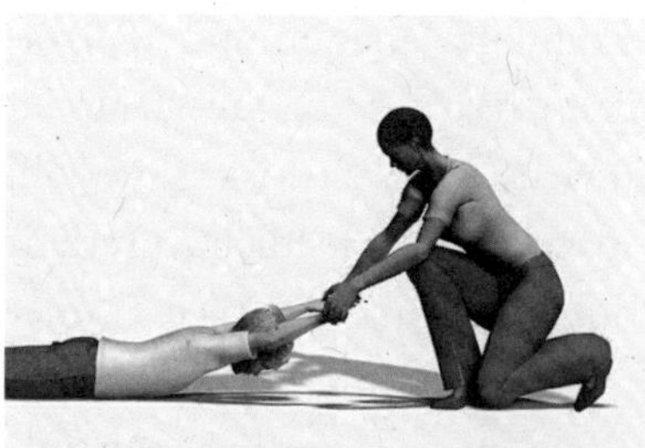

Das ist eine Ganzkörperübung, die dazu beitragen soll, das Kind zur Ruhe zu bringen, während das Gehirn gleichzeitig intensiver stimuliert wird. Benutzen Sie dazu eine Matte, eine weiche Decke oder ein Handtuch.

Das Kind soll sich mit dem Gesicht nach unten mit ausgestreckten Beinen auf den Boden legen und die Arme nach vorne ausstrecken. Fassen Sie das Kind an den Handgelenken und ziehen Sie leicht. Halten Sie die Position fünf Sekunden lang und lassen Sie dann los. Wiederholen Sie das sechsmal und machen Sie zwischen den Dehnungen fünf bis zehn Sekunden Pause.

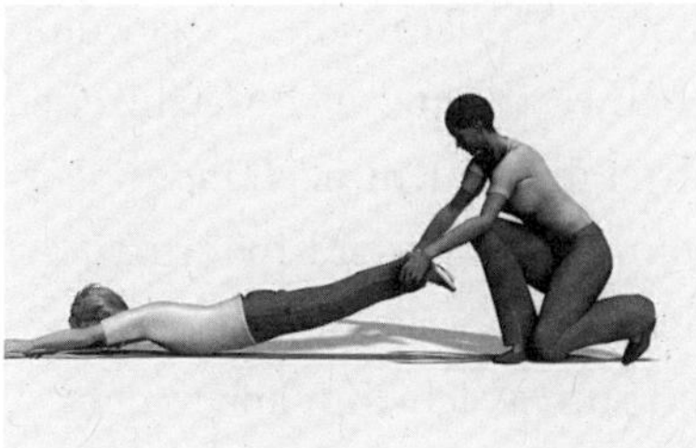

Bitten Sie Ihr Kind, die Arme weiterhin ausgestreckt zu lassen. Umfassen Sie nun seine Fußknöchel und ziehen Sie sanft. Halten Sie die Position fünf Sekunden lang und lassen Sie dann los. Wiederholen Sie die Übung sechsmal und pausieren Sie zwischen den Dehnungen für fünf bis zehn Sekunden.

WICHTIG: Achten Sie darauf, sanft und langsam zu ziehen. Seien Sie sehr vorsichtig und dehnen Sie nicht mit Gewalt. Wenn das Kind unruhig wird, unterbrechen Sie die Übung, beruhigen es und fahren dann fort.

Tipp: Falls Ihr Kind hypersensibel auf Berührung reagiert, sollten Sie es eher länger fest berühren, anstatt kurz und leicht. Schränken Sie Berührungen ein und warnen Sie Ihr Kind vor, bevor Sie es berühren.

► Sensorische Defizite ausgleichen

Wie ich in Teil 1 mehrfach demonstriert habe, besteht ein Zusammenhang zwischen anormalem Verhalten und sensorischen Defiziten: Geruch, Tastsinn, Sehvermögen, Gehör und Gleichgewicht. Es wurde oft angenommen, dass diese Defizite statisch sind und nicht verändert oder verbessert werden können. Nichts könnte weiter von der Wahrheit entfernt sein.

Olfaktorische Übungen (Geruchssinn)

Bei fast allen Kindern, mit denen ich arbeite, insbesondere bei Kindern mit einer Rechtshirnschwäche, haben wir einen defizitären Geruchssinn festgestellt. Wir haben außerdem festgestellt – was auch von diversen Studien bestätigt wird – dass sich durch die Verbesserung des Geruchssinnes mittels Training, die mit diesem Defizit in Verbindung stehenden Probleme automatisch korrigieren. Wenn wir olfaktorische Übungen, wie die im Folgenden beschriebenen, durchführen, erleben wir eine deutliche, wenn nicht gar vollständige Wiederherstellung des Geruchssinnes in 90 %

der Fälle. Infolgedessen sehen wir auch eine Veränderung der Essgewohnheiten. Die Kinder fangen an, neue und abwechslungsreiche Mahlzeiten zu akzeptieren. Sie beurteilen Lebensmittel nicht mehr nach ihrem Aussehen oder ihrer Haptik. Das führt zu einer gesünderen Ernährung, die das Gehirn mit den Nährstoffen und der Energie versorgt, die es benötigt, um Hirnareale neu aufzubauen und zum Wachstum anzuregen.

Wie ich bereits erklärte, ist das oft mit einer positiven Veränderung der nonverbalen Kommunikation, der emotionalen Selbst- und Fremdwahrnehmung, der Immunregulation, der Verdauung und der Körperwahrnehmung im Raum verbunden.

▶ Übung zum Ermitteln der Riech-Distanz

→ Rechtshirnschwäche: Nur das rechte Nasenloch stimulieren!
→ Verwenden Sie intensive Düfte wie:

Schwarzer Pfeffer	Zitrone
Angebranntes Holz	Limette
Kaffee	Senf
Eukalyptus	Zwiebel
Fischöl	Pfefferminze

← Linkshirnschwäche: Nur das linke Nasenloch stimulieren!
← Verwenden Sie angenehme Düfte wie:

Apfel	Lavendel
Banane	Orange
Kirsche	Ananas
Schokolade	Rose
Traube	Erdbeere

Sagen Sie Ihrem Kind genau wie beim Einstufungstest, dass Sie nun ein Spiel spielen werden: das Riechspiel. Erklären Sie ihm, dass es nicht heimlich gucken darf und Sie deshalb seine Augen verbinden werden, damit es die einzelnen Gerüche erraten kann. Sie brauchen neun kleine, undurchsichtige Behälter für neun verschiedene Düfte. Sie sollten die Behälter abwechselnd und unterschiedliche Düfte verwenden, damit Ihr Kind nicht vorausahnen kann, was als Nächstes kommt.

Sie können auch bei der Intensität der Düfte variieren: mal stärker, mal schwächer. Führen Sie zunächst eine Testübung durch. Lassen Sie Ihr Kind immer wissen, ob es richtig geraten hat oder nicht. Das Kind soll sich mit verbundenen Augen ein Nasenloch zuhalten (oder Sie tun es). Halten Sie den ersten Behälter etwa 30 cm vom offenen Nasenloch entfernt, und fragen Sie das Kind, ob es einen Geruch wahrnehmen kann. Wenn nicht, bringen Sie den Behälter ein paar Zentimeter näher heran und fragen das Kind erneut. Fahren Sie fort, bis es den Geruch wahrnimmt. Wenn das der Fall ist, soll es den Geruch benennen. Falls es danebenliegt, geben Sie ihm noch zwei Chancen. Wenn es dem Kind sehr schwerfällt, können Sie drei oder vier Auswahlmöglichkeiten anbieten.

Tipp: Tragen Sie jeden Tag nach dem Riech-Spiel eine kleine Menge ätherisches Öl auf den Kragen seines Shirts unter dem Nasenloch auf, das Sie stimuliert haben. Variieren Sie die Düfte täglich so oft wie möglich. Tragen Sie ätherische Öle nicht direkt auf die Haut auf, denn das kann brennen oder die Haut reizen.

Ziel für Stufe 1: Drei richtige Gerüche in Folge
Ziel für Stufe 2: Sechs richtige Gerüche in Folge
Ziel für Stufe 3: Neun richtige Gerüche in Folge

Wenn das Ziel vier Tage hintereinander ohne Fehler erreicht wird, wechseln Sie in die nächste Stufe. Kann Ihr Kind auf Stufe 3 an vier aufeinanderfolgenden Tagen neun Gerüche richtig benennen, haben Sie einen Erfolg erzielt. Der Geruchssinn Ihres Kindes sollte dann wieder im Gleichgewicht sein und wird sich ab diesem Zeitpunkt von selbst verbessern. Wiederholen Sie jedoch »das Spiel« von Zeit zu Zeit, um sicherzustellen, dass Ihr Kind den Geruchstest noch besteht.

Tipp: Manche Kinder haben einen so stark beeinträchtigten Geruchssinn, dass sie nicht richtig schnuppern können. Wenn das der Fall ist, zeigen Sie ihm, wie es geht und arbeiten Sie mit ihm, bis es ihm gelingt.

Visuelle Übungen

Es ist gut dokumentiert, dass die Veränderung der Farbe eines visuellen Reizes die Gehirnareale anregt, die die kognitiven, verhaltensbezogenen, autonomen, immunologischen und emotionalen Funktionen steuern. Es wurde auch festgestellt, dass die beiden Hemisphären des Gehirns unterschiedlich auf verschiedene Farben reagieren. Die Farbe Rot hemmt beispielsweise die Aktivität der rechten Hemisphäre und fördert die der linken, weshalb das Verändern der Farbe durch die Verwendung von Filtern oder farbigen Folien, wie Sie es bei dieser Übung tun werden, die Lesefähigkeit verbessert. Diese visuellen Übungen funktionieren aufgrund der Art und Weise, wie die Rezeptoren das Licht an das Gehirn senden. Größere visuelle Rezeptoren, die sich in der Netzhaut und in der äußeren Peripherie des Auges befinden, sind empfindlicher für bestimmte Frequenzen von Lichtwellen. Sie sind empfindlicher für Farben mit höheren Frequenzen oder Lichtwellen, die sich schneller bewegen. Es gibt sieben Grundfarben, die auf sieben unterschiedlichen Frequenzen von Lichtwellen im visuellen Lichtspektrum basieren. Die niedrigste Frequenz ist Rot, die sich über Orange, Gelb, Grün, Blau, Indigo und die höchste – Violett – steigert. Grün ist die mittlere Frequenz. Die Farben mit den niedrigeren Frequenzen sind spezifischer für die linke Hemisphäre, weil die Rezeptoren, die Informationen an die linke Hemisphäre senden, empfindlich auf langsamere Lichtwellen reagieren. Alles, was also die Geschwindigkeit in der linken Hemisphäre erhöht und die rechte Hemisphäre hemmt, verbessert die Fähigkeit der linken Gehirnhälfte, Wörter zu hören und zu lesen. Auch die Anwendung einer Augenklappe verbessert die Lesefähigkeit. Sie trägt zu Stärkung der Augenmuskeln bei, und Kinder mit FDS haben schwache Augenmuskeln auf der dysfunktionalen Seite des Gehirns. Studien haben gezeigt, dass das Tragen einer Augenklappe auch die Lesefähigkeit bei Kindern verbessern kann, die keine schwachen Augenmuskeln haben, da das Abdecken eines Auges, die Stimulation des Auges, das gerade liest, erhöht.

Bei diesen Übungen werden Techniken zur Verbesserung der Sehfähigkeit in drei Bereichen angewendet: Lichtstimulation, schnelles und langsames Tracking und Konvergenz/Divergenz.

▶ Die Brain-Balance-Methode

Diese Übungen ähneln den visuellen Assessment-Tests, mit denen Sie bereits vertraut sind. Der einzige Unterschied besteht darin, dass Sie die Übungen bei einigen Aktivitäten nur auf ein Auge ausrichten.

▶ Pencil-Push-Ups

←→ Schwäche der rechten und linken Hemisphäre

Führen Sie diese Übungen durch, wenn Ihr Kind beim Assessment-Test nicht in der Lage war, im richtigen Abstand vom Objekt zu schielen. Diese Unfähigkeit ist charakteristisch für eine Schwäche der rechten Hemisphäre. Wenn allerdings das linke Auge während der Testung ein Defizit offenbart oder ermüdet, kann das auf eine Schwäche der linken Hemisphäre hinweisen. In jedem Fall wird die Verbesserung der Kraft, Ausdauer und Koordination beider Augen dazu beitragen, eine Schwäche in beiden Gehirnhälften auszugleichen. Erklären Sie dem Kind wie bei der Testung, was Sie tun werden, bevor Sie mit der Übung beginnen. Das Kind soll sich entspannt hinstellen oder setzen, wobei es den Kopf ruhig und gerade halten sollte. Halten Sie einen Bleistift in einem Abstand von etwa 45 cm vor die Nase des Kindes. Es sollte in der Lage sein, sich zu fokussieren und bei diesem Abstand nur den Bleistift sehen. Wenn es zwei sieht, vergrößern Sie den Abstand langsam Zentimeter für Zentimeter, bis das Kind nur noch einen Stift sieht.

Verringern Sie dann langsam wieder den Abstand, und sagen Sie dem Kind, dass es Ihnen Bescheid geben soll, sobald es den Stift doppelt sieht. Halten Sie inne und notieren Sie den Abstand. Bitten Sie das Kind, so gut es kann zu versuchen, den Bleistift wieder als einen zu sehen. Wenn es wieder einen Bleistift sieht, führen Sie den Stift wieder langsam an die Nase heran, bis das Kind Ihnen sagt, dass es wieder zwei Stifte sieht. Wiederholen Sie Ihre Anweisungen wie zuvor. Fahren Sie fort, den Bleistift näher an die Nase zu führen, bis das Doppelbild nicht mehr verschwindet. Nun soll sich das Kind auf den Stift konzentrieren, während Sie ihn langsam wieder bis zur Ausgangsposition zurückziehen. Das Kind soll mit den Augen dem Bleistift folgen und ihn ununterbrochen fixieren. Wiederholen Sie die ganze Übung dreimal, wenn das Kind nicht vorher ermüdet. Indem die Stärke und Koordination der Augenmuskeln zunimmt, werden Sie feststellen, dass der Bleistift auch dann als ein Stift gesehen wird, wenn Sie ihn immer näher an die Nase heranbringen. Sie sollten mit dem Stift bis auf einen Abstand zwischen zweieinhalb und fünf Zentimetern an die Nase herankommen können, ohne dass ein Doppelbild entsteht. Das ist das Ziel.

Stufe 1: Führen Sie die Übung einmal vollständig durch.
Stufe 2: Führen Sie die Übung zweimal vollständig durch.
Stufe 3: Führen Sie die Übung mindestens dreimal durch.

Andere Möglichkeiten: Dies ist eine schwierige Übung. Probieren Sie es selbst aus, und Sie werden feststellen, wie müde Ihre Augen bereits nach einem Mal werden. Ich habe festgestellt, dass es bei kleinen Kindern manchmal einfacher ist, wenn man eine Stiftlampe oder einen kleinen runden Spiegel oder eine reflektierende Oberfläche benutzt. Das hilft dem Kind, sich zu fokussieren, und außerdem lieben es Kinder, ihr Spiegelbild zu sehen. Machen Sie die Übung genauso wie mit dem Bleistift und fragen Sie das Kind stattdessen, »Wie viele von dir siehst du?«

Hinweis: Wenn das Kind nicht reagiert, beobachten Sie einfach seine Augen. Schaut das Kind weg oder dreht sich ein Auge nach außen, können Sie davon ausgehen, dass es doppelt sieht.

▶ Übung Schnelles Tracking

→ Defizit der rechten Hirnhemisphäre: Die Mehrzahl der Übungen sind nach links ausgerichtet.

← Defizit der linken Hirnhemisphäre: Die Mehrzahl der Übungen sind nach rechts ausgerichtet.

Als Sie diesen Test durchgeführt haben, wollten Sie feststellen, ob sich die Augen schnell genug bewegen, was dazu führte, dass das Kind mit seiner Augenbewegung über das sich bewegendes Ziel (Ihr Finger) entweder hinausschoss *(overshooting)* oder dass die Augenbewegung zu langsam war *(undershooting)*.

Bei dieser Übung arbeiten Sie mit schnellen Bewegungen und konzentrieren sich auf die langsamere Seite. Damit die Übung richtig funktioniert, müssen Sie zwar beide Augen trainieren, aber mit der schwachen Seite öfter üben. Das bedeutet, dass Sie bei einer Serie von zehn Bewegungen drei in Richtung der starken Seite und sieben in Richtung der schwachen Seite machen. Achten Sie darauf, dass das Kind beide Augen schnell nach beiden Seiten bewegt. Das ist ausgewogen genug, sodass das Kind noch mitkommt, aber es wird die eine Seite deutlich mehr trainieren als die andere.

Das Kind soll sich entspannt hinstellen oder setzen, den Kopf gerade halten und Sie auf Augenhöhe anblicken. Sagen Sie ihm, dass Sie mit dem

Finger wackeln werden und dass es schnell auf Ihren Finger schauen soll, ohne den Kopf zu bewegen und dass es, wenn Sie »O.K.« sagen, wieder auf Ihre Nase schauen soll. Bei einem Kind mit einer Rechtshirnschwäche wackeln Sie siebenmal mit dem rechten Finger und dreimal mit dem linken Finger. Bei einer Schwäche der linken Hemisphäre machen Sie es umgekehrt. Wechseln Sie immer wieder willkürlich ab, damit das Kind nicht weiß, mit welchem Finger Sie als Nächstes wackeln. Achten Sie darauf, ob das Kind mit den Augen über das Ziel hinausschießt, indem Sie mitzählen, wie oft es das Objekt verfehlt. Sie erkennen dies daran, dass das Kind die Augen in zwei Schritten bewegt, um das Objekt zu erfassen, anstatt in einem. Notieren Sie jedes Mal, wie oft es danebenliegt. Je mehr sich seine Fähigkeit verbessert, desto schneller und genauer wird es in seinen Augenbewegungen, bis beide Augen gleichziehen.

Hinweis: Um die Konzentration zu erhöhen und den Effekt zu verbessern, können Sie einen farbigen Handschuh tragen oder ein kleines Band oder eine Schnur um Ihren Finger binden. Verwenden Sie ein blaues Band (oder eine Schnur) am rechten Finger und ein rotes am linken Finger. Das macht die Übung interessanter und die Farben sind spezifisch für die Seite des Gehirns, die Sie stimulieren möchten.

← Farben der linken Hemisphäre	→ Farben der rechten Hemisphäre
Rot	Blau
Orange	Indigo
Gelb	Violett

▶ Übung Langsames Tracking

→ Schwäche der rechten Hemisphäre: Übung nur nach rechts gerichtet
← Schwäche der linken Hemisphäre: Übung nur nach links gerichtet

Beim Test »Langsames Tracking« haben Sie das Defizit festgestellt, indem Sie die Seite ermittelten, zu der sich die Augen nur mit größerer Schwierigkeit hinbewegen konnten. Bei der Korrektur des Mangels werden Sie die langsame Bewegung nur in Richtung der schwachen Hemisphäre durchführen. Stellen Sie sich vor Ihr Kind und treten Sie dann ein wenig zur Seite, sodass Sie von der Seite, auf der Ihr Finger mit der Übung beginnt, am weitesten entfernt sind (wenn Sie mit der rechten Gehirnhälfte arbeiten, gehen Sie beispielsweise ein wenig nach links). Sie sollen so weit entfernt wie möglich stehen (so weit, wie sich die Augen drehen können). Halten Sie Ihren Zeigefinger oder einen Bleistift in einer Entfernung von etwa 30 cm vor das Gesicht des Kindes und bitten Sie es, den Kopf gerade zu halten und den Blick auf Ihren Finger oder den Stift zu richten. Sagen Sie dem Kind, dass es seinen Kopf nicht bewegen soll. Bitten Sie es, Ihrem Finger oder dem Stift mit den Augen zu folgen, während Sie ihn langsam von ganz links nach ganz rechts bewegen. Bitten Sie das Kind, die Augen zu schließen. Kehren Sie zu Ihrer ursprünglichen Position zurück. Bitten Sie das Kind, die Augen zu öffnen und Ihren Finger zu lokalisieren. Wiederholen Sie die Übung insgesamt zehn Mal. Gehen Sie dabei so langsam vor, dass das Kind folgen kann. Wenn es dem Finger nicht mehr folgen kann oder seine Augen hin und her springen, sind Sie zu schnell. Falls das Kind das Interesse verliert, übermäßig blinzelt oder seine Augen unruhig werden, hören Sie auf. Wenn Sie diese Übung täglich wiederholen, wird es allmählich immer besser werden.

Für Stufe 1 beginnen Sie mit langsamen Bewegungen, bis das Kind die Übung ausführen kann, ohne dass seine Augen hin und her springen. Gehen Sie dann zu schnelleren Bewegungen über. Wenn das Kind diese Augenfolgebewegungen ohne overshooting problemlos ausführen kann, wiederholen Sie alle Übungen zweimal. Wenn es das viermal hintereinander schafft, ohne dass die Augen springen oder übers Ziel hinausschießen, haben Sie Ihr Ziel erreicht. Gehen Sie dann in der nächsten Sitzung zur nächsten Stufe über.

Stufe 1: Führen Sie nur langsame Bewegungen aus.
Stufe 2: Führen Sie langsame und schnelle Bewegungen aus.
Stufe 3: Führen Sie alle Bewegungen zweimal vollständig aus.

Tipp: Bitten Sie Ihr Kind am Ende jeder langsamen Bewegung, die Augen zu schließen. Das ist ein wichtiger Schritt, denn er hilft, Licht auf die schwache Seite zu lenken.

Hinweis: Wie bei der vorherigen Übung können Sie einen farbigen Handschuh oder ein Band verwenden: Blau für eine Schwäche der rechten Hemisphäre, Rot für die linke Seite.

► Licht blockieren

→ Rechtshirndefizit: Blockieren Sie das rechte Auge.
← Linkshirndefizit: Blockieren Sie das linke Auge.

Diese Übung setzt einen sehr starken Reiz, weil sie das Licht ungleichmäßig blockiert. Sie stimuliert eine Hemisphäre und nimmt der anderen Seite den Stimulus. Das ist eine besonders gute Methode für Kinder, die hypersensibel auf Licht reagieren.

Stufe 1: Augenklappe

Bei dieser Übung muss das Kind eine Augenklappe tragen. Die meisten Kinder tolerieren das gut. Manche finden es sogar sehr lustig, wenn man ein Spiel daraus macht.

Die Übung ist ganz einfach. Ihr Kind soll die Augenklappe über dem Auge auf der Seite der schwachen Hemisphäre tragen. Beginnen Sie mit 30 Minuten und steigern Sie die kontinuierliche Tragezeit auf bis zu zwei Stunden. Wenn sich das Kind zunehmend daran gewöhnt, lassen Sie es die Augenklappe beim Fernsehen oder am Computer tragen. Dann soll es sie beim Lesen tragen. Bei Kindern mit einer Linkshirnschwäche sollte sie das Lesen erleichtern. Wenn das Kind bereit ist (es toleriert die Augenklappe volle zwei Stunden lang), kann es zu Stufe 2 übergehen und die Augenklappe durch eine Blockierbrille (Halbfeldbrille) ersetzen.

Achtung: Behalten Sie Ihr Kind im Auge, denn es könnte das Gleichgewicht verlieren oder Entfernungen falsch einschätzen, bis es sich an die Augenklappe oder die Blockierbrille gewöhnt hat.

Stufe 2: Blockierbrille

→ Rechtshirnschwäche: Blockieren Sie die rechte Hälfte beider Gläser.

← Linkshirnschwäche: Blockieren Sie die linke Hälfte beider Gläser.

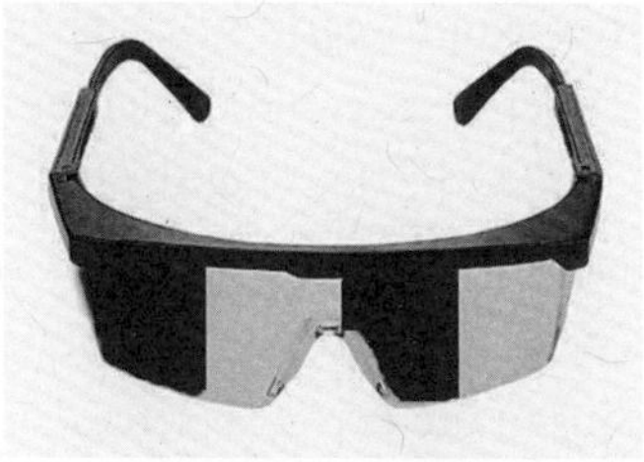

Blockier- oder Halbfeldbrillen haben spezielle Gläser, die so manipuliert werden können, dass sie das Licht teilweise von der Netzhaut fernhalten. Man kann sie leicht selbst herstellen. Kaufen Sie eine kleine Schutzbrille oder, für kleinere Kinder, eine Schwimmbrille mit Seitenschutz. Man findet sie in jedem Warenhaus oder Sportgeschäft. Achten Sie darauf, dass die Brille gut sitzt. Um den Blockiereffekt zu erreichen, können Sie Farbe, weiße Korrekturflüssigkeit oder Klebeband benutzen, um die Gläser wie oben abgebildet halb abzudecken oder abzukleben. Das bedeutet, dass Sie die äußere Hälfte eines Glases und die innere Hälfte des anderen Glases abdecken. Achten Sie darauf, dass Sie bei der äußeren Hälfte auch den Seitenschutz mit abdecken. Das Tragen dieser Brille soll dazu beitragen, eine unterschiedliche Aktivität der beiden Hirnhälften auszugleichen. Erklären Sie Ihrem Kind, dass dies eine besondere Brille ist, die ihm helfen wird, besser in der Schule oder beim Sport zurechtzukommen. Ihr Kind sollte die Brille zunächst eine halbe Stunde am Tag tragen und dann allmählich zu einer längeren Tragezeit übergehen – am besten für zwei Stunden am Stück. Lassen Sie Ihr Kind die Brille beim Fernsehen oder am Computer tragen. Zwingen Sie es nicht, die Brille zu tragen, während es Hausaufgaben macht, es sei denn, es möchte sie dabei tragen. Wenn Ihr Kind die Brille zwei Stunden lang toleriert, ist es bereit für Stufe 3 – die Lichtstimulation.

Hinweis: Wenn das Kind die Blockierbrille nicht tragen will, sagen Sie ihm, dass es nur fernsehen oder am Computer spielen darf, wenn es dabei diese Brille trägt. Es ist wichtig, dass Sie in diesem Punkt nicht nachgeben! (Sie werden herausfinden, warum, wenn Sie Kapitel 13 lesen.)

Stufe 3: Lichtstimulation

Bei dieser Übung werden Sie das Auge mit Licht stimulieren, sodass sich die Pupillen verengen. Sie benötigen dazu eine kleine Stiftlampe oder Taschenlampe, die Sie auf die niedrigste Stufe einstellen. Wenn das Licht zu hell ist (was dazu führt, dass das Kind seinen Kopf wegdreht), kleben Sie eine Centmünze auf die Mitte der Linse oder decken Sie mit einem Stück farbiger Folie ab. Verwenden Sie eine Farbe, die dem hemisphärischen Defizit auf der Liste auf Seite 286 entspricht.

Das Kind soll die Blockierbrille aufsetzen. Halten Sie die Taschenlampe bereit und bitten Sie das Kind geradeaus in die Ferne zu schauen. Stellen Sie sich auf die Seite gegenüber des hemisphärischen Defizits, das heißt, auf die linke Seite des Kindes, wenn es eine Rechtshirnschwäche hat, und auf die rechte Seite, wenn es eine Linkshirnschwäche hat. Die Lichtquelle sollte 15 bis 20 cm vom Auge entfernt sein. Schalten Sie die Taschenlampe ein und leuchten Sie in den Augenwinkel des Auges, das Ihnen näher ist. Dadurch werden sich die Pupillen beider Augen zuerst verengen und dann weiten. Zählen Sie, wie lange es dauert, bis dies geschieht. Wenn sich die Pupille nicht mehr weitet, können Sie die Übung beenden.

Wenn Sie dies bei jeder Sitzung machen, wird es immer länger dauern, bis sich die Pupillen weiten. Sie möchten, dass die Pupillen lange verengt bleiben: Ideal sind etwa 10 bis 15 Sekunden. Das ist eine normale Reaktion auf Licht. Wenn sich Ihr Kind abwendet und extrem lichtempfindlich ist, brechen Sie die Übung ab und versuchen es am nächsten Tag noch einmal.

Die therapeutische Anwendung von Klang und Licht

Die Anwendung von Musik (Klang) und Farbtherapie (Licht) zu Heilzwecken lässt sich bis hin zu alten Zivilisationen zurückverfolgen, aber erst in der zweiten Hälfte des 20. Jahrhunderts begann die westliche Medizin, diese Heilkräfte aufgrund ihres Potenzials, positive Veränderungen im

Körper zu bewirken, zu nutzen. Musik und Farbe wirken durch die von ihnen ausgesandten Energiefrequenzen. Akustische und visuelle Stimulierung mittels Klang und Licht haben bestimmte therapeutische Wirkungen aufgrund ihrer unterschiedlichen Frequenzen. Farbe (Licht) ist ein starker Stimulus. Wir sind empfänglich für seine Einflüsse, auch wenn wir uns dessen nicht bewusst sind. So kann zum Beispiel das Betrachten von leuchtend roten Objekten oder sogar das Tragen roter Kleidung verschiedene emotionale oder motorische Reaktionen auslösen. Der Aufenthalt in einem blau gestrichenen Raum oder das Tragen blauer Kleidung kann ebenfalls derartige Effekte bewirken.

Wie das Licht basiert auch der Klang auf Wellenlängen und Frequenzen. So wie das sichtbare Lichtspektrum in sieben primäre Frequenzen oder Farben unterteilt ist, ist der hörbare Klang in sieben primäre Tonfrequenzen unterteilt. Das ist kein Zufall, sondern beruht auf der Tatsache, dass das Gehirn Hören und Sehen auf ähnliche Weise verarbeitet. Die beiden Hirnhemisphären verarbeiten Licht und Klang allerdings auf unterschiedliche Weise, je nach Frequenz (Geschwindigkeit) des Reizes. Bis zu einem gewissen Punkt läuft die Verarbeitung von Licht und Klang parallel, bevor sie sich trennen. Licht – der sich schneller bewegende Stimulus, der weniger detaillierte Informationen überträgt, wird hauptsächlich in der rechten Hemisphäre verarbeitet. Klang – der langsamere, höherfrequente Stimulus, der detailliertere Informationen überträgt, wird in der linken Hemisphäre verarbeitet. Allerdings übertragen die niederfrequenten Klänge ebenfalls weniger detaillierte Informationen. Diese Klänge werden an die rechte Gehirnhälfte weitergeleitet. Höherfrequente – das heißt schnellere, sich rasch verändernde Klänge (wie beim Sprechen), werden vorrangig von der linken Hemisphäre verarbeitet. Die verschiedenen Frequenzen von Licht und Klang bewirken, dass die Gehirnzellen mit unterschiedlicher Geschwindigkeit feuern.

BEZIEHUNGEN ZWISCHEN LICHT UND KLANG

Nach der Theorie von Farbe und Klang gibt es vergleichbare Schwingungsfrequenzen zwischen den sieben Spektralfarben und der Tonleiter (einschließlich Ganz- und Halbtönen):

Rot schwingt zum mittleren C = Rot stimuliert die linke Gehirnhälfte, das mittlere C stimuliert die rechte.

Orange schwingt zum D = Orange stimuliert die linke Gehirnhälfte, D stimuliert die rechte.

Gelb zu E= Gelb stimuliert die linke Gehirnhälfte, E stimuliert die rechte.

Grün zu F (halber Schritt) = Grün stimuliert die rechte Gehirnhälfte, F stimuliert die rechte.

Die sieben reinen Spektralfarben beziehen sich auf die mittlere Oktave der Klaviatur. Es bestehen jedoch auch weitere Beziehungen zwischen der Diskant- (höher) und Bassoktave (tiefer) mit verschiedenen Schattierungen der Spektralfarben. Die Farben, die sich auf die Oktave unterhalb der mittleren Oktave beziehen, sind tiefer und dunkler, aber mit der gleichen klanglichen Korrelation. Zum Beispiel wäre das C unterhalb des mittleren C immer noch in der Rotfamilie, aber es wäre dunkler als das Rot des mittleren C. Die Klänge oberhalb der mittleren Oktave würden durch hellere und leuchtendere Farben repräsentiert.

Klänge in Form von Musik haben eine sehr starke Wirkung auf die Gehirnaktivität. Wir alle haben schon erlebt, dass Musik Erinnerungen und Gefühle hervorrufen kann. Denken Sie an eine traurige Szene in einem Film. Wenn dann in der Szene Musik einsetzt, unterstreicht sie die Emotion (und treibt einem oft die Tränen in die Augen). Die Emotion wird von der Tonfrequenz und anderen mit der Musik und der

Hirnhemisphäre (in der der Klang verarbeitet wird) assoziierten Eigenschaften getriggert. Bei traurigen Szenen wäre dies die rechte Gehirnhälfte. Aber natürlich kann Musik genauso gut positive und motivierende Emotionen hervorrufen.

Musikalische Übungen bei Brain Balance

→ Rechte Hemisphäre = niederfrequente Klänge
← Linke Hemisphäre = hochfrequente Klänge

Die verschiedenen Eigenschaften, die ein Musikstück von einem anderen unterscheiden, werden in verschiedenen Gehirnhälften verarbeitet. Bei den folgenden Übungen lassen Sie Ihr Kind Musik hören, die jene musikalischen Qualitäten am besten repräsentiert, welche in der defizitären Gehirnhälfte Ihres Kindes, wie folgt, verarbeitet werden:

► Rechte Hemisphäre

Harmonie
Intervall
Qualität
Klangfarbe
Räumliche, zeitliche und langfristige Muster

► Linke Hemisphäre

Rasches Variieren der Lautstärke
Tonhöhe
Timing
Rhythmus
Text
Vertrauter Klang

Leider kann man nicht in einen Laden gehen und Musik ausschließlich für die linke oder rechte Hirnhemisphäre kaufen. Es gibt eine Menge Studien, die dokumentieren, welche Arten von Musik und welche Tonfrequenzen auf die eine oder andere Gehirnhälfte einwirken, aber bisher hat noch niemand auf der Basis dieser Studien und Informationen Musikstücke komponiert.

Als mir das bewusst wurde, wandte ich mich an eine Person, die sowohl Musiker:in als auch Komponist:in ist. Gemeinsam haben wir verschiedene Musikstücke arrangiert, die speziell auf die jeweilige Hemisphäre abgestimmt sind. Wir verwenden diese Kompositionen, die wir als Brain-Balance-Musik bezeichnen, für die Arbeit mit den Kindern in unseren Brain-Balance-Zentren. Auch andere Fachleute verwenden Brain-Balance-Musik und erzielen damit hervorragende Ergebnisse. Auf der Website *iwaveonline.com* finden Sie Bezugsquellen für Brain-Balance-Musik und weitere Informationen dazu. Auch wenn ich persönlich glaube, dass diese Musik die beste Wahl ist, gibt es noch andere Optionen.

Wenn Sie mit musikalischen Klängen vertraut sind, können Sie auf der Basis der oben beschriebenen Qualitäten, die den Defiziten Ihres Kindes entsprechen, Ihre eigenen auswählen. Wenn nicht, finden Sie hier eine Liste von Musikstücken, aus denen Sie wählen können. Denken Sie daran, dass Musik und Farben in entgegengesetzten Hemisphären verarbeitet werden. Ein Beispiel: »Rote Musik« hat eine niedrige Frequenz – die Musik geht in die rechte Gehirnhälfte, die Farbe in die linke. Wir bezeichnen sie jedoch als rote Musik, weil die Farbe und der Klang die gleiche Frequenz haben.

▶ Musik für die rechte Gehirnhälfte: Note C (rot)

Klassisch

»Militärmarsch« von Franz Schubert

Jeder Marsch von John Philip Sousa

»Tanz der Seeleute« aus der Ballettsuite »Roter Mohn« von Reinhold Glière

Modern (New Age)
»Mars« aus »Die Planeten« von Gustav Holst
»At the Edge« von Mickey Hart
»Diga Rhythm« von Mickey Hart

▶ Musik für die rechte Gehirnhälfte: Note D (Orange)

Klassisch
Ungarischer Tanz Nr. 5 von Johannes Brahms
»Habanera« aus »Carmen« von Georges Bizet
»Capriccio Espagnole« von Nikolai Rimski-Korsakow

Modern (New Age)
»Winterfall Music« von Paul Warner
»Jupiter« aus »Die Planeten« von Gustav Holst
»Eagles Call« von Bruce Hurnow

▶ Musik für die rechte Gehirnhälfte: Note E (Gelb)

Klassisch
»Arabeske« von Robert Schumann
»Fountains of Rome« von Ottorino Respighi
Klavierkonzert Nr. 26 von Wolfgang Amadeus Mozart

Modern (New Age)
»Lemurian Sunrise« von Paul Lloyd Warner
»Dawn« von Steven Halpern
»Kitaro Ki« von Kitaro

▶ Musik für die rechte Gehirnhälfte: Note F (Grün)

Klassisch
Melodie in F von Anton Rubinstein
Violinkonzert in e-Moll von Felix Mendelssohn
»Claire de Lune« von Claude Debussy

Modern (New Age)
»Pan Flöte« von La Mir
»Ocean« von Larkin
»Fairy Ring« von Mike Rowland

► Musik für die linke Gehirnhälfte: Note G (Blau)

Klassisch
»Air on the G-String« (Orchestersuite Nr. 3) von Johann Sebastian Bach
»Ave Maria« von Franz Schubert
»Der Schwan« von Camille Saint-Saens

Modern (New Age)
»Divine Gipsy« von Paramahansa Yogananda
»Crystal Cave« aus Back to Atlantis von Upper Astral
Vocal Auswahl: »Be still« von Rosemary Crow

► Musik für die linke Gehirnhälfte: Note B (Indigo)

Klassisch
»Träumerei« von Robert Schumann
Adagio aus der Symphonie Nr. 1 in c-Moll von Johannes Brahms
»Poème für Violine und Orchester« von Ernest Chausson

Modern (New Age)
»Angel Love« von Aeoliah
»Inside« von Paul Horn
»Venus« aus »Die Planeten« von Gustav Holst

► Musik für die linke Gehirnhälfte: Note A (Violett)

Klassisch
Klavierkonzert in b-Moll von Peter Tschaikowski
»Liebestraum« von Franz Liszt
Gregorianische Gesänge

Modern (New Age)
»The Great Pyramid« von Paul Horn
»Neptun« aus »Die Planeten« von Gustav Holst
»Eventide« von Stephen Halpern

Quelle: Aus »Healing with Music and Color: A Beginners Guide von Mary Bassano« (Samuel Weiser, 1992).

▶ Übung: Klang-Blockade

→ Schwäche der rechten Hemisphäre:Rechtes Ohr blockieren.
← Schwäche der linken Hemisphäre:Linkes Ohr blockieren.

Bei diesen Übungen wird ein Ohrstöpsel benutzt, um Klänge zu blockieren.

Wenn die Musik im »guten« Ohr blockiert wird, kann der natürliche Klang ins Gehirn dringen und es stimulieren, ohne die andere Seite zu beeinflussen und das Kind mit Tönen zu überreizen.

Tipp: Sie brauchen nur einen Ohrstöpsel (aber Sie müssen ein Set kaufen, das Sie in jeder Apotheke bekommen; sie sind nicht teuer). Ich verwende gerne weiche und biegsame Stöpsel, weil sie sich im Ohr des Kindes angenehm anfühlen. Diese Ohrstöpsel gibt es auch in bunten Farben, sodass die Kinder sie gerne tragen.

Sie können eine beliebige Musikauswahl nutzen, solange sie der hemisphärischen Schwäche Ihres Kindes entspricht. Natürliche Geräusche können die gleiche Wirkung haben (Sie können auch beides kombinieren).

Im Idealfall sollte Ihr Kind die Ohrstöpsel und die Blockierbrille gleichzeitig tragen. Sie können zwar auch getrennt voneinander Wirkung zeigen, aber wenn man sie kombiniert, kann der Effekt sehr beeindruckend sein. Falls die Anwendung beider Hilfsmittel für Ihr Kind zu viel ist, können Sie sie abwechselnd jeden zweiten Tag tragen lassen.

Wie bei der Blockierbrille sollte das Kind den Ohrstöpsel zunächst beim Fernsehen oder am Computer tragen. Das Schöne an der Verwendung von Brain-Balance-Musik ist, dass die aufgelisteten Musikstücke auch dann eine Gehirnhälfte stärker stimulieren als die andere, wenn das Kind sich weigert, einen Ohrstöpsel zu tragen oder ihn herauszieht.

Wie lange Sie einen Ohrstöpsel verwenden können, hängt größtenteils von der Toleranzgrenze Ihres Kindes ab. Kleine Kinder ziehen einen Ohrstöpsel oft schon nach wenigen Minuten heraus. Ältere Kinder sollten in der Lage sein, den Stöpsel so lange im Ohr zu lassen, wie Sie es möchten. Idealerweise sollten Sie mit etwa 30 Minuten beginnen und die Tragezeit auf bis zu 60 Minuten steigern.

Stufe 1:
Anfangs geht es erst einmal darum, das Kind an das Tragen eines Ohrstöpsels zu gewöhnen. Lassen Sie Ihr Kind einen Ohrstöpsel im betreffenden Ohr mindestens 30 Minuten lang tragen. Wenn es dazu viermal hintereinander in der Lage ist, ohne zu protestieren oder ihn herauszuziehen, können Sie zu Stufe 2 übergehen.

Stufe 2:
Wählen Sie aus der Liste auf Seite 294 – 297die Musik aus, die den Defiziten Ihres Kindes entspricht. Stecken Sie den Ohrstöpsel ins Ohr Ihres Kindes und legen Sie die CD in den Player ein. Spielen Sie die Musik zunächst ohne Kopfhörer ab, sodass Ihr Kind anfangs keine tragen muss. Stellen Sie sicher, dass die Lautstärke angenehm für Ihr Kind ist. Ihr Kind muss nicht aktiv zuhören, damit eine Wirkung erzielt wird, aber es muss sich natürlich in Hörweite der Musik aufhalten. Lassen Sie die Musik spielen, während Sie gemeinsam im Auto unterwegs sind, während Ihr Kind am Computer sitzt oder einfach zu Hause irgendetwas spielt. Beginnen Sie mit zehn Minuten pro Tag und steigern Sie dann allmählich auf 30 Minuten. Achten Sie darauf, wie lange das Kind zuhört, ohne Unmut zu zeigen.

Stufe 3
Für diese Übung brauchen Sie keine Ohrstöpsel, aber Sie brauchen Kopfhörer. Achten Sie darauf, dass die Kopfhörer bequem sitzen. Schieben Sie die Hörmuschel an der Seite des »guten« Ohrs zur Seite, sodass der Klang nur auf der Seite des Defizits ankommt. Der zeitliche Ablauf und die anderen Kriterien gleichen Stufe 2. Steigern Sie die Hördauer allmählich, bis Ihr Kind die Musik eine Stunde lang ununterbrochen tolerieren kann.

Gleichgewichtsübungen

Stufe 1: Langsames Drehen
Das Kind soll gerade mit leicht nach vorne geneigtem Kopf auf dem Drehstuhl sitzen. Die Füße sollen den Boden nicht berühren, das Kind kann also mit gekreuzten oder untergeschlagenen Beinen auf dem Stuhl sitzen. Sagen Sie dem Kind, dass es den Kopf während der Übung ruhighalten soll. Beginnen Sie dann den Stuhl langsam zu drehen, um festzustellen, ob das Kind die Übung verträgt. Eine Minute genügt. Bitten Sie das Kind nun, die Augen zu schließen oder zu bedecken, und drehen Sie den Stuhl dann sehr langsam. Für eine volle Umdrehung sollten Sie 60 Sekunden brauchen. Bitten Sie das Kind, dabei mit dem Finger in die Drehrichtung zu deuten. Es soll Ihnen auch sagen, wann Sie seinem Gefühl nach mit dem Drehen aufgehört haben. Bringen Sie den Stuhl langsam zum Stillstand. Fragen Sie das Kind, ob es immer noch das Gefühl hat, sich zu drehen. Falls es dies bejaht, bitten Sie es, Ihnen zu sagen, wann das Drehen aufhört. Sobald es sagt, dass die Drehbewegung aufgehört hat, soll es die Augen wieder öffnen. Fragen Sie es, ob ihm schwindlig oder übel ist. Wiederholen Sie die Übung in der entgegengesetzten Richtung. Achten Sie darauf, ob das Kind die Drehrichtung richtig identifizieren kann, wenn es sagt, dass die Drehbewegung aufgehört hat und ob ihm schwindlig wurde, als es die Augen öffnete. Notieren Sie die Ergebnisse für beide Seiten. Machen Sie die Übung so lange,

bis dem Kind in vier aufeinanderfolgenden Sitzungen nach dem Drehen nicht mehr schwindlig ist und es die Drehrichtung richtig benennen kann.

Stufe 2: Schnelles Drehen

→ Rechtshirnschwäche:Drehen im Uhrzeigersinn (nach rechts)

← Linkshirnschwäche:Drehen gegen den Uhrzeigersinn (nach links)

Das Kind soll dieselbe Position auf dem Stuhl einnehmen wie zuvor. Drehen Sie das Kind (mit offenen Augen) zehnmal in die oben angegebene Richtung. Jede Drehung sollte zwei Sekunden dauern. Dem Kind wird wahrscheinlich schwindlig. Nach der zehnten Umdrehung halten Sie den Stuhl an, treten zur Seite, bitten das Kind, an die Decke zu schauen und werfen rasch einen Blick auf seine Augen. Sie werden wahrscheinlich sehen, dass sich beide Augen schnell hin und her bewegen. Zählen Sie, wie lange das andauert. Wenn die Augen aufhören, sich zu bewegen, sollte der Schwindel vorüber sein. Bleiben Sie auf Stufe 2, bis die Augen sechs Sekunden lang hin und her springen. Wenn das vier Mal hintereinander der Fall ist, wechseln Sie zu Stufe 3.

Stufe 3

Wiederholen Sie Stufe 2, und fahren Sie fort, bis die Augenbewegungen und der Schwindel 15 Sekunden lang andauern.

Propriozeptive Übungen

Wenn Sie noch nie etwas von Propriozeption gehört hatten, bevor Sie dieses Buch zur Hand nahmen, wissen Sie jetzt, worum es dabei geht – nämlich im Wesentlichen um das, worum es beim Funktionellen Diskonnektionssyndrom geht. Da die meisten Kinder mit FDS ihren Körper nicht gut spüren, haben sie einen geringen Muskeltonus, und zwar besonders in den großen Rumpfmuskeln, die für Stabilität sorgen. Diese Muskeln sind auch für den größten Teil der unbewussten Stimulierung des

Gehirns zuständig. Alle folgenden Übungen sind darauf ausgerichtet, Gleichgewicht und Stabilität zu verbessern und den Muskeltonus zu erhöhen, damit sich die Reaktionsgeschwindigkeit eines Kindes verbessert.

Stufe 1: Einen Fuß vor den anderen

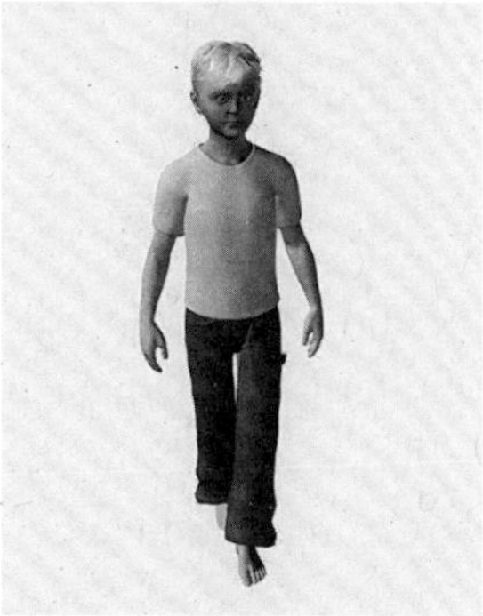

Vor der Übung bitten Sie das Kind, seine Schuhe und eine Socke auszuziehen. Es soll die linke Socke ausziehen, wenn Sie die rechte Hirnhemisphäre stimulieren wollen, und die rechte Socke, wenn Sie versuchen, die linke Hemisphäre zu stimulieren.

Bitten Sie das Kind, sich aufrecht mit offenen Augen und beieinander stehenden Füßen hinzustellen und dann einen Fuß direkt vor den anderen zu setzen, wie in der Abbildung gezeigt. Das Kind soll so 30 Sekunden lang still stehen können, ohne zur Seite zu kippen oder zu fallen. Bleiben Sie in der Nähe, um das Kind auffangen zu können, falls es fällt. Wenn das Kind diese Übung bei vier aufeinanderfolgenden Sitzungen schafft, gehen Sie zu Stufe 2 über.

Stufe 2: Einbeiniger Stand

→ Rechtshirnschwäche:Rechtes Knie beugen

← Linkshirnschwäche:Linkes Knie beugen

Das Kind soll mit geschlossenen Beinen und offenen Augen vor Ihnen stehen. Bitten Sie es nun, sein Bein anzuheben und anzuwinkeln, wie oben beschrieben, und so lange wie möglich still zu stehen. Das Ziel dieser Übung ist, dass das Kind 30 Sekunden lang in dieser Position still verharren kann. Wenn es dazu in vier aufeinanderfolgenden Sitzungen in der Lage ist, gehen Sie zu Stufe 3 über.

Stufe 3: Einbeiniger Stand

Das Kind soll dieselbe Haltung einnehmen wie in Stufe 2, diesmal aber mit geschlossenen Augen. Wenn es viermal hintereinander 30 Sekunden lang vollkommen still stehen kann, hat es sein Ziel erreicht.

▶ Brücke in Rückenlage/Rumpfstabilisierungsübung

Stufe 1

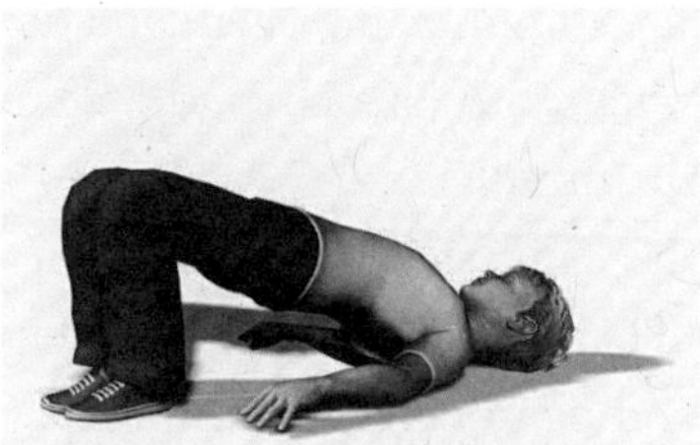

Das Kind soll sich auf den Rücken legen; die Knie sind gebeugt und die Füße stehen schulterbreit auseinander flach auf dem Boden. Die Arme liegen zur Unterstützung gerade neben dem Körper. Helfen Sie dem Kind, sich mit seinem Hinterteil vom Boden abzuheben, sodass die Wirbelsäule eine gerade Linie und eine »Brücke« bildet. Führen Sie diese Übung bei jeder Sitzung durch, bis das Kind 30 Sekunden lang in dieser Position verharren kann. Ältere Kinder sollten es 60 Sekunden lang schaffen.

Stufe 2

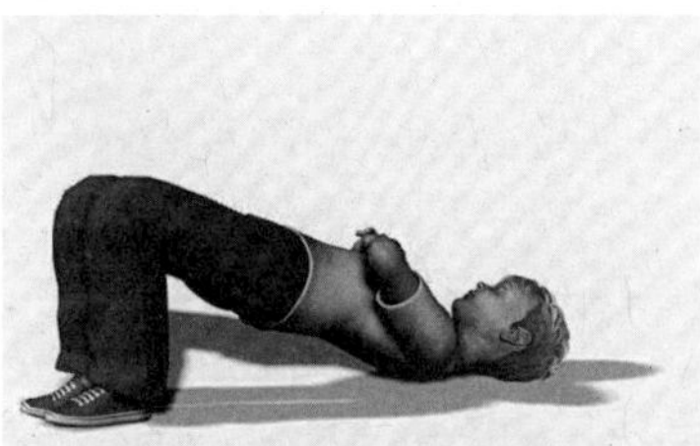

Das Kind soll dieselbe Haltung einnehmen wie in Stufe 1, aber nun die Arme vor der Brust kreuzen. Das nimmt ihm einen Teil seiner Stabilität und erhöht den Widerstand in den Muskeln. Dadurch wird es schwieriger, die Position zu halten. Nun soll das Kind wie in Stufe 1 in die Brückenposition gehen. Wenn es diese Position in vier aufeinanderfolgenden Sitzungen 60 Sekunden lang halten kann, ohne einzuknicken oder sich zu bewegen, gehen Sie zu Stufe 3 über.

Stufe 3

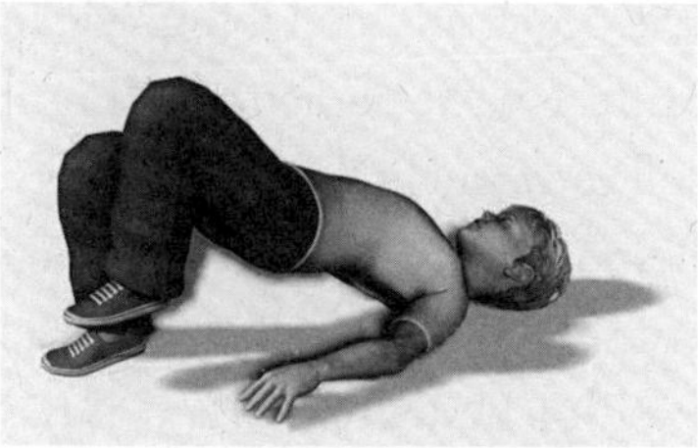

Das Kind soll dieselbe Haltung einnehmen wie in Stufe 1 und in die Brückenposition gehen. Bitten Sie es nun, ein Bein einige Zentimeter vom Boden abzuheben und diese Position so lange wie möglich zu halten (bis zu 30 Sekunden). Dann soll es das Gleiche mit dem anderen Bein wiederholen. Das Ziel ist, dass das Kind bei dieser Übung in vier aufeinanderfolgenden Sitzungen in beiden Positionen 30 Sekunden lang bleiben kann, ohne sich zu bewegen.

► Brücke in Bauchlage/Rumpfstabilisierungsübung

Stufe 1

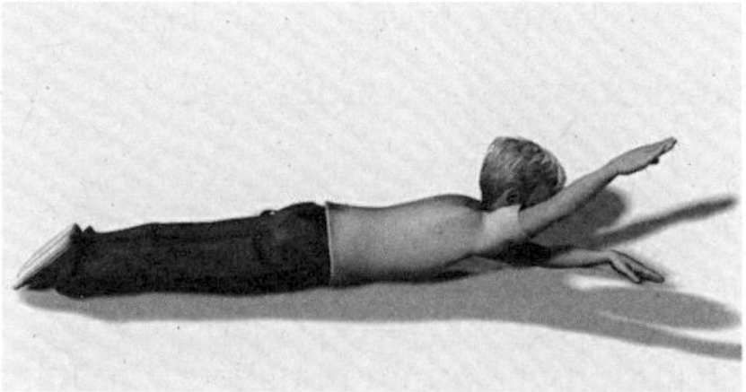

Das Kind soll sich flach auf den Bauch legen und die Arme gerade über dem Kopf ausstrecken. Bitten Sie es nun, den Kopf und einen Arm vom Boden abzuheben und dabei den Arm vollkommen gerade zu halten. Es soll diese Position so lange wie möglich halten (bis zu 15 Sekunden).

Dann mit dem anderen Arm und beiden Beinen wiederholen. Das Ziel ist, diese Position auf beiden Seiten 15 Sekunden lang zu halten. Wenn das Kind dies in vier aufeinanderfolgenden Sitzungen schafft, können Sie zu Stufe 2 übergehen.

Stufe 2

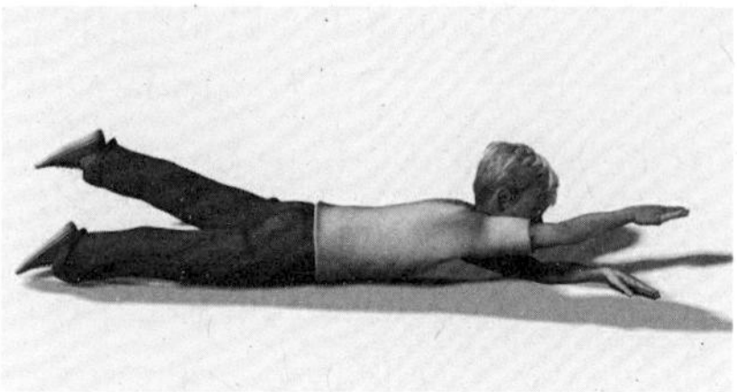

Das Kind soll die Übung wie in Stufe 1 wiederholen, doch nun soll es versuchen, die Arme und Beine jeweils 30 Sekunden lang vom Boden abzuheben und die Position zu halten. Wenn es das in vier aufeinanderfolgenden Sitzungen schafft, gehen Sie zu Stufe 3 über.

Stufe 3

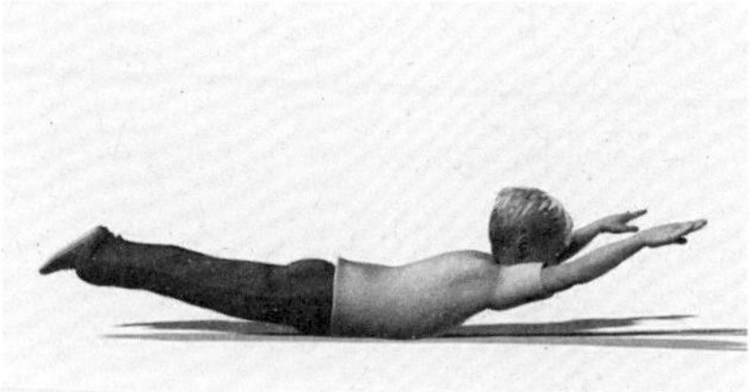

Das Kind soll dieselbe Haltung wie in Stufe 1 und 2 einnehmen. Bitten Sie es nun, beide Arme und Beine gleichzeitig vom Boden abzuheben. Ziel ist es, diese Position so lange wie möglich zu halten: in vier aufeinanderfolgenden Sitzungen jeweils für 60 Sekunden.

▶ Curl-Ups (oder partielle Curl-Ups)

Das Kind soll mit angezogenen Beinen auf einer sauberen, flachen, gepolsterten Unterlage auf dem Rücken liegen. Die Füße sind etwa 30 cm vom Gesäß entfernt. Legen Sie zur Unterstützung Ihre Hände über seine Füße. Bitten Sie das Kind nun, seine Arme zu kreuzen und die Hände auf die Schultern zu legen. Nun soll es seinen Rumpf anheben und sich nach vorne zusammenrollen, bis seine Ellenbogen die Oberschenkel berühren. Dann soll das Kind den Rumpf wieder abrollen, bis die Schultern die Unterlage berühren. (Das ist ein Curl-Up.) Die Curl-Ups sollen eine Minute lang fließend durchgeführt werden. Zählen Sie dabei laut. Ziel ist es, die Übung fehlerefei in einer Minute so oft auszuführen, wie es dem Alter und Geschlecht der Kinder und Jugendlichen entspricht (siehe Tabelle).

	LEVEL 1	LEVEL 2		LEVEL 3	
Alter	Jungen und Mädchen	Jungen	Mädchen	Jungen	Mädchen
4 - 7 Jahre	15	25	25	35	35
8 - 12 Jahre	25	35	35	45	45
13 - 17 Jahre	35	45	40	55	50

► Rechtwinklige Liegestütze

Das Kind soll mit dem Gesicht nach unten in der klassischen Liegestützposition auf dem Boden liegen: Die Hände werden unter den Schultern platziert, die Finger sind gerade und die Beine liegen in geringem Abstand parallel und gerade ausgestreckt am Boden. Die Zehen stützen die Füße. Nun soll sich das Kind mit den Armen hochdrücken, dabei den Rücken und die Beine weiterhin gerade halten und dann den Körper so weit absenken, bis an den Ellenbogen ein rechter Winkel entsteht. Legen Sie Ihre Hand flach unter den Brustkorb des Kindes, sodass es, wenn es den Körper absenkt, Ihre Hand berührt, bevor es sich wieder hochdrückt. Die gesamte Übung sollte 3 Sekunden dauern. Ziel ist es, diese Übung so oft wie möglich fehlerfrei und fließend auszuführen und so oft zu wiederholen, wie es dem Alter und Geschlecht des Kindes entspricht.

	LEVEL 1	LEVEL 2		LEVEL 3	
Alter	Jungen und Mädchen	Jungen	Mädchen	Jungen	Mädchen
4 - 7 Jahre	5	5	5	15	15
8 - 12 Jahre	10	15	10	25	20
13 - 17 Jahre	15	30	15	45	25

Taktile Übungen

→ Rechtshirnschwäche: Linke Seite bürsten.
← Linkshirnschwäche: Rechte Seite bürsten.

Bei dieser ersten Aktivität gibt es keine Stufen.

► Taktile Desensibilisierungsübung

Streichen Sie mit einer kleinen weichen Bürste leicht über die Innenseite des Unterarms und dann über das Bein oberhalb des Knies auf der entsprechenden Seite. Streichen Sie nur über den Arm und das Bein, die der Hemisphäre, die Sie stimulieren möchten, gegenüberliegen. Beispiel: bei einer Rechtshirnschwäche nur linken Arm und linkes Bein. Wiederholen Sie das zehn Mal zu Beginn jeder taktilen Übungseinheit.

► Übung zum Identifizieren von Zahlen

Demonstrieren Sie diese Übung zunächst. Verwenden Sie die Zahlen in einer Form, die das Kind erkennen kann. Wenn es zum Beispiel 4 schreibt, schreiben Sie keine 4.

Stufe 1

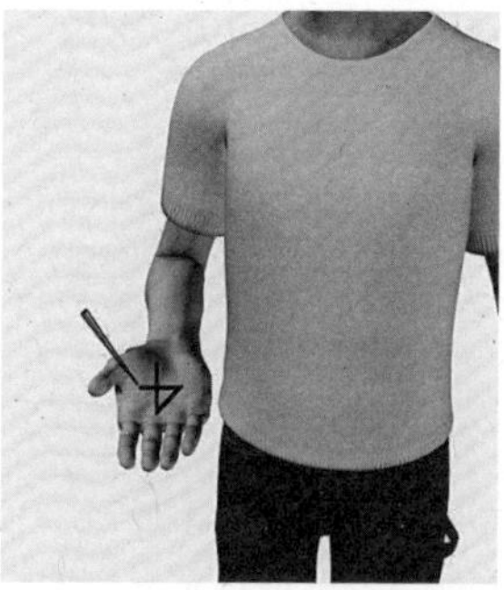

Das Kind soll mit verbundenen Augen und ausgestreckten Armen dasitzen. Die Handflächen zeigen nach oben. Malen Sie mit dem Radiergummi am Ende eines Bleistifts eine Ziffer zwischen 0 und 9 auf die entsprechende Handfläche und bitten Sie das Kind, die Zahl zu nennen. Machen Sie das insgesamt drei Mal mit drei verschiedenen Zahlen. Wenn das Kind die Zahlen in vier Übungseinheiten richtig benennen kann, gehen Sie zu Stufe 2 über.

Stufe 2

Wiederholen Sie Stufe 1, aber schreiben Sie sechs beliebige Zahlen. Wenn das Kind die Zahlen drei Mal nacheinander korrekt benennen kann, gehen Sie zu Stufe 3 über.

Stufe 3

Wiederholen Sie Stufe 1, aber schreiben Sie nun neun beliebige Zahlen auf die Handfläche. Kann das Kind alle Zahlen drei Mal hintereinander korrekt benennen, haben Sie Ihr Ziel erreicht.

Aerobe Übungen

Im Jahr 1999 machte ein kalifornischer Wissenschaftler eine erstaunliche Entdeckung: Ratten, die 12 Tage hintereinander auf einem Laufband liefen, verdoppelten ihre Anzahl an Gehirnzellen. Diese Erkenntnis wurde damals als derart außergewöhnlich betrachtet, dass alle Wissenschaftler:innen, die an dieser Entdeckung beteiligt waren, mit dem Laufen begannen.

Heute wissen wir, dass der Mensch, wie die Ratte, die Fähigkeit besitzt, durch aerobe Aktivität Gehirnzellen zu vermehren. (Dieser Prozess wird Neurogenese genannt.) Wenn Erwachsene und Ratten neue Gehirnzellen bilden können, dann stellen Sie sich einmal vor, welche Möglichkeiten sich daraus für das in der Entwicklung befindliche Gehirn eines Kindes ergeben!

▶ Aerobe Übungen für Kinder

Der Zusammenhang zwischen aerobem Training und Gehirnwachstum besteht in der erhöhten Sauerstoffaufnahme. Aerobes Training pumpt Sauerstoff in den Körper. Diese erhöhte Zufuhr ist bei Brain Balance von größter Bedeutung. Sowohl in wissenschaftlichen Studien als auch in unserem Programm haben sich Aktivitäten von Kindern wie Laufen, Radfahren, Hampelmann, Seilspringen usw. als hochwirksam im Hinblick auf die Verringerung von Hyperaktivität sowie die Steigerung der

Aufmerksamkeit bei Kindern mit der Diagnose ADHS erwiesen (ganz zu schweigen von den positiven Auswirkungen auf das Herz-Kreislaufsystem und den Körper im Allgemeinen).

Im Rahmen des Brain-Balance-Programms lassen Sie Ihr Kind mindestens drei- bis viermal pro Woche, vorzugsweise aber täglich eine aerobe Aktivität machen. Es folgen einige effektive Übungen, die Kindern besonders viel Spaß machen. Wählen Sie immer wieder andere Übungen aus, um dem Kind Abwechslung zu bieten und sein Interesse zu wecken. Ziel ist, dass Ihr Kind sein aerobes Training immer weiter ausdehnt, um seine Ausdauer und die allgemeine Sauerstoffversorgung des Gehirns zu steigern. Wie es dem Ziel von Brain Balance entspricht, beinhalten viele dieser Übungen von Natur aus eine Form der funktionellen Integration. Bei Seilspringen integriert die aerobe Aktivität beispielsweise Koordination, Rhythmus und Timing, was eine gewisse mentale Konzentration erfordert. Versuchen Sie, eine Form von mentaler Übung (wie zuvor beschrieben) mit der aeroben Übung zu verbinden.

▶ Auf der Stelle rennen

Markieren Sie mit Klebeband ein X auf dem Boden oder irgendwo im Freien auf Ihrem Grundstück. Zeigen Sie Ihrem Kind, wie es auf der Stelle rennen und dabei die Arme und Beine bewegen soll. Denken Sie daran, dass ein kontrollierter Bewegungsablauf sehr wichtig ist, geben Sie Ihrem Kind also Hilfestellung, falls nötig. Beginnen Sie mit einer Minute, gefolgt von einer einminütigen Pause. Steigern Sie die Zeit allmählich um jeweils eine Minute. Steigern Sie die Zeit erst, wenn das Kind mühelos auf der Stelle rennen kann und sich seine Arme und Beine in gutem Rhythmus bewegen. Wenn das Kind dazu in der Lage ist, lassen Sie es die Übung mit geschlossenen Augen durchführen. Macht Ihr Kind Fortschritte, können Sie auch mentale Übungen wie das Aufsagen des Alphabets, Übungen mit Zahlen oder sogar das Erfinden einer Geschichte in das aerobe Training integrieren.

▶ Springen

Lassen Sie Ihr Kind 30 Sekunden lang auf dem X auf und ab springen, gefolgt von einer Pause von 30 Sekunden. Steigern Sie die Übungszeit in 30-Sekunden-Schritten, wenn Ihr Kind dazu in der Lage ist.

▶ Minitrampolin

Kinder haben Spaß an einem Trampolin (und es schont Ihren Boden). Da kontrollierte Bewegungsabläufe der Schlüssel sind, markieren Sie ein X in der Mitte des Trampolins: Das Kind soll dann versuchen, wiederholt auf denselben Punkt zu springen.

Achtung: Sorgen Sie dafür, dass das Kind stets unter Aufsicht springt, um Stürze zu vermeiden.

▶ Springseil

Lassen Sie das Kind eine Minute lang ohne fremde Hilfe springen, gefolgt von einer Minute Pause. Steigern Sie die Zeit in Schritten von jeweils einer Minute. Ist das Kind nicht in der Lage, ohne Hilfe zu springen, können Sie ein langes Springseil an einem Zaun oder einem Türknauf befestigen und das Seil für das Kind drehen.

▶ Rennen

Kinder lieben es, zu rennen, vor allem, wenn man ein Spiel daraus macht.

Bereiten Sie im Garten einen Parcours mit Hütchen oder Gegenständen vor, über die das Kind rennen oder um die es herumlaufen kann (eine Art Hindernislauf). Lassen Sie Ihrer Fantasie freien Lauf. Sie können ihn so einfach oder schwierig gestalten, wie Sie es für richtig halten. Es kann eine einfache Rennstrecke sein, oder Sie können kleine Hindernisse einbauen, wie beispielsweise kleine Hürden, über die das Kind beim Laufen springen muss. Oder Sie machen einen Staffellauf, bei dem das Kind kleine Gegenstände von einem Ort zum anderen bringen muss. Besorgen Sie sich eine Stoppuhr und dokumentieren Sie die Zeiten. Kinder lieben die Herausforderung, ihre eigene Zeit oder die von Freunden oder

Familienmitgliedern zu übertreffen. Bei dieser Aktivität sollte die erste Übung mindestens eine Minute dauern. Danach kann man die Dauer allmählich steigern. Das Kind kann anfangs zwischen Rennen und Gehen abwechseln und sich später steigern, sodass es dann die ganze Zeit rennt.

► Hampelmann

Zeigen Sie dem Kind, wie es die Grundstellung einnimmt: die Beine sind geschlossen und die Arme hängen locker an der Seite herunter. Springen Sie nun hoch, grätschen Sie die Beine etwas mehr als schulterbreit, während Sie gleichzeitig die Arme seitlich in einem Bogen über den Kopf führen und dann wieder in die Grundstellung zurückspringen. Das Kind sollte nacheinander 20 Hampelmann-Sprünge machen, gefolgt von 15 Sekunden Pause. Lassen Sie es drei Durchgänge absolvieren. Wenn das Kind dies gut bewältigt, soll es die Übung mit geschlossenen Augen wiederholen.

Brain-Balance-Fallbeispiel: *Nancy*

Das Leseproblem verschwindet

Nancy war ein süßes Mädchen mit einem bezaubernden Lächeln. Alle mochten sie, sie hatte viele Freundinnen und auch die Lehrerinnen waren von ihr sehr angetan. Sie war wirklich ein sympathisches Kind, und ich merkte gleich beim Kennenlernen, dass sie ein gutes Gespür für andere Menschen hatte. Ihre nonverbalen Fähigkeiten waren ausgezeichnet. Die Eltern hatten mich aufgesucht, weil Nancy Schwierigkeiten in der Schule hatte. Obwohl sie schon in der vierten Klasse war, hatte sie immer noch Probleme beim Lesen. Trotz Nachhilfe in der Schule und zu Hause konnte sie Wörter einfach nicht richtig aussprechen. Jetzt, da sie älter wurde, beeinträchtige ihr Leseproblem ihre Leistungen auch in allen anderen Fächern. Ihre Mutter erwähnte, dass es immer schwieriger wurde, sie zu motivieren, und nahm an, dass dieses Problem auf ihre Leseschwäche zurückzuführen war. Ich bemerkte, dass Nancy ein bisschen übergewichtig zu sein schien. Ihre Mutter stimmte mir zu und fügte hinzu, dass Nancy aufgebläht wirkte.

Die Tests ergaben bei Nancy eine deutliche Schwäche der linken Hemisphäre, und die WIAT-Scores zeigten, dass ihre Fähigkeit, Wörter zu lesen und Pseudowörter zu entschlüsseln, viel geringer war als ihr Textverständnis. Weitere Tests ergaben, dass Nancy einen guten Muskeltonus hatte, Rhythmus und Timing aber zu wünschen übrig ließen. Außerdem hatte sie Probleme mit der Feinmotorik, was sich in ihrer schlechten Handschrift widerspiegelte. Nancy war das klassische legasthene Kind.

Die linke Hemisphäre steuert die kleinen Muskeln und ist für Details zuständig. Wir nutzen die linke Gehirnhälfte, um den Klang eines Wortes zu identifizieren. Bei der linken Hemisphäre geht es vor allem um Einzelheiten – das kleine Bild. Die rechte Gehirnhälfte ist für das Denken in großen Zusammenhängen und Bildern zuständig. Wenn die linke Gehirnhälfte eine Schwäche aufweist, kann ein Kind nicht all die raschen Klangänderungen wahrnehmen, die Wörter ausmachen. Sie wird phonisch Probleme haben, weil das Gehirn Klang und Bild zu langsam verarbeitet. Das war auch Nancys Problem. Sie war nicht in der Lage, den Klang dem Symbol (dem Buchstaben) zuzuordnen, weshalb es ihr schwerfiel, Wörter zu lesen. Wie die meisten Kinder mit Legasthenie war Nancy in anderen Bereichen sehr aufnahmefähig. Sie hatte ein gutes Gespür für andere Menschen und eine gute Raumwahrnehmung in Bezug auf ihren Körper. Sie war ein gut geerdetes kleines Mädchen. Doch ihr Leseproblem begann ihr Leben zu beeinträchtigen.

Wir setzten Nancy auf ein Programm für die linke Hemisphäre. Die Testung auf Lebensmittelunverträglichkeiten bestätigte, dass sie ein Problem mit dem Verdauen von Milchprodukten hatte, was die Ursache für ihre Blähungen war.

Nach drei Monaten zeigte ein erneuter Test eine dramatische Verbesserung der Fähigkeiten von Nancys linker Gehirnhälfte. Ihre Leistungen lagen nun in allen Schulfächern über dem Durchschnitt. Außerdem hatte sie abgenommen. Nachdem die Milchprodukte aus ihrer Ernährung gestrichen worden waren, verschwanden ihre Blähungen.

Die große Belohnung war jedoch ihr Zeugnis am Ende des Schuljahres. Ihre Noten hatten sich von Dreier und Vierer auf glatte Einser verbessert. Ihre Legasthenie war vollkommen verschwunden. Sie konnte nun Wörter genauso gut lesen wie Menschen.

KAPITEL 11

Neurologisches Schulleistungs-Assessment und was zu Hause vor sich geht

Bessere Schulnoten anstreben

Joe liest flüssiger! Seine Handschrift sieht toll aus und seine Aufmerksamkeitsspanne ist definitiv länger. So drastische Änderungen in so kurzer Zeit! Ich freue mich so für ihn, denn ich kann sehen, dass er die positiven Veränderungen ebenfalls wahrnimmt.

NACHRICHT DER LEHRERIN AN JOES MUTTER

Die Diskrepanz in den unterschiedlichen Kompetenzen, die bei einem Kind charakteristisch für das Funktionelle Diskonnektionssyndrom ist, wird im schulischen Bereich am offensichtlichsten, das heißt, beim Lernen, bei den Hausaufgaben und bei den Schulnoten. Die Mehrzahl der Kinder mit Lernbehinderungen, vor allem die Kinder mit ADHS, Autismus und Legasthenie, sind eigentlich recht intelligent und haben ein gutes Gedächtnis. Sie leiden jedoch an Wissenslücken, weil das Ungleichgewicht in ihrem Gehirn dazu führt, dass sie Informationen langsamer verarbeiten als normal. Man schätzt, dass ein Kind mit ADHS in der Schule nur 25 % der Zeit aufmerksam ist. Das bedeutet eine Menge verpasstes Wissen! Und ich bin nicht der Einzige, der diese Diskrepanz erkannt hat. Seit Jahren stellen Pädagog:innen, Psycholog:innen, Neurowissenschaftler:innen und andere Fachleute fest, dass Kinder im Spektrum der neurologischen und kognitiven Leistungsstörungen Probleme in der Schule haben. Die Tatsache, dass ein Kind in bestimmten Fächern gute oder sogar hervorragende Leistungen erbringt und in anderen schlecht abschneidet oder sogar versagt, war schon immer ein Rätsel. Wie kann das sein? Es gab nie eine Antwort darauf. Bis heute hat dies niemand als ein Problem erkannt, das durch ein zerebrales Ungleichgewicht verursacht wird. Diese Kinder haben schulische Probleme, weil bestimmte Schlüsselfunktionen in ihrem Gehirn, die für die Ausführung bestimmter schulischer Aufgaben benötigt werden, unterentwickelt sind. Vielleicht kann ein Kind beispielsweise hervorragend lesen, aber im Unterricht hat es damit Schwierigkeiten, weil in seinem auditiven System ein Ungleichgewicht herrscht. Es kann ein perfektes Gehör haben, aber dennoch nicht in der Lage sein, alles zu verarbeiten, was die Lehrerin oder der Lehrer sagt. Das Lernen aus Büchern ist dann kein besonderes Problem – aber das Lernen im Allgemeinen, weil das Kind gesprochene Anweisungen nicht verarbeiten kann.

Wir beobachten, dass Stärken und Schwächen in verschiedenen Schulfächern jeweils der linken und der rechten Gehirnhälfte zugeordnet werden können. Wenn man das spezifische Defizit identifiziert, kann man die Ursache finden und dann das Problem beheben. Ich kenne viele Lehrerinnen und Lehrer und spreche häufig mit ihnen. Ich hege große Bewunderung für sie – vor allem für die altgedienten, die seit 20 oder 30 Jahren in diesem Beruf arbeiten. Sie haben eine Schlüsselrolle bei meinen Forschungen gespielt, durch die ich eine Antwort auf die Diskrepanz in den Kompetenzen finden wollte, welche im schulischen Bereich so offensichtlich ist. Jedes Mal, wenn ich mit einer Lehrkraft spreche, gewinne ich neue Erkenntnisse.

Sind Lehrkräfte mit einem Kind konfrontiert, das in einem Bereich hervorragend ist, in einem anderen aber Probleme hat, ist die allgemeine Tendenz, das Kind zu ermutigen, seine Stärken auszubauen. Erkläre ich den Lehrkräften dann, dass dies das Schlimmste ist, was sie tun können, weil es das zerebrale Ungleichgewicht nur verstärkt, ist es, als würde man einen Schalter umlegen. Sie verstehen es sofort.

Falls mit Ihrem Kind in der Schule, wie oben beschrieben, verfahren wird, müssen Sie dafür sorgen, dass das aufhört. Zeigen Sie der Lehrkraft dieses Buch, und erklären sie ihr, was Sie jetzt wissen. Teilen Sie das Wissen, das Sie gewonnen haben. Ich kenne keine Lehrenden, die dies nicht zu schätzen wussten.

Was Sie erwarten können

Die Übungen, die Sie gerade in Kapitel 10 kennengelernt haben, bilden das Fundament des Brain-Balance-Programms und werden im Laufe der Zeit die meisten, wenn nicht gar alle schulischen Probleme Ihres Kindes beheben. Ich habe beobachtet, dass Kinder erstaunliche Fortschritte in ihren schulischen Leistungen gemacht haben. Viele haben sich sogar über mehrere Notenstufen verbessert, nachdem sie 12 Wochen im Brain-Balance-Programm waren. Leider wird das nicht die Wissenslücken schließen, die durch die Hirnleistungsstörung Ihres Kindes entstanden sind. Sie müssen sich mit der Lehrkraft oder den Lehrkräften Ihres Kindes treffen und dieses Problem besprechen. Wenn diese Wissenslücken nicht erkannt und aufgearbeitet werden, kann es weiterhin Schwierigkeiten mit den schulischen Leistungen Ihres Kindes geben, auch wenn das zerebrale Ungleichgewicht behoben wurde. Um Sie dabei zu unterstützen, die Lernschwächen Ihres Kindes zu erkennen und zu korrigieren, finden Sie in diesem Kapitel:

1. Assessment-Checklisten, die Ihnen helfen, die schulischen Leistungsdefizite Ihres Kindes entweder der linken oder der rechten Gehirnhälfte zuzuordnen.
2. Anleitungen, wie Sie die spezifischen schulischen Kompetenzen erkennen können, die eine Herausforderung für Ihr Kind darstellen, sodass

Sie die Lehrkräfte und Mentoren Ihres Kindes darauf ansprechen können.

3. Übungen, die dazu beitragen, dass all das ein bisschen schneller geht.

Die Geschichte einer Mutter: *Ryan*

Das Leben vor Brain Balance

Bei Ryan wurden ADHS, Tourette-Syndrom und Zwangsstörungen diagnostiziert. Er war nicht in der Lage, alltägliche Aufgaben zu bewältigen, weil sein ADHS sehr schwerwiegend war. Seine Tics waren so schlimm, dass sie ihn nachts wach hielten, und einige verursachten Schmerzen und führten wiederholt zu Verletzungen. Auch Ryans Zwangsstörungen waren so gravierend, dass er nie seine Hausaufgaben fertigstellen konnte, weil seine Handschrift in seinen Augen nie »perfekt« war. Er war emotional sprunghaft und neigte zu Wutausbrüchen. Er nahm fünf verschiedene Medikamente, die die Gehirnchemie veränderten und von denen keines half.

Das Leben seit Brain Balance

Ryan steht jeden Morgen auf und putzt sich die Zähne, ohne dass man ihn daran erinnern muss. In der Schule bekommt er ständig alle Sternchen in seinen Fortschrittsberichten und erledigt seine Hausaufgaben jeden Abend ohne Probleme. Seine Wutausbrüche gehören der Vergangenheit an, und er ist fröhlich, aufmerksam und befolgt Anweisungen ohne mehrmalige Aufforderungen oder Ermahnungen. Er ist aufgeschlossener, ruhiger und hat mehr Selbstvertrauen. Er hat immer noch kleine Tics, aber sie sind bei Weitem nicht mehr so ausgeprägt wie früher. Aufgrund seiner enormen Fortschritte konnten alle Medikamente abgesetzt werden. Und das Beste: Ryan erhielt in der Schule eine Auszeichnung als »Schüler des Jahres«!

Victoria B.

Checkliste zur Beurteilung der Schulleistungen

Im Folgenden finden Sie eine Liste mit 30 Schwierigkeiten, mit denen ein Kind mit einer Links- oder Rechtshirnschwäche konfrontiert ist. Prüfen Sie sorgfältig, und kreuzen Sie diejenigen an, die Ihrer Meinung nach auf Ihr Kind zutreffen. Besprechen Sie einige, wenn Sie nicht sicher sind, mit der Lehrkraft Ihres Kindes. Es ist nicht zu erwarten, dass Sie ausschließlich Probleme mit entweder der linken oder der rechten Gehirnhälfte ankreuzen werden. Derart reine Formen gibt es nicht. Aber wenn bei Ihrem Kind ein zerebrales Ungleichgewicht vorliegt, werden die Ergebnisse definitiv zu einer Seite hin tendieren. Fügen Sie sie zu den anderen Ergebnissen hinzu, die Sie bereits in den anderen Assessments erfasst haben.

▶ Defizit der rechten Gehirnhälfte

- ☐ Mangelndes mathematisches Verständnis (Textaufgaben)
- ☐ Mangelhaftes Leseverstehen und mangelnde pragmatische Skills (erfasst nicht die Absicht oder Moral einer Geschichte oder was eine Figur der Geschichte denkt)
- ☐ Erfasst nicht das Gesamtbild.
- ☐ Sehr analytisch – geht Ideen in Einzelschritten nacheinander durch.
- ☐ Versteht keine Witze.
- ☐ Sehr gut im Auffinden von Fehlern (z. B. Rechtschreibfehlern).
- ☐ Nimmt alles wörtlich.
- ☐ Spricht, ohne zu einer Schlussfolgerung zu kommen.
- ☐ Sprachliche Frühreife (hat früh gut gesprochen).
- ☐ Konnte früh Wörter lesen.
- ☐ Ist fasziniert von Buchstaben und Zahlen.
- ☐ Hoher IQ, aber mit diskrepanten Ergebnissen in den einzelnen Fertigkeiten.
- ☐ Interessiert sich für ungewöhnliche Themen.
- ☐ Lernt auf eine mechanische Art und Weise (Auswendiglernen).
- ☐ Kennt außergewöhnlich viele spezifische Fakten zu einem Thema, z. B. Zugfahrpläne, Fernsehprogramme, Sporttabellen, Weltmetropolen.

- ☐ Übermäßig ungeduldig
- ☐ Mangelnde Stimm-Modulation (spricht in einem monotonen Tonfall mit wenig oder ohne Ausdruck)
- ☐ Spricht zu laut oder zu leise.
- ☐ Schlechte nonverbale Kommunikation (kann Gesichtsausdrücke oder Körperhaltung des Gegenübers nicht deuten)
- ☐ Spricht laut über das, was er oder sie denkt.
- ☐ Spricht provokativ/ohne Umschweife.
- ☐ Liest gut, hat aber keine Freude am Lesen.
- ☐ Denkt analytisch. Zieht logische Schlussfolgerungen aus Informationen.
- ☐ Schulische Leistungsschwächen wurden erst spät erkannt aufgrund der Stärken im Analysieren und bei der Rechtschreibung.
- ☐ Macht gerne Listen, plant gerne.
- ☐ Hält sich an Regeln, ohne sie zu hinterfragen.
- ☐ Kann sich Rechtschreibregeln und mathematische Formeln gut merken.
- ☐ Beobachtet lieber, als sich zu beteiligen.
- ☐ Liest eher eine Gebrauchsanweisung, bevor er oder sie etwas ausprobiert.
- ☐ Mathematik war das erste Fach, in dem Probleme auftauchten.

Summe ________

▶ Defizit der linken Gehirnhälfte

- ☐ Sehr gut im Wahrnehmen des Gesamtbildes.
- ☐ Intuitiv – wird von Gefühlen geleitet.
- ☐ Gut im abstrakten »freien« Assoziieren.
- ☐ Schwache analytische Fähigkeiten (hat Schwierigkeiten, Dinge in kleinere Einheiten herunterzubrechen)
- ☐ Will wissen, warum andere etwas tun oder warum es (diese) Regeln gibt.
- ☐ Hat Probleme, Prioritäten zu setzen.

- ☐ Liest nur ungern Bedienungsanleitungen, bevor er oder sie etwas ausprobiert.
- ☐ Von Natur aus kreativ, muss sich aber anstrengen, sein Potenzial zu entfalten.
- ☐ Möchte lieber tun, als zu beobachten.
- ☐ Liest häufig kurze Wörter falsch oder lässt sie aus.
- ☐ Hatte als kleines Kind Schwierigkeiten, Farben, Gegenstände und Buchstaben zu benennen.
- ☐ Muss Konzepte sehr oft hören oder sehen, um sie zu lernen.
- ☐ Zunehmende Verschlechterung der Ergebnisse in Leistungstests und/oder Schulleistungen insgesamt.
- ☐ Die Mitarbeit in der Schule schwankt.
- ☐ Hat erst spät sprechen gelernt.
- ☐ Hat Probleme bei der Aussprache von Wörtern.
- ☐ Hatte als kleines Kind Schwierigkeiten beim Erlernen des Alphabets, von Kinder-Reimen oder Liedern.
- ☐ Handelt, bevor er oder sie denkt.
- ☐ Macht Flüchtigkeitsfehler.
- ☐ Liest langsam. Neigt dazu, Wörter falsch zu lesen, auszulassen oder zu wiederholen.
- ☐ Schreibt Buchstaben manchmal rückwärts.
- ☐ Hat Probleme mit Rechenoperationen – beim Zählen oder Berechnen, beispielsweise bei der schriftlichen Division.
- ☐ Hatte überdurchschnittlich viele Ohrinfektionen.
- ☐ Hat ein schlechtes Gedächtnis für Fakten und Zahlen.
- ☐ Mangelnde kognitive/schulische Kompetenz.
- ☐ Schlechte Leistungen bei mündlichen Prüfungen.
- ☐ Muss sich Dinge mehrmals erklären lassen.
- ☐ Rechtschreibschwäche
- ☐ Schlechte Leistungen in Prüfungen – liest die Anweisungen nicht gründlich und interpretiert Fragen falsch.
- ☐ Schlechte Gedächtnisleistung

Summe ______

Assessment der kognitiven Meilensteine

Da sich Anzeichen für eine Hirnleistungsschwäche oft schon früh zeigen – bei manchen Kindern sogar schon vor der Geburt – lassen sich viele Anhaltspunkte finden, wenn man zurückblickt.

Die folgenden Meilensteine beziehen sich ausschließlich auf die Sprache und die verbale Entwicklung. Lesen Sie sie durch, und erinnern Sie sich an das Alter, in dem Ihr Kind diese spezifischen Fähigkeiten erreicht hat. Sie müssen nichts dazu aufschreiben, aber es ist gut, sie anzukreuzen, damit Sie einen Überblick für sich selbst haben. Das ist nur ein weiteres Assessment, das Ihnen helfen wird, herauszufinden, ob Ihr Kind FDS hat und ob das auf eine Entwicklungsverzögerung der linken oder der rechten Gehirnhälfte zurückzuführen ist. Berücksichtigen Sie sie, so gut Sie sich erinnern können.

Im Alter von sechs Monaten sollte ein Kind

- ☐ viele verschiedene Geräusche machen wie Lachen, Glucksen und Gurren.
- ☐ auf den Tonfall einer Stimme reagieren, besonders wenn er laut oder wütend ist.
- ☐ sich in die Richtung drehen, aus der neue, unbekannte Geräusche kommen, beispielsweise von Spielzeugen, die rasseln oder quietschen oder einem Lied, das jemand singt.
- ☐ lallen, um Aufmerksamkeit zu erregen, mit Lauten, die p, b und »in« enthalten.
- ☐ lächeln, wenn man es anspricht.
- ☐ durch Geräusche oder Gesten signalisieren, dass es etwas braucht.

Mit acht Monaten sollte ein Kind

- ☐ auf seinen Namen reagieren.
- ☐ mindestens vier oder mehr verschiedene unterscheidbare Laute sprechen.
- ☐ Silben wie *da*, *ba* und *ka* sprechen.

- ☐ auf die eigene Stimme oder die anderer lauschen.
- ☐ versuchen, einige Laute zu imitieren.
- ☐ auf das Wort »Nein« reagieren.
- ☐ an Spielen wie »Guck-guck« teilnehmen.

Mit zehn Monaten sollte ein Kind

- ☐ Laute von sich geben, die wie *Mama* oder *Papa* klingen, aber nicht unbedingt auf die Person bezogen sind.
- ☐ Laute von sich geben, die nicht wie Weinen klingen, um Aufmerksamkeit zu erregen, zum Beispiel quieken oder die Stimme erheben.
- ☐ Silben miteinander verbinden, sodass es wie Sprechen klingt, einschließlich lange und kurze Lautgruppen.
- ☐ bestimmte Silben oder Lautfolgen immer wieder wiederholen.

Mit einem Jahr sollte ein Kind

- ☐ seinen Namen erkennen und sich umdrehen, wenn es seinen Namen hört.
- ☐ »Mama« und »Papa« und vielleicht noch zwei oder drei weitere Wörter sagen.
- ☐ vertraute Wörter und Tierlaute nachahmen.
- ☐ einfache Anweisungen wie zum Beispiel »komm her« verstehen.
- ☐ winken und verstehen, was »Tschüss« bedeutet.
- ☐ angemessen Augenkontakt herstellen und Zuneigung gegenüber vertrauten Menschen zeigen können.
- ☐ auf Geräusche wie die Türklingel oder einen bellenden Hund reagieren.
- ☐ verstehen, dass Wörter Symbole für Gedanken sind.
- ☐ die Bedeutung des Wortes »Nein« verstehen, auch wenn es nicht zustimmt.

Mit 18 Monaten sollte ein Kind:

- ☐ mindestens fünf bis zehn Wörter verwenden, darunter Namen von Menschen und vertrauten Dingen.
- ☐ einige Wörter verwenden, um Wünsche oder Bedürfnisse auszudrücken, z. B. »mehr«.
- ☐ gestikulieren und auf ein gewünschtes Objekt deuten.
- ☐ Zwei-Wort-Sätze sprechen, z. B. »alles weg«.
- ☐ auf vertraute Körperteile zeigen.
- ☐ Bilder von vertrauten Personen und Dingen erkennen.
- ☐ auf Anfrage vertraute Gegenstände holen, auch wenn sie sich in einem anderen Raum befinden.
- ☐ reagieren, wenn sein Name gerufen wird.
- ☐ einfache Melodien summen oder singen.
- ☐ zuhören und auf leises Sprechen reagieren.
- ☐ Drei-Wort-Sätze verwenden, beispielsweise »Ich will nicht«.
- ☐ über einen Wortschatz von 200 bis 300 Wörtern verfügen und davon etwa 150 regelmäßig verwenden.
- ☐ vertrauten Menschen gegenüber Zuneigung zeigen.
- ☐ einfache Wünsche nach vertrauten Dingen oder Handlungen durch Sprechen und nicht durch Zeigen ausdrücken.
- ☐ sich mit seinem Namen und nicht mit »ich« oder »mein« auf sich selbst beziehen.
- ☐ Fragen stellen wie »Was ist das?« oder »Wo ist Kätzchen?«
- ☐ einfache Fragen und Anweisungen verstehen.
- ☐ vertraute Bilder benennen können.

Mit zweieinhalb Jahren sollte ein Kind:

- ☐ die Namen von Familienmitgliedern und anderen Personen kennen.
- ☐ über einen Wortschatz von 400 Wörtern verfügen und vertraute Gegenstände und Bilder benennen können.
- ☐ seinen Vornamen sagen und Finger hochhalten, um sein Alter zu zeigen.

- ☐ »Nein« sagen, auch wenn es »Ja« bedeuten könnte.
- ☐ sich auf sich selbst mit »ich« anstatt mit dem Namen beziehen.
- ☐ »Wo«-Fragen beantworten können.
- ☐ regelmäßig kurze Sätze sprechen wie »Ich mach das«.
- ☐ Vergangenheitsformen und Plural verwenden – wenn auch nicht immer korrekt.
- ☐ mit anderen Kindern und Erwachsenen sprechen.
- ☐ mindestens drei Farben zuordnen können.
- ☐ den Unterschied zwischen groß und klein kennengelernt haben.

Im Alter von drei Jahren sollte ein Kind:

- ☐ sprechen und von Fremden verstanden werden, auch wenn vielleicht noch viele Artikulationsfehler vorhanden sind.
- ☐ über einen Wortschatz von ungefähr 1000 Wörtern verfügen.
- ☐ mindestens eine Farbe benennen und alle Grundfarben zuordnen können.
- ☐ Begriffe wie Tag und Nacht, Junge und Mädchen, groß und klein, rein und raus kennen.
- ☐ Zwei-Schritt-Anweisungen nachkommen können, beispielsweise »Nimm das Spielzeug und leg es in die Kiste.«
- ☐ vertraute Lieder singen können.
- ☐ viel reden (mit sich selbst und anderen).

Im Alter von vier Jahren sollte ein Kind:

- ☐ einen Wortschatz von 1500 Wörtern haben.
- ☐ Vier- bis Fünf-Wort-Sätze verwenden.
- ☐ anfangen, komplexere Sätze zu bilden.
- ☐ den Plural, die Vergangenheitsform und zusammengezogene Wörter (Kontraktionen) verwenden.
- ☐ viele Fragen stellen (einschließlich »Warum ...?«).
- ☐ einfache Fragen wie »Wer?«, »Was?«, »Wo?« verstehen.
- ☐ Aufforderungen und Anweisungen verstehen, auch wenn das Zielobjekt nicht im Raum ist.

- ☐ einige Grundformen wie Kreis und Quadrat identifizieren können; Grundfarben identifizieren können.
- ☐ über abstrakte Dinge und Vorstellungen sprechen können, wie beispielsweise »Hoffentlich bringt mir der Weihnachtsmann einen Roller«.
- ☐ Muster, wie z. B. Linien und Kreise auf einem Blatt Papier abmalen können.
- ☐ aufmerksam eine kurze Geschichte anhören und vielleicht Fragen dazu beantworten können.
- ☐ das meiste, was zu Hause und in der Vorschule gesagt wird, verstehen.
- ☐ über Ereignisse, die in der Vorschule oder zu Hause passiert sind, berichten können.

Im Alter von fünf Jahren sollte ein Kind:

- ☐ einen Wortschatz von 2000 Wörtern haben.
- ☐ in Fünf- bis Sechs-Wort-Sätzen sprechen können.
- ☐ verschiedene Arten von Sätzen verwenden können, einschließlich komplexe Sätze, die Ursache und Wirkung oder zeitliche Abläufe beschreiben, wie beispielsweise »Wenn ich Jimmy haue, kriege ich Ärger«, »Ich kann einen Keks haben, wenn ich mein Mittagessen gegessen habe«.
- ☐ die Vergangenheits-, Gegenwarts- und Zukunftsform benutzen.
- ☐ bis Zehn zählen können (einschließlich Zählen von Gegenständen).
- ☐ verstehen können, wofür Gegenstände verwendet werden und woraus sie bestehen.
- ☐ räumliche Beziehungen verstehen, wie beispielsweise »hinter«, »weit weg«, »nah« und »oben«.
- ☐ das Konzept von Gegensätzlichkeit verstehen, beispielsweise »hart/weich«, »lang/kurz«.
- ☐ Fragen stellen, um neue Informationen zu erhalten.
- ☐ »rechts« und »links« bei sich selbst kennen, aber nicht unbedingt bei anderen.

- ☐ Gefühle, Träume, Wünsche und andere abstrakte Gedanken ausdrücken können.
- ☐ einfache Großbuchstaben nachzeichnen können, wenn ihm ein Beispiel gezeigt wird.
- ☐ einfache gegenständliche Bilder malen können.
- ☐ eventuell seinen Namen schreiben können.
- ☐ Auch wenn einige Kinder im Alter von fünf Jahren bereits buchstabieren oder lesen können, ist das nicht die Norm.

Allgemeine Anzeichen für eine Lernschwäche

Blicken Sie noch einmal zurück und überlegen Sie, ob Sie einige der folgenden Anzeichen bei Ihrem Kind wiedererkennen; kreuzen Sie an, was auf Ihr Kind zutrifft. Sie müssen aber keine Strichliste führen.

▶ Kindergarten

- ☐ Spricht nicht so viel, wie die meisten anderen Kinder.
- ☐ Hat Probleme mit der Aussprache.
- ☐ Erweitert seinen Wortschatz nur langsam.
- ☐ Ist oft nicht in der Lage, das richtige Wort zu finden, wenn es kommuniziert.
- ☐ Kann nicht gut reimen.
- ☐ Es fällt ihm schwer, Zahlen, das Alphabet, Wochentage, Farben und Formen zu lernen.
- ☐ Ist extrem unruhig und lässt sich leicht ablenken.
- ☐ Hat Probleme, mit Gleichaltrigen zu interagieren.
- ☐ Hat ein Problem mit dem Befolgen von Anweisungen oder Routinen.
- ☐ Die Feinmotorik entwickelt sich nur langsam.

▶ Kindergarten bis vierte Klasse

- ☐ Versteht die Verbindung zwischen Buchstaben und Lauten nur langsam.
- ☐ Verwechselt grundlegende Wörter wie »Laufen«, »Essen« und »wollen«.
- ☐ Macht regelmäßig Lese- und Rechtschreibfehler, einschließlich Buchstabenverdrehung (b/d), (m/w), vertauscht (Birne/Nirbe) und verwechselt (Hose/Dose).
- ☐ Vertauscht Zahlenfolgen und verwechselt Rechenzeichen (+, -, x, /, =).
- ☐ Erinnert sich nur langsam an Fakten.
- ☐ Erlernt neue Fertigkeiten nur langsam und verlässt sich sehr auf das Auswendiglernen.
- ☐ Ist impulsiv.
- ☐ Hat Probleme, etwas zu planen.
- ☐ Hält Stifte instabil.
- ☐ Hat Probleme beim Erlernen der Uhr.
- ☐ Hat eine schlechte Koordination.
- ☐ Ist seiner physischen Umgebung kaum gewahr.
- ☐ Ist anfällig für Unfälle.

▶ Klassen 5 bis 8

- ☐ Kehrt Buchstabenfolgen um.
- ☐ Hat Schwierigkeiten beim Erlernen von Vorsilben, Nachsilben, Wortstämmen.
- ☐ Vermeidet es, laut zu lesen.
- ☐ Hat Schwierigkeiten mit Wortbedeutungen.
- ☐ Hat Probleme mit der Handschrift.
- ☐ Hält Stifte seltsam oder umklammert sie mit der Faust.
- ☐ Meidet schriftliche Aufgaben.
- ☐ Kann sich nur langsam oder schwer an Fakten erinnern.
- ☐ Hat Schwierigkeiten, Freundinnen/Freunde zu finden.
- ☐ Hat Schwierigkeiten, Körpersprache und Mimik zu verstehen.

► **Klassen 9 bis 12**

- ☐ Hat Probleme mit der Rechtschreibung und schreibt häufig das gleiche Wort im selben Text unterschiedlich.
- ☐ Vermeidet es, Anweisungen/Aufgaben zu lesen und zu schreiben.
- ☐ Hat Probleme beim Zusammenfassen.
- ☐ Hat bei Tests Probleme mit dem Beantworten von offenen Fragen (bei denen keine festen Antworten vorgegeben werden).
- ☐ Hat eine schwache Gedächtnisleistung.
- ☐ Hat Schwierigkeiten, sich an neue Gegebenheiten anzupassen.
- ☐ Führt Aufgaben sehr langsam aus.
- ☐ Kann abstrakte Konzepte nur schwer erfassen.
- ☐ Achtet entweder zu wenig auf Details oder konzentriert sich zu stark auf sie.
- ☐ Versteht Informationen falsch.

Die Geschichte einer Mutter: *David*

Das Leben vor Brain Balance

Man sagte uns, dass bei unserem David die Sprachentwicklung verzögert sei, aber wir waren erleichtert, zu hören, dass er nicht autistisch war. Er wurde bei einer sonderpädagogischen Einrichtung angemeldet und besuchte zusätzlich halbtags die Vorschule. Außerdem meldeten wir ihn bei einer privaten Sprachtherapie an. Glücklicherweise bin ich Grundschullehrerin und habe eine Ausbildung für die Arbeit mit Kindern mit Sprachentwicklungsstörungen. So hatte ich das Gefühl, zu wissen, wie man mit ihm arbeiten muss und nahm mir dafür so viel Zeit wie nötig. Obwohl ich so viel mit ihm arbeitete und er so viele Therapien erhielt, fiel er in seiner Kommunikationsfähigkeit, seinem Sozialverhalten und den Schulleistungen immer weiter hinter seine gleichaltrigen Mitschüler zurück.

Das Leben seit Brain Balance

David ging bereitwillig zu jeder Sitzung und wir arbeiteten gewissenhaft das Programm für zu Hause durch. Wir strichen Milchprodukte von seinem Speiseplan und gaben ihm seine Vitamine und Mineralstoffe, um Nährstoffmängel auszugleichen, die bei den Brain-Balance-Tests festgestellt worden waren. Nach und nach begannen sich Veränderungen zu zeigen. Er redete viel und stellte viele Fragen. Von Morgens bis Abends wurden wir mit Fragen bombardiert! Irgendwann begann er uns von seinem Schulalltag zu erzählen. Und was noch wichtiger war: Er fing an, Sprache »aufzuschnappen«. Er lernte neue Wörter und verwendete sie angemessen. Allmählich fiel ihm auch das Lesen, das Rechnen und das Verstehen neuer Konzepte leichter. Was früher frustrierend für ihn gewesen war, wurde einfacher. Er lernt und schottet sich nicht mehr von uns ab. Was einst die frustrierendste, herzzerreißendste Zeit des Tages gewesen war, ist heute für mich der angenehmste Teil. David genießt es inzwischen, seine Hausaufgaben zu machen. Er lächelt jetzt mit einem Selbstvertrauen, das er früher nie hatte. Ich liebe es, wenn er sagt: »Das war einfach, Mama.«

Maria R.

Was Ihnen ein Zeugnis verraten kann

Aus dem Zeugnis Ihres Kindes können Sie eine Menge über seine Gehirnentwicklung herauslesen. Aber es genügt nicht, nur die Noten zu betrachten und zu sehen, in welchen Fächern es Probleme gibt. Sie müssen herausfinden, was hinter den Noten steckt. Der Grund? Es gibt fast keine Fächer, die ausschließlich einen Bezug zur linken oder rechten Gehirnhälfte haben. Die hemisphärischen Fähigkeiten kommen in allen Fächern zum Tragen – eine weitere, offensichtliche Erklärung dafür, warum das Gehirn als Ganzes funktionieren muss.

▶ Frühe Zeugnisse

Im Hinblick auf Zeugnisse habe ich einen wichtigen Tipp, vor allem hinsichtlich der Beurteilungen aus der Vorschule und dem Kindergarten: Sie sind in der Regel subjektiv und geben die individuelle Sichtweise der Lehrkraft oder Erzieher:in wieder. Trotzdem kann man viel aus ihnen herauslesen. Wenn Sie sich das Zeugnis ansehen, stellen Sie sich folgende Fragen:

1. Erwirbt Ihr Kind problemlos die Grundfertigkeiten – das Erkennen von Formen, Farben, Buchstaben, Zahlen und so weiter? Wenn nicht, ist das ein frühes Anzeichen für ein Defizit der linken Gehirnhälfte.
2. Weist das Zeugnis oder die Beurteilung auf Probleme in den wichtigsten Bereichen hin, die die Grundlage für andere schulische Leistungen bilden oder beziehen sich die meisten Bemerkungen der Lehrkraft auf das Verhalten oder die Einstellung des Schülers oder der Schülerin – strengt er oder sie sich nicht an? Verhaltensprobleme sind in der Regel ein Hinweis auf eine Entwicklungsverzögerung der rechten Hemisphäre, während Probleme mit den schulischen Leistungen normalerweise auf eine Verzögerung der linken Hemisphäre hinweisen.
3. Erwirbt Ihr Kind die Grundfertigkeiten in ausreichendem Maße, wird aber für seine geringe Aufmerksamkeitsspanne und für störendes Verhalten im Unterricht kritisiert? Das weist in der Regel auf eine Entwicklungsverzögerung der rechten Gehirnhälfte hin.

▶ Andere Klassen

Wenn Kinder in die Grundschule wechseln und später in höhere Klassenstufen aufsteigen, liegt der Schwerpunkt der Zeugnisse mehr auf den Klassenarbeitsnoten, der Mitarbeit im Unterricht und den Hausaufgaben. Dadurch wird das Zeugnis objektiver. Aber auch hier gilt: Es genügt nicht, eine Note zu betrachten. Zunächst einmal gibt es fast so viele verschiedene Arten von Zeugnissen, wie es Schulzuständigkeiten gibt. Wenn Kinder in unsere Zentren kommen, schauen wir uns immer ihre Zeugnisse an, aber wir führen auch unsere eigene Testung durch, um zu einer vollständigeren und objektiveren Beurteilung zu kommen.

Wir verwenden einen standardisierten Test, der die kognitive/schulische Leistung misst. Es gibt viele unterschiedliche Arten von Leistungstests, die von verschiedenen Schulträgern verwendet werden.

Denken Sie aber daran, dass kaum ein Schulfach ausschließlich der linken oder rechten Gehirnhälfte zuzuordnen ist. Lesen ist beispielsweise eine der Hauptkompetenzen. Viele Eltern und Lehrkräfte denken, dass ein Kind entweder gut lesen kann oder eben nicht. Bei einem standardisierten Test stellen sie jedoch oft fest, dass bestimmte Lesefähigkeiten gut und andere mangelhaft sind. Aus traditioneller Sicht ergibt dies keinen Sinn und es gibt keine zufriedenstellende Erklärung dafür. Was wir tun, ergibt jedoch Sinn, denn wir analysieren die Fähigkeiten im Test im Hinblick auf die hemisphärischen Gehirnfunktionen. Die Defizite bei den Zensuren zeigen bei Kindern mit FDS eindeutig einen Bezug zur linken oder rechten Hirnhemisphäre.

Im Folgenden zeige ich Ihnen, wie Schulleistungstests aufgebaut sind und wie wir sie analysieren (und das können Sie auch), um die Fähigkeiten zu ermitteln. Als Eltern haben Sie das Recht, Einblick in die Testergebnisse Ihres Kindes zu bekommen, und Ihrem diesbezüglichen Verlangen muss immer stattgegeben werden.

Sie werden erstaunliche Erkenntnisse gewinnen, wenn Sie die Ergebnisse so lesen, wie wir es bei Brain Balance tun. Das kann auch sehr hilfreich sein, wenn Sie eine Nachhilfelehrkraft engagieren, denn es zeigt Ihnen, worauf Sie sich konzentrieren müssen.

DEN HAUSAUFGABEN DIE SCHWERE NEHMEN

Kinder mit einer Hirnleistungsstörung haben in der Regel Schwierigkeiten, ihre Hausaufgaben organisiert und rechtzeitig zu erledigen. Für viele Eltern werden selbst die simpelsten Hausaufgaben zu einem Kampf und die Lernzeit wird oft zu einer abendlichen Schlacht, die sich über Stunden hinziehen kann. Höchstwahrscheinlich tragen mehrere Faktoren dazu bei, dass sich Ihr Kind mit den Hausaufgaben so schwer tut. Im Folgenden beschreibe ich die Blockaden sowie die Strategien, die Sie anwenden können, damit die Hausaufgabenzeit mehr Spaß macht.

Blockaden bei den Hausaufgaben

Reizüberflutung und/oder Aufmerksamkeitsprobleme: Wenn Ihr Kind ADHS hat oder unter einer Störung der sensorischen Integration leidet, ist es kein Geheimnis, dass normale Geräusche oder bereits ein Klopfen an der Haustür oder ein im Nebenzimmer spielendes Geschwisterkind die Fähigkeit Ihres Kindes, seine Hausaufgaben zu erledigen, torpedieren kann. Hinzu kommt, dass das Kind möglicherweise aufgrund eines stressigen Schultages bereits einen Overload durchlebt, und dann geht ihm mit Sicherheit die Puste aus, wenn die Hausaufgaben anstehen.

Lernunterschiede und Vorlieben: Selbst wenn bei Ihrem Kind keine Lernschwäche diagnostiziert wurde, kann es eine Verarbeitungsstörung oder eine Lernpräferenz haben, die es daran hindert, die Hausaufgaben relativ mühelos zu erledigen.

Beeinträchtigte exekutive Funktionen: »Exekutive Funktionen« (EF) ist ein Sammelbegriff für die höheren mentalen und kognitiven Prozesse, die der Selbstregulation und zielgerichteten Handlungssteuerung dienen (beispielsweise die Fähigkeit, zu planen, Prioritäten zu setzen, zu organisieren und entsprechende Aufgaben zu erledigen). Mangelnde exekutive Fähigkeiten können die Fähigkeit Ihres Kindes beeinträchtigen, beim Erledigen von Aufgaben durchzuhalten.

Lösungen für die Hausaufgaben

Schaffen Sie eine feste Struktur. Sorgen Sie dafür, dass Ihr Kind einen festen Platz hat, an dem es täglich seine Hausaufgaben erledigt. Zu dieser Struktur gehören auch Gedächtnisstützen, die das Kind daran erinnern, notwendige Dinge parat zu haben und die Hausaufgaben in der Schule abzugeben oder vorzuzeigen.

Ziehen Sie in Betracht, zu Hause und in der Schule doppelte Arbeitsmittel vorzuhalten, um die Frustration über vergessene Dinge zu vermeiden. Es kann zum Beispiel notwendig sein, jeweils ein separates Set von Arbeitsmitteln wie Geodreieck, Taschenrechner etc. zu Hause und in der Schule aufzubewahren.

Sprechen Sie mit den Verantwortlichen an der Schule Ihres Kindes. Wenden Sie sich an die Lehrerinnen und Lehrer, um herauszufinden, ob sie kreative Vorschläge haben, um die erfolgreiche Erledigung der Hausaufgaben zu erleichtern. Vereinbaren Sie, wenn möglich, eine maximale Zeitspanne, die Ihr Kind abends mit den Hausaufgaben zubringt. Wenn Ihr Kind sehr gut in Rechtschreibung ist, aber in Mathematik zusätzliche Übungseinheiten braucht, bitten Sie die Lehrkraft, Ihnen zu helfen, die Hausaufgaben so zu gestalten, dass sie mehr auf die Bedürfnisse Ihres Kindes zugeschnitten sind.

Ablenkungen minimieren: Sorgen Sie dafür, dass Hunger kein Thema ist, indem Sie nach der Schule einen gesunden Imbiss anbieten und darauf achten, dass Geschwister Ruhezeiten einhalten, auch wenn sie selbst keine Hausaufgaben zu erledigen haben. Achten Sie außerdem darauf, dass der Arbeitsplatz Ihres Kindes aufgeräumt ist und dass alle Dinge bereitliegen, die zur Erledigung der Aufgaben benötigt werden.

Reizüberflutung minimieren: Gönnen Sie Kindern nach der Schule eine Pause, bevor sie mit den Hausaufgaben beginnen. Für kleinere Kinder ist Schaukeln eine gute Möglichkeit, das Nervensystem und die Sinne zu beruhigen. Für ältere Kinder kann dies bedeuten, bei der Hausarbeit zu helfen,

Sport zu treiben oder zu lesen. Computerspiele oder Fernsehen sollten nicht erlaubt werden, bevor die Hausaufgaben erledigt sind.

Einen Zeitplan erstellen: Legen Sie gemeinsam mit Ihrem Kind für jeden Tag eine Uhrzeit fest, zu der die Hausaufgaben beginnen müssen. Je nachdem, welche außerschulischen Aktivitäten anstehen, kann sich diese Uhrzeit für verschiedene Wochentage ändern. Hängen Sie den Zeitplan gut sichtbar auf, um Verwirrung und spätere »Verhandlungen« zu vermeiden.

Bleiben Sie erreichbar: Kinder mit Lern- und Verhaltensstörungen brauchen oft einen Elternteil in der Nähe, der ihnen hilft, die Konzentration auf die anstehende Aufgabe aufrechtzuerhalten. Stehen Sie für Fragen zur Verfügung, und lassen Sie Ihr Kind wissen, dass Sie sich für seinen schulischen Erfolg interessieren.

Überlassen Sie Ihrem Kind ein wenig die Kontrolle: Lassen Sie es beispielsweise selbst entscheiden, welche Hausaufgaben es zuerst erledigen möchte, oder lassen Sie es selbst einen neuen ruhigen Arbeitsplatz auswählen. Indem man Kindern bis zu einem gewissen Grad die Kontrolle überlässt, kann man ihre Frustration abmildern.

Teilen Sie große Aufgaben in kleinere Einheiten auf: Wenn Ihr Kind eine Projektarbeit oder Ähnliches vor sich hat, kann es sich vom Umfang der Aufgabe überwältigt fühlen. Helfen Sie ihm, eine große Aufgabe in kleinere Einheiten aufzuteilen und integrieren Sie eine der kleineren Aufgaben in den täglichen Zeitplan.

Sorgen Sie für genügend Pausen und Bewegung: Kinder mit einem Aufmerksamkeitsdefizit und sensorischen Problemen können am besten arbeiten, wenn man ihnen erlaubt, beim Lernen zu stehen und/oder sich zu bewegen. Sie können auch von kurzen festgelegten Lernphasen (anstelle eines Lernmarathons) profitieren. Es empfiehlt sich der Einsatz eines Timers, um sicherzustellen, dass Ihr Kind während der Arbeits- und Pausenzeiten im Zeitplan bleibt.

Berücksichtigen Sie den Lernstil Ihres Kindes: Einige Kinder sind visuelle Lerntypen und sprechen beim Lernen neuer Dinge besser auf Tabellen, Diagramme Puzzles und Bilder an. Kinder, die eher verbal lernen, kann man (z. B. für die Vorbereitung auf einen Test) Texte laut vorlesen lassen. Indem man die Hausaufgaben an den Lernstil des Kindes anpasst, kann sich die Frustration verringern.

Belohnen Sie Erfolge: Belohnen Sie ein Kind, das seine Hausaufgaben eine ganze Woche lang erfolgreich gemeistert hat mit etwas Besonderem: ob mit zusätzlicher Zeit vor dem Bildschirm oder einem Familienausflug – lassen Sie Ihr Kind wissen, dass Sie seine Bemühungen zu schätzen wissen. Verbales Lob für eine gut gemachte Aufgabe unter der Woche ist ebenfalls wichtig.

Ziehen Sie Nachhilfe oder einen Hausaufgaben-Club in Betracht: Manche Kinder reagieren besser auf eine andere Autoritätsperson bei der Erledigung der Hausaufgaben. Außerdem kann es hilfreich sein, Hausaufgaben in der öffentlichen Bücherei oder einem örtlichen Buchladen erledigen zu lassen. Seien Sie kreativ, und berücksichtigen Sie die Persönlichkeit Ihres Kindes, wenn Sie neue Ideen zur Erleichterung des ständigen Kampfes um die Hausaufgaben ausprobieren.

Noten auf Brain-Balance-Art interpretieren

Übliche Leistungstests sind in primäre Themenbereiche unterteilt, die ihrerseits wieder in Untergruppen aufgeteilt sind. Wir haben die meisten dieser Bereiche und Untergruppen in Kategorien von Fähigkeiten der linken und rechen Hirnhemisphäre aufgespalten. Nutzen Sie die folgenden Informationen für Ihre eigene Analyse der Schulleistungstests Ihres Kindes. Da die meisten Tests ein ähnliches Format haben wie übliche Schulleistungstests, sollten Sie in der Lage sein, diese Informationen auf den standardisierten Leistungstest Ihres Schulträgers anzuwenden. Wenn Sie die Ergebnisse Ihres Kindes erhalten, stellen Sie sicher, dass Sie auch die Fehleranalyse erhalten, und sehen Sie sich diese Ergebnisse an. Bitten Sie eine Fachkraft um Hilfe, wenn Sie Unterstützung benötigen, um die Bewertung zu verstehen. Vergleichen Sie die Ergebnisse jedes einzelnen Abschnitts der Fehleranalyse mit dem Leitfaden, den wir unten beigefügt haben, um klar zu erkennen, ob bei Ihrem Kind eine Entwicklungsverzögerung der rechten oder linken Gehirnhälfte vorliegt.

1. Wörter lesen

Hier wird gemessen, wie gut Ihr Kind Wörter lesen kann, indem es die Buchstaben ausspricht, was in der Wissenschaft als phonologische Bewusstheit und Dekodierung bezeichnet wird. Im Allgemeinen ist dies eine Fähigkeit der linken Gehirnhälfte. Folgendes wird getestet:

Buchstabenerkennung. (Ein Detail und daher eine Fähigkeit der linken Gehirnhälfte.) Das Erkennen hat viel mit dem Gedächtnis zu tun und das Erinnern von Details ist ebenfalls eine Fähigkeit der linken Gehirnhälfte. Ein Buchstabe ist leichter zu erkennen, wenn ein Kind ihn mit einem bestimmten Klang verbinden kann. Bei Legasthenie treten Umkehrung und Vertauschen von Buchstaben häufig auf – die Buchstaben sind schwer zu erinnern, weil es ein Problem mit der phonologischen Wahrnehmung gibt.

Phonologische Bewusstheit. Ebenfalls eine Fähigkeit der linken Gehirnhälfte. Es geht um die Laute, aus denen sich Wörter zusammensetzen, und das Kind muss sie alle hören. Diese Fähigkeit setzt ein gutes Gehör voraus, weil das Kind die einzelnen Laute sehr schnell verarbeiten muss. Ein Kind wird jedoch nicht in der Lage sein, alle Laute zu hören, wenn die auditiven Prozesse in der linken Gehirnhälfte zu langsam ablaufen.

Alphabet (Buchstaben-Laut-Wissen). Eine Fähigkeit der linken Gehirnhälfte, denn Buchstaben sind Symbole und hängen von der allgemeinen Verarbeitungsgeschwindigkeit ab.

Genauigkeit der Worterkennung. (Eine Fähigkeit der linken Gehirnhälfte.) Das Erinnern und Erkennen von Wörtern ist im Grunde derselbe Prozess wie das Erkennen von Buchstaben, das eine funktioniert nicht ohne das andere.

Automatismus der Worterkennung. Sobald das Gehirn etwas gelernt hat, sollte das Abrufen von Informationen automatisch erfolgen. Um sich etwas zu merken, muss das Gehirn wiederholt damit konfrontiert werden. Die linke Gehirnhälfte ist das bewusste Lernzentrum. Wenn ein Kind ein Wort nicht lesen kann, wird die Information nicht vom Gehirn gespeichert und das Gedächtnis kann sie nicht abrufen.

- **Schlussfolgerung:** Das Lesen von Wörtern ist eindeutig eine Fähigkeit der linken Gehirnhälfte.

2. Leseverstehen

Hier wird die Fähigkeit gemessen, geschriebene Texte zu lesen und ihren Sinn zu verstehen. Das Leseverstehen oder die Lesekompetenz ist im Allgemeinen eine Fähigkeit der rechten Gehirnhälfte. Allerdings muss ein Kind in der Lage sein, beide Gehirnhälften zu benutzen, um gut darin zu sein. Defizite beim Leseverstehen sind das häufigste Problem bei Kindern mit einer Rechtshirnschwäche. Die meisten Eltern glauben, dass ihr Kind, wenn es eine Geschichte vortragen und sich an die Details erinnern kann, auch versteht, was es liest. Aber das ist nicht unbedingt der Fall. Beim Erinnern von Details geht es um das Denken in kleinen Zusammenhängen (linke Gehirnhälfte), aber Verstehen bedeutet, in großen Zusammenhängen zu denken (rechte Gehirnhälfte). Die Fehleranalyse macht den Unterschied deutlicher. Die Fragen zielen auf folgende Kompetenzen ab:

Wörtliches Verstehen. Die meisten Kinder mit einer Rechtshirnschwäche nehmen alles sehr wörtlich – sie nehmen die Bedeutung eines Wortes genau so, wie sie ist. Sie verstehen nicht, dass ein einzelnes Wort mehrere Bedeutungen haben kann. Alternative Bedeutungen sind oft von nonverbalen Hinweisen abhängig. Wenn man beispielsweise den Tonfall ändert, um einen Aussagesatz in eine Frage umzuwandeln, kann das einem Kind mit einer Rechtshirnproblematik völlig entgehen. Beim Verstehen der wörtlichen Bedeutung geht es ums Detail (also eine Fähigkeit der linken Gehirnhälfte).

Schlussfolgerndes Verstehen. Das ist genau das Gegenteil des wörtlichen Verstehens und somit eine Fähigkeit der rechten Gehirnhälfte. So macht das Lesen Spaß. »Schlussfolgern« bedeutet, etwas anzunehmen, das nicht ausdrücklich gesagt wird. Das gehört zum Leseverstehen. Wenn Sie gemeinsam mit Ihrem Kind etwas lesen, sollten Sie Fragen zur Geschichte stellen. Warum hat die Hexe das zu Schneewittchen gesagt?

Lexikalische Kompetenz. Das Verstehen der Bedeutung von Wörtern ist in erster Linie eine Fähigkeit der rechten Gehirnhälfte, obwohl es Merkmale beider Hemisphären aufweist. Im Hinblick auf Details scheint es eine Funktion der linken Gehirnhälfte zu sein, aber im Grunde ist es eher eine der rechten Gehirnhälfte, denn um die Bedeutung eines Wortes wirklich zu verstehen, muss man es in seinem Kontext verstehen.

Lesegeschwindigkeit. Diese Fähigkeit ist in erster Linie der linken Gehirnhälfte zuzuordnen. Ob man sie gut beherrscht, hängt von mehreren Faktoren ab, unter anderem von der Koordination der Augenbewegungen, die von der rechten Gehirnhälfte gesteuert wird. Schnelle sequenzielle Aktivität ist eine Fähigkeit der linken Gehirnhälfte.

Genauigkeit beim mündlichen Lesen. Eine Fähigkeit der linken Gehirnhälfte, die viel Ähnlichkeit mit der Worterkennung hat.

Leseflüssigkeit. Flüssiges Lesen, ob man leise für sich selbst liest oder laut vorliest, ist eine Fähigkeit der linken Gehirnhälfte.

Mündliches Leseverstehen. In erster Linie der rechten Gehirnhälfte zugeordnet, weil es um das Gesamtbild geht. Es beinhaltet jedoch auch das Erinnern von Details, was der linken Gehirnhälfte zugeordnet ist.

Worterkennung im Kontext. In der linken Gehirnhälfte geht es um Inhalte (Details, Fakten); die rechte Gehirnhälfte befasst sich mit dem Kontext (Bedeutung, Gesamtbild).

Hauptidee. Die Hauptidee ist das große Ganze, also der rechten Gehirnhälfte zugeordnet. Das Kind muss in der Lage sein, innerlich »einen Schritt zurückzutreten« und alle Teile zu einem Gesamtbild zusammenzufügen, um den größeren Zusammenhang zu erfassen, was als globales Leseverstehen bezeichnet wird. Manche Kinder können das nicht, weil sie in den Details stecken bleiben.

- **Schlussfolgerung:** Von den neun Teilbereichen, die das Leseverstehen ausmachen, setzen vier Kompetenzen der linken Gehirnhälfte voraus und fünf erfordern Kompetenzen der rechten Gehirnhälfte. Wenn es also ein Problem mit dem Leseverstehen gibt, müssen Sie schauen, durch welche Aspekte der jeweiligen Fähigkeit es verursacht wird. Aber im Allgemeinen gilt das Leseverstehen als eine Fähigkeit der rechten Gehirnhälfte.

3. Pseudowort-Dekodierung

Hier wird eine Fähigkeit ermittelt, die mit der Lautbildung von Wörtern zu tun hat. Die Teilbereiche umfassen:

- Phonologisches Dekodieren
- Genauigkeit der Wortbildung

Beide Fähigkeiten sind der linken Gehirnhälfte zugeordnet. Um diese Fähigkeiten zu testen, verwenden Tests Pseudowörter oder »Nichtwörter«. Das macht man, weil Kinder bereits mit einigen Wörtern vertraut sein können, die sie schon gehört haben. Diese Fähigkeit hängt hauptsächlich von der Hörverarbeitung in der linken Gehirnhälfte ab. Wir haben festgestellt, dass sich ein Problem mit dieser Fähigkeit durch das Brain-Balance-Programm automatisch korrigiert. Hier kommen Hörübungen ins Spiel.

▸ **Schlussfolgerung:** Pseudowort-Dekodierung ist eindeutig eine Fähigkeit der linken Gehirnhälfte.

4. Numerische Operationen

Hier wird die Fähigkeit des Kindes getestet, Zahlen zu erkennen und zu schreiben sowie einfache Gleichungen zu lösen, die alle Hauptrechenoperationen beinhalten. Teilbereiche sind:

Zählen. Diese grundlegende mathematische Funktion ist linear und logisch. Es geht ums Detail, und deshalb ist sie der linken Hirnhemisphäre zugeordnet.

Eins-zu-eins-Übereinstimmung. Details – linke Gehirnhälfte.

Numerische Identifikation und Schreiben von Zahlen. Wie das Schreiben von Wörtern und Worterkennung absolut eine Fähigkeit der linken Hemisphäre.

Rechnen. Umfasst die grundlegenden Rechenoperationen, ist also eine Fähigkeit der linken Gehirnhälfte.

Brüche, Dezimalzahlen, Algebra. Die linke Gehirnhälfte ist gut darin, herauszufinden, welche Gemeinsamkeiten zwischen neuen Informationen und anderen, ähnlichen Daten bestehen, die bereits bekannt sind. Sie ist besonders gut bei Schritt-für-Schritt-Algebra.

- **Schlussfolgerung:** Wie beim Lesen von Wörtern handelt es sich hierbei in erster Linie um eine Fähigkeit der linken Gehirnhälfte.

DAS TYPISCHE MATHE-GENIE

Mathematische Begabung ist ein faszinierendes Thema für Neuropsycholog:innen. Sie wird definiert als ein hohes Maß an mathematischem Denkvermögen schon in jungen Jahren.

Hochbegabte Mathematikschüler:innen zeichnen sich durch mehrere Besonderheiten aus:

- Sie sind häufiger männlich als weiblich.
- 50 Prozent von ihnen sind entweder Linkshänder oder beidhändig (ambidexter).
- Über 50 Prozent leiden unter Allergien (mehr als doppelt so viele wie in der Allgemeinbevölkerung).

Es ist ebenfalls ein Anzeichen für ein Ungleichgewicht im Gehirn und weist auf eine übermäßige Funktion der rechten Gehirnhälfte und eine Schwäche der linken Gehirnhälfte hin.

5. Mathematisches Denken

Hier wird das konzeptionelle Wissen bewertet, die Fähigkeit zu mathematischem Denken, zur Interpretation von Diagrammen, zur Lösung von Wortproblemen und zum Identifizieren von Mustern. Das mathematische

Denken macht sich die räumlichen Fähigkeiten der rechten Gehirnhälfte und die Fähigkeit zur mentalen Rotation zunutze. Männer und Jungen, die eher rechtshirnlastig sind, sind im Allgemeinen besser in höherer Mathematik, vor allem nach der fünften Klasse und in der Oberstufe. Statistisch betrachtet, schneiden Jungen beim mathematischen Teil des SAT (Scholastic Assessment Test) besser ab als Mädchen. Studien zeigen jedoch, dass Mädchen im Allgemeinen bessere Leistungen in den mathematischen Grundfertigkeiten erbringen als Jungen.

Bei konzeptuellem Wissen geht es normalerweise um das Gesamtbild, ums Abstrahieren – absolut eine Fähigkeit der rechten Gehirnhälfte. Es erfordert die Fähigkeit zu logischem Denken, das auch in der Mathematik der rechten Hemisphäre zugeordnet ist.

Problemlösung in mehreren Schritten. Das Befolgen von Schritt-für-Schritt-Anleitungen ist eine sequenzielle Fertigkeit und der linken Hemisphäre zugeordnet.

Geld, Zeit, Abmessungen. Das Verstehen der Beziehung zwischen Raum und Zeit wird als visuospatiale Fähigkeit bezeichnet – eine Fähigkeit, die Einsteins Genialität zugrundelag. Die Formulierung der Relativitätstheorie repräsentiert wahrscheinlich das umfassendste Gesamtbild aller Zeiten.

Geometrie. Die Fähigkeit, sich Dinge dreidimensional vorzustellen und Objekte im Raum in der Vorstellung zu drehen, hat mit räumlicher Wahrnehmung zu tun und ist der rechten Hemisphäre zugeordnet. Diese Fähigkeit ist mit dem rechten orbitofrontalen Cortex assoziiert, der sich bei männlichen Kindern zuerst entwickelt.

Lesen und Interpretieren von Tabellen und Diagrammen. Details – Zahlen lesen und Diagramme betrachten – alles typisch linksseitig. Kinder mit der Diagnose Asperger Syndrom sind darin besonders gut.

Statistik und Wahrscheinlichkeitsrechnung. Bei dieser Fähigkeit geht es darum, exakte Regeln zu befolgen. Es ist die Definition von Logik. Es handelt sich um die Fähigkeit zum Erkennen von Mustern, die der linken Gehirnhälfte zugeordnet ist.

Schätzen. Das setzt intuitives und abstraktes Denken voraus – beides Fähigkeiten, die in der rechten Gehirnhälfte angesiedelt sind.

Identifikation von Mustern. Diese Fähigkeit kommt bei Computerspielen zum Einsatz und ist der linken Hemisphäre zugeordnet.

▸ **Schlussfolgerung:** Wie beim Leseverstehen sind auch beim mathematischen Denken beide Hirnhemisphären involviert. Deshalb kann man keine allgemeingültige Schlussfolgerung in Bezug auf mathematisches Denken ziehen. Man muss tiefer blicken. Aber grundsätzlich ist mathematisches Denken eine Fähigkeit der rechten Hemisphäre.

6. Rechtschreibung

Hier wird die Fähigkeit des Kindes ermittelt, sich Buchstaben und Wörter zu merken. Teilbereiche umfassen:

- Alphabetisches Prinzip
- Rechtschreibung von regelmäßigen und unregelmäßigen Wörtern
- Rechtschreibung von Homonymen

▸ **Schlussfolgerung:** Im Allgemeinen ist die Rechtschreibung eine Fähigkeit der linken Gehirnhälfte.

7. Schriftliche Ausdrucksfähigkeit

Hier wird die Fähigkeit des Kindes ermittelt, Sätze zu bilden, einen Satz oder Absatz zu formulieren und sich schriftlich flüssig auszudrücken. Die Teilbereiche umfassen:

Schreiben des Alphabets im Zeitlimit. Das erfordert feinmotorische Fähigkeiten sowie die Fähigkeit, Buchstaben nacheinander abzurufen – beides Fähigkeiten der linken Gehirnhälfte.

Flüssiges Schreiben. Das ist Sprache und daher der linken Gehirnhälfte zugeordnet.

Sätze kombinieren. Sätze zusammenzusetzen setzt die Fähigkeit voraus, Bedeutung abzuleiten und ein Konzept zu vermitteln. Die linke Gehirnhälfte kann Sätze bilden, sie aber zu einem zusammenhängenden Absatz zusammenzufügen, erfordert ganzheitliches oder übergeordnetes Denken. Es handelt sich also weitgehend um eine Fähigkeit der rechten Gehirnhälfte.

Sätze bilden. Das ist die Fähigkeit, kreativ zu schreiben – eine Fähigkeit der rechten Gehirnhälfte.

Schriftliche Antwort auf verbale und visuelle Hinweise. Hier geht es um Vorstellungskraft und intuitives Denken. Es setzt die Fähigkeit voraus, zu erahnen, was die Person, die die Hinweise gibt, denkt. Hier kommen nonverbale Fähigkeiten ins Spiel, was der rechten Gehirnhälfte entspricht.

Beschreibende Schreibweise. Bewertet werden die Organisation, der Wortschatz, die Fähigkeit, ein Thema zu entwickeln, sowie die Grundtechniken des Schreibens. Wenn man etwas schreibt, das von anderen gelesen wird, muss der oder die Schreibende in der Lage sein, wie der Leser oder die Leserin zu denken. Das ist eine Fähigkeit der rechten Hemisphäre.

Schreibflüssigkeit. Diese wird mithilfe der Wortanzahl gemessen – eine Fähigkeit der linken Gehirnhälfte.

- **Schlussfolgerung:** Dieser Themenbereich muss sorgfältig untersucht werden, weil hier sowohl Kompetenzen der linken als auch der rechten Hemisphäre gefordert sind. Die Funktionen der rechten Gehirnhälfte sind jedoch im Allgemeinen wichtiger, um eine zufriedenstellende Note im schriftlichen Ausdruck zu erreichen. Bei der schriftlichen Ausdrucksfähigkeit geht es darum, wirklich zu verstehen, was der Leserin oder dem Leser beim Lesen durch den Kopf geht und was er oder sie dabei empfinden wird. Es geht also um das Niederschreiben von Gedanken, die Emotionen ansprechen. Vokabular und die Grundzüge des Schreibens sind Fähigkeiten, die der linken Hemisphäre zugeordnet werden.

8. Hörverstehen

Hier wird die Fähigkeit des Kindes bewertet, genau zuzuhören, was eine Vielzahl an Fähigkeiten voraussetzt, die sowohl die linke als auch die rechte Gehirnhälfte betreffen. Teilbereiche sind:

Ausdrucksstarker Wortschatz. Sprechen ist in der linken Gehirnhälfte angesiedelt und daher eine Funktion dieser Hemisphäre.
Zuhören und schlussfolgerndes Verstehen. Die Fähigkeit zum Zuhören und entsprechende Schlussfolgerungen zu ziehen, erfordert intuitives Denken und nonverbale Fähigkeiten. Diese Fähigkeiten sind der rechten Gehirnhälfte zugeordnet.

- **Schlussfolgerung:** Erfolgreiches Hörverstehen erfordert sowohl die Fähigkeiten der linken als auch der rechten Gehirnhälfte. Allgemein kann man es aber mehr als Fähigkeit der rechten Hemisphäre betrachten.

9. Mündliche Ausdrucksfähigkeit.

Hier wird die Fähigkeit eines Kindes beurteilt, sich Geschichten auszudenken und sich von visuellen und verbalen Hinweisen leiten zu lassen. Man könnte meinen, dass dies eine Funktion der linken Gehirnhälfte ist, aber so eindeutig ist es nicht. Teilbereiche sind:

Flüssiger Ausdruck (mündlich). Nach allem, was Sie bisher gelesen haben, ist dies offensichtlich eine Fähigkeit der linken Gehirnhälfte.

Auditives kurzfristiges Erinnern von kontextbezogenen Informationen. Dies bedeutet die Nutzung des Kurzzeitgedächtnisses, was die Fähigkeit zur Aufmerksamkeit voraussetzt. Das ist eine Fähigkeit der rechten Gehirnhälfte. Es erfordert auch das Denken in großen Zusammenhängen – ebenfalls eine Fähigkeit der rechten Hemisphäre.

Ausdenken von Geschichten. Das setzt Vorstellungskraft und ein Gewahrsein der Person voraus, die zuhört oder liest: eine Funktion der rechten Gehirnhälfte.

Eine Richtung vorgeben. Das erfordert natürlich räumliche Orientierung, eine Fähigkeit der rechten Hemisphäre. (Übrigens sind die meisten Männer eher rechtshirnig. Deshalb sind sie auch ziemlich gut darin, Wegbeschreibungen zu geben. Diese Rechtslastigkeit führt aber auch dazu, dass sie eher nonverbal sind, weshalb sie, wenn sie sich verlaufen, lieber vermeiden, nach dem Weg zu fragen.)

Einzelne Schritte bei aufeinanderfolgenden Aufgaben erläutern. Alle sequenziellen Abläufe, die mit Schritt-für-Schritt-Aufgaben einhergehen, sind der linken Gehirnhälfte zugeordnet.

Bestimmten Schritten nacheinander folgen. Diese Fähigkeit beherrschen Menschen mit einer Linkslastigkeit besonders gut.

- **Schlussfolgerung:** Ich habe festgestellt, dass sowohl Kinder mit einer Entwicklungsverzögerung der linken als auch der rechten Hemisphäre bei diesem Teil des Tests schlecht abschneiden. Als Ergebnis des Brain-Balance-Programms habe ich allerdings auch große Fortschritte in diesem Bereich (Verbesserung über mehrere Notenstufen) beobachtet. Die größten Fortschritte sind bei Kindern mit einer Rechtshirnschwäche zu beobachten.

Verbesserung der kognitiven Fähigkeiten

Indem Sie die Ergebnisse der Leistungstests so lesen, wie ich es gerade beschrieben habe, werden Ihnen die Defizite in der Lernfähigkeit Ihres Kindes deutlich aufgezeigt. Diese Defizite sind es, die wirklich hinter den schlechten Noten Ihres Kindes stecken. Um sie zu korrigieren, müssen Sie Ihr Kind häufig in den Bereichen üben lassen, in denen es Schwächen zeigt. Es würde den Rahmen dieses Buches sprengen, hier Übungen für alle Fertigkeiten aller Klassenstufen aufzuführen. Es gibt jedoch viele Arbeitsbücher, die speziell zu diesem Zweck entwickelt wurden und Sie dabei unterstützen können. Viele sind Lehrer:innenhandbücher – keine Lehrbücher – und im Buchhandel und im Internet erhältlich.

▶ Übung zum wörtlichen Verstehen

Verwenden Sie für diese Übung ein beliebiges Buch, das dem Leseniveau Ihres Kindes entspricht. Ziel ist es, herauszufinden, ob Ihr Kind die Grundidee eines Textes verstehen kann.

> Ein Beispiel:
> Setzen Sie sich mit Ihrem Kind ruhig hin, damit es sich konzentrieren kann, und lesen Sie ihm eine Passage aus einem Buch oder einem Artikel vor. Beispiel: »Wusstest du, dass nur ein kleiner Teil des Salzes, das es auf der Welt gibt, ins Essen kommt, um den Geschmack zu verbessern? Es gibt aber noch jede Menge andere

Verwendungsmöglichkeiten für Salz. In den Vereinigten Staaten wird mehr Salz zum Schmelzen von Schnee und Eis auf den Straßen verwendet als für irgendeinen anderen Zweck.« Dann geben Sie Ihrem Kind eine Multiple-Choice-Frage, wie zum Beispiel: Das Hauptthema der Geschichte ist:

A. Zwei Verwendungsmöglichkeiten von Salz
B. Wie man Schnee schmelzen kann
C. Wie man Eis klein hackt

▶ Übung zum schlussfolgernden Verstehen

Diese Übung testet die Fähigkeit Ihres Kindes, aus vagen Hinweisen in einer Geschichte abzuleiten, was wirklich gesagt wird, das heißt, »zwischen den Zeilen zu lesen«. Sie ist wie ein Ratespiel und Sie können einen Spaß daraus machen.

Beispiel:
Der kleine Tommy sah eine Gruppe von Kindern auf dem Spielplatz. Er ging hinüber, um zu sehen, was die Kinder taten. Inmitten der Gruppe saß eine Mutter und malte ein Bild von ihrem Kind. Tommy betrachtete das Bild und sagte. »Ich wünschte, sie würde ein Bild von mir malen.« Welche der folgenden Aussagen ist richtig? Welche ist falsch? Was ist eine Schlussfolgerung?

A. Niemand beobachtete die Mutter beim Malen.
B. Die Mutter malte auf dem Spielplatz.
C. Tommy dachte, die Frau sei eine gute Künstlerin.

▶ Übung zum Leseverstehen

Bevor Kinder lernen, wie man effektiv still liest, müssen sie lernen, laut zu lesen und den jeweiligen Text dabei zu verstehen. Das nennt man »den Grundgedanken verstehen«. Verwenden Sie solche Übungen, um die Fähigkeiten Ihres Kindes in diesem Bereich zu testen und zu verbessern. Beschreiben Sie eine Geschichte wie beispielsweise die folgende:

Eine Baby-Auster ist so groß wie ein Stecknadelkopf. Es dauert etwa einen Monat, bis sie die Größe einer Erbse hat. Nach einem Jahr ist sie so groß wie ein Eurostück. Von da an wächst die Auster drei oder vier Jahre lang etwa zweieinhalb Zentimeter pro Jahr.
Die Geschichte erzählt hauptsächlich:

A. Wie schnell Austern wachsen.
B. Was Austern gerne essen.
C. Warum Austern so schnell wachsen.

Hier ein weiteres Beispiel:
Vor Hunderten von Jahren wurden Bleigriffel tatsächlich mit einer Spitze aus Blei hergestellt. Heute werden sie aus Graphit hergestellt. Mit Graphit wird die Schrift viel dunkler als mit Blei. Ein »Bleistift« (Graphitstift) enthält genug Graphit, um eine Linie von ca. 50 Kilometern zu zeichnen.
Die Hauptidee hinter dieser Geschichte ist:

A. Wie wurden Bleistifte erfunden?
B. Warum werden Bleistifte aus Graphit gemacht?
C. Wer hat Graphit entdeckt?

▶ Übung zum Dekodieren von Pseudowörtern

Testen Sie die Fähigkeit Ihres Kindes, Wörter zu lautieren, indem Sie es eine Liste von Pseudowörtern laut vorlesen lassen.

1. nat
2. lut
3. tuke
4. figa

▶ Übung zur Eins-zu-eins-Korrespondenz

Veranschaulichen Sie die Beziehung zwischen gesprochenen und geschriebenen Wörtern, indem Sie auf ein Wort zeigen und das Kind bitten, es laut auszusprechen. Das gilt als frühe Form der Eins-zu-eins-Korrespondenz.

▶ Übung zum Identifizieren von Zahlen

Kleinere Kinder müssen in der Lage sein, Zahlen und Buchstaben zu identifizieren und dann über sie zu sprechen. Zeigen Sie auf Zahlen, die nicht der Reihenfolge nach geordnet sind, und bitten Sie das Kind, diese zu identifizieren. (Das ist ein Beispiel für numerische Identifizierung.)

▶ Rechenübungen

Diese schließen die Grundrechenarten Addition, Subtraktion, Multiplikation und Division ein. Beispiele:

A. 6 + 8 = ______
B. 10 – 5 = ______
C. 9 x 4 = ______
D. 15:3 = ______

▶ Übung zum Verständnis von Mathe-Textaufgaben

Hier wird die Fähigkeit getestet, Textaufgaben zu lösen. Zum Beispiel: Sue sammelt gerne Muscheln. Am Freitag hatte sie 23 Muscheln in ihrer Sammlung. Am Samstag ging sie wieder zum Strand und sammelte weitere acht Muscheln. Dann ging sie in den Laden und kaufte noch 19 Muscheln für 5,50 Euro. Auf einem Garagenflohmarkt in der Nähe kaufte sie noch einmal sechs Muscheln. Wie viele Muscheln hatte Sue zum Schluss in ihrer Sammlung?

▶ Übung zum Lösen mehrschrittiger Aufgaben

Hier ein Beispiel für eine mehrschrittige Aufgabe aus der fünften Klasse:

> Max und Jana haben 28 Münzen. Jana und Leo haben 35 Münzen. Max und Leo haben 21 Münzen. Wie viele Münzen hat Max?

▶ Übung zum Hörverstehen

Hier wird die Fähigkeit getestet, aufmerksam zuzuhören und das, was vorgelesen wird, zu verstehen. Das kann anhand der Antworten des Kindes auf Fragen getestet werden, die sich direkt auf die gelesene Passage beziehen:

> Zum Beispiel:
> Wann ist ein Bär kein Bär? Klingt das wie ein Rätsel mit einer kniffligen Antwort? Ist es aber nicht! Ein Bär ist kein Bär, wenn er ein Koala ist. Der Koala ist ein kleines Tier in Australien. Koala-Muttertiere haben einen Beutel wie ein Känguru oder ein Opossum.
> Ein Koala ist ein kleines Tier in:
>
> A. Australien
> B. China
> C. Amerika

Übungen zur Verbesserung der kognitiven Fähigkeiten

Die meisten Entwicklungsverzögerungen sowohl in der rechten als auch in der linken Hemisphäre betreffen die Frontallappen, jenen großen Bereich des Gehirns, der für die Funktionen zuständig ist, welche für das Lernen und Denken auf höherer Ebene erforderlich sind – auch als die Exekutiven Funktionen bekannt. Dazu gehören die Fähigkeit, sich zu fokussieren, aufmerksam zu sein, sich zu konzentrieren, ohne sich ablenken zu lassen oder von einem Gedanken oder einer Idee zur nächsten zu springen. Die folgenden Übungen dienen der Verfeinerung dieser Fähigkeiten. Sie sind nicht Teil des formalen Brain-Balance-Programms, Sie können sie also nach Belieben anwenden und auch als Maßstab für die Fortschritte im Laufe des Programms benutzen. Diese Übungen machen sowohl Eltern als auch Kindern viel Spaß.

▶ Kontrastprogramme

Setzen Sie sich Ihrem Kind gegenüber. Halten Sie eine Hand hoch und weisen Sie Ihr Kind wie folgt an:

»Halte eine Hand gegenüber meiner hoch. Sobald ich einen Finger hebe, hebst du zwei Finger. Wenn ich meinen Finger heruntemehme, nimmst du deine Finger herunter. Immer, wenn ich zwei Finger hebe, hebst du nur einen Finger. Reagiere so schnell wie möglich, und nimm den Finger jedes Mal herunter, sobald du reagiert hast.

Das sollte in einem quasi-zufälligen Muster geschehen: 1,1,1, 2,1,2,2,1,1,2. Führen Sie diesen Test insgesamt zehnmal durch und notieren Sie, wie oft das Kind nicht folgen konnte. Es ist normal, bei jedem Durchgang einen oder zwei Fehler zu machen. Falls Ihr Kind mehr Fehler macht, sollten Sie im weiteren Verlauf des Programms rasch Fortschritte feststellen.

► Go-No-Go

Nachdem Sie obigen Test beendet haben, sagen Sie zu Ihrem Kind:

»Ich werde jetzt die Regeln ändern. Wenn ich einen Finger hebe, hebst du immer noch zwei, aber wenn ich zwei hebe, hebst du jetzt keinen Finger.« Beginnen Sie mit der Sequenz 1,1,1,1,2 und fahren Sie mit einem quasi-zufälligen Muster fort.

Machen Sie diesen Test insgesamt zehn Mal und notieren Sie, wie oft das Kind nicht folgen konnte. Auch hier ist es normal, dass bei jedem Durchgang ein oder zwei Fehler gemacht werden. Wenn Ihr Kind mehr Fehler macht, sollten Sie im weiteren Verlauf des Programms. relativ bald eine Verbesserung feststellen.

► Übung Augenbewegungen (Antisakkaden)

Sakkaden beziehen sich auf schnelle Augenbewegungen. Diese Übung entspricht exakt der Augenübung »Schnelles Tracking« aus Kapitel 9 (schauen Sie auf Seite 226 nach, bevor Sie beginnen). Die Anweisungen weichen allerdings etwas ab. Anstatt auf einen wackelnden Finger zu schauen, schaut das Kind auf die andere Hand. Der natürliche Impuls ist, auf den sich bewegenden Finger zu blicken. Das Kind muss diesen Impuls unterdrücken und das Gegenteil tun. Sie stehen oder sitzen einander gegenüber. Halten Sie Ihre Hände so in die Höhe, dass sich jeweils eine Hand im Sehfeld eines Auges Ihres Kindes befindet. Bitten Sie Ihr Kind, Ihnen in die Augen zu schauen. Sagen Sie ihm, dass es, wenn Sie mit einem Finger einer Hand wackeln, auf die andere Hand schauen soll. Machen Sie das insgesamt zehn Mal mit einer quasi-zufälligen Sequenz bei jeder Runde. Versuchen Sie dabei aber, eine Hand öfter einzusetzen als die andere. Wenn das Kind ein Defizit der rechten Gehirnhälfte hat, wackeln Sie öfter mit einem Finger der rechten Hand, damit das Kind nach links schaut – was die rechte Gehirnhälfte stimuliert. Für die Stimulierung der linken Gehirnhälfte machen Sie es umgekehrt.

▶ Übung zur Wortflüssigkeit

Bitten Sie Ihr Kind, innerhalb einer Minute so viele Wörter wie möglich aufzusagen, die mit einem bestimmten Buchstaben beginnen. (Es darf keine Eigennamen verwenden [Namen, Orte] oder Variationen eines Wortes wiederholen, wie beispielsweise »groß«, »größer«, »größtes«). Verwenden Sie eine Stoppuhr, oder schauen Sie auf den Sekundenzeiger Ihrer Uhr, um die Zeit zu stoppen. Geben Sie zu Beginn das Signal »Los«. Die Standardbuchstaben sind A, F und S. Wenn das Kind vor Ablauf einer Minute aufhört, erinnern Sie es kurz daran, weiterzumachen (aber nur einmal). Zählen Sie, wie viele Wörter Ihr Kind genannt hat, aber ziehen Sie die nicht erlaubten Wörter ab, um die tatsächliche Anzahl zu ermitteln. Normalerweise kann ein Kind 12 Wörter für jeden Buchstaben nennen.

▶ Übungen zur visuellen Verarbeitung

Bei diesen Übungen werden die Fähigkeiten sowohl im Detail als auch insgesamt getestet. Lassen Sie Ihr Kind jede der folgenden Abbildungen anschauen, und fragen Sie es, was es sieht. Dadurch wird eine Hemisphäre aktiviert und die andere gehemmt.

V
V
V
V
V V V V V V V V

Wenn das Kind ein V sieht, benutzt es seine linke Gehirnhälfte; wenn es ein L sieht, benutzt es seine rechte Gehirnhälfte. Sie können eine Reihe von Buchstaben wie diese zusammenstellen und den Test mehrmals pro Woche durchführen. Aber wenn Sie ihm sagen, dass es sich nur auf den kleinen oder den großen Buchstaben konzentrieren soll, können Sie speziell eine Hemisphäre stärker aktivieren.

LEISTUNGSPROBLEM ODER VERHALTENSPROBLEM?

Sie denken vielleicht, bei Ihrem Kind liege das eine oder das andere vor, aber in Wirklichkeit hat es beide Probleme – oder wird sie zumindest bekommen, wenn Sie nicht vorher korrigierend eingreifen. Die häufiger auftretende Rechtshirnschwäche, wie sie bei ADHS und Autismus zu beobachten ist, beginnt in der Regel als Verhaltensproblem, sodass sie meistens früh entdeckt wird. Die weniger häufig auftretenden Defizite der linken Gehirnhälfte, wie Legasthenie, beginnen in der Regel als Leistungsproblem und werden daher oft erst entdeckt, wenn das Kind in die Schule kommt. Beide Probleme sind jedoch eng miteinander verknüpft. Schulleistungsprobleme ziehen normalerweise Verhaltensprobleme nach sich und Verhaltensprobleme führen im Allgemeinen zu Leistungsproblemen. Das wird in der Regel um die vierte Klasse herum deutlich, wenn der Unterrichtsstoff schwieriger wird.

Es ist wichtig, dass mit einem korrigierenden Programm begonnen wird, sobald ein Problem erkannt wird. Ein Ungleichgewicht im Gehirn wird immer ausgeprägter, je länger es besteht. Und umso schwieriger wird der Weg zur Genesung. Allerdings kann die Heilung in jedem Alter erfolgen. Es ist nie zu spät.

Brain-Balance-Fallbeispiel: *Davis*

Vom Förderunterricht ins Begabtenförderungsprogramm

Davis war fast zehn Jahre alt und ging in die fünfte Klasse, als seine Mutter ihn in eines unserer Brain-Balance-Zentren brachte. Drei Jahre zuvor war bei Davis ADHS diagnostiziert worden, und er litt außerdem unter starken Kopfschmerzen. Obwohl seine Intelligenz ganz offensichtlich war, berichtete seine Mutter, dass er die meiste Zeit seiner bisherigen Schullaufbahn in einer Sonderschulklasse zugebracht hatte, weil er nicht aufpassen konnte und leicht ablenkbar war. Ich konnte sehen, dass dies sehr belastend für sie war. Der Arzt, der die ADHS-Diagnose gestellt hatte, verordnete ihm zwei sehr starke Medikamente gegen seine Anfälle. Seine Eltern hatten es mit verschiedenen Behandlungsansätzen versucht, beispielsweise Verhaltenstherapie und privaten Nachhilfelehrern, um sein ADHS in den Griff zu bekommen, aber nichts hatte geholfen. Inzwischen waren seine Kopfschmerzen immer schlimmer geworden und traten häufiger auf. Als seine Eltern ihn zu mir brachten, war ihr Hauptanliegen, seine Kopfschmerzen loszuwerden und ihn von den Medikamenten zu befreien.

Unser Brain-Balance-Testverfahren ergab, dass Davis ein deutliches neurologisches Ungleichgewicht hatte, das in seinem Fall einer Entwicklungsverzögerung der rechten Hirnhemisphäre entsprach – ganz typisch für ein Kind mit ADHS. Davis zeigte auch körperliche Merkmale für dieses Ungleichgewicht. Seine räumliche Wahrnehmung sowie seine Koordination der beiden Körperhälften war gestört. Außerdem konnte man bei ihm eine ausgeprägte Rechtsneigung des Kopfes beobachten, die wir als Ursache seiner Kopfschmerzen vermuteten.

Im Hinblick auf seine schulischen Leistungen zeigten sich sowohl eine deutliche Diskrepanz in seinen Fähigkeiten, die so typisch für Kinder mit dem funktionalen Diskonnektionssyndrom ist, als auch die typischen Lern- und Verhaltensmuster, die wir bei Jungen mit ADHS beobachten. Als wir ihn dem WIAT-Test unterzogen, wurde sein Aufmerksamkeitsdefizit sogleich offensichtlich. Trotz dieser Störung und der Tatsache, dass er in einer Sonderschulklasse unterrichtet wurde, entsprachen seine Leistungen in den meisten Fächern, die mit der linken Gehirnhälfte assoziiert werden, dem Niveau der neunten Klasse. Bei den Fächern, die der rechten Gehirnhälfte zugeordnet werden, schnitt er in den Tests auf dem Niveau der zweiten, dritten und fünften Klasse ab. Wir setzten Davis auf ein Programm, das Übungen für die rechte Hemisphäre beinhaltet, und erklärten seiner Mutter, dass seine Kopfschmerzen von der Neigung seines Kopfes verursacht wurden, die auf sein zerebrales Ungleichgewicht zurückzuführen war. Wir erklärten ihr weiterhin, dass die Behebung dieses Ungleichgewichts all seine Probleme beseitigen würde – einschließlich des ADHS.

Wir arbeiteten mit Davis in unserem Zentrum und seine Mutter führte mit ihm gewissenhaft die Übungen für zu Hause durch. Bereits die Linderung seiner Kopfschmerzen war für seine Mutter Anlass zu großer Freude, denn dies war ja von Anfang an ihr Hauptziel gewesen. Sie können sich also vorstellen, wie aufregend es für sie war, als wir Davis drei Monate später erneut einem WIAT unterzogen und deutliche Fortschritte feststellten. In den mit der linken Gehirnhälfte assoziierten Fächern blieben seine Leistungen gleich, und genau das hatten wir uns erhofft. In den Fächern der rechten Gehirnhälfte schossen seine Leistungen nach oben: Im Leseverstehen um 5,8 Jahre, im mathematischen Denken um 8 Jahre, im schriftlichen Ausdruck um 3,4 Jahre und im Hörverstehen um 7 Jahre. Das war ein durchschnittlicher Anstieg um 6,5 Jahre in acht Fächern.

Außerdem verschwanden seine Kopfschmerzen fast vollständig und sein Arzt setzte die Medikamente ab. Der erneute Test bestätigte auch, dass er nicht mehr die Diagnosekriterien für ADHS erfüllte. Die wahre Belohnung kam jedoch einen Monat nach Beendigung unseres Programms, als er aus der Sonderschulklasse herausgenommen und direkt in ein Begabtenförderungsprogramm aufgenommen wurde. Das war vor drei Jahren. Kürzlich traf ich Davis Mutter, und sie sagte mir, dass er gelegentlich immer noch diese Kopfschmerzen hat, aber er toleriert sie gut und braucht keine Medikamente. Und sie erwähnte stolz: »Davis stand in jedem Halbjahr auf der Liste der besten Schüler, seit er Ihr Programm abgeschlossen hat.«

KAPITEL 12

Was sollte ich meinem Kind zu essen geben?

Der Brain-Balance-Ernährungsplan

Manchmal begegnet einem die Hoffnung in Gestalt eines sechsjährigen Jungen, der zum ersten Mal den Duft von frisch gebackenen Schoko-Keksen wahrnahm.

MARYBETH G.

Nudeln, Pizza, Brötchen, Müsli und Makkaroni mit Käse – gehören diese Lebensmittel zu den Lieblingsspeisen Ihres Kindes? Wenn nicht alle, so ist es doch ziemlich sicher, dass zumindest einige dieser Lebensmittel mehrmals pro Woche oder sogar fast täglich auf dem Speisezettel Ihres Kindes stehen. Kinder sind wählerische Esser seit, nun ja, vielleicht nicht seit Anbeginn aller Zeiten, aber zumindest seit es in unseren modernen Welt alle Arten von Lebensmitteln im Überfluss gab und die Menschen Fast-Food-Ketten erfanden und anfingen, etwas so Übles wie »Transfette« herzustellen.

Zwar ernähren sich Kinder heute etwas besser als, sagen wir, noch vor fünf Jahren, denn der Konsum zuckerhaltiger Getränke sank um 10 Prozent! Aber der Nährwert der typischen Nahrung eines Kindes ist noch immer unangemessen defizitär. Eine Studie zu Ernährungsgewohnheiten amerikanischer Kinder über 18 Jahre hinweg kam zu dem Schluss, dass 56 Prozent unserer Kinder täglich Nahrung zu sich nehmen, die als »von ernährungsphysiologisch schlechter Qualität« eingestuft wird. Tatsächlich fand eine Untersuchung heraus, dass 95 Prozent der Kinder Gemüse mied. Das zieht sich übrigens durch alle Einkommens- und sozialen Schichten

Je älter Kinder werden und öfters eher selbst ihre Nahrung auswählen, umso schlimmer werden ihre Ernährungsgewohnheiten. Dieselbe Studie kommt zu dem Schluss, dass 67 Prozent der Jugendlichen zwischen zwölf und neunzehn schlechte Entscheidungen treffen, was sie essen. Ich bin sicher, viele Eltern sind nicht überrascht.

Diese Ergebnisse werden von der Tatsache gestützt, dass Kinder- und Erwachsenenfettleibigkeit so verbreitet ist, wie noch niemals zuvor. Geschätzte 18,5 Prozent der Amerikaner*innen zwischen zwei und neunzehn werden als fettleibig angesehen, 5,6 Prozent sind schwerwiegend fettleibig und weitere 16,6 Prozent werden als übergewichtig eingeschätzt. Vor 20 Jahren betrug die Rate fettleibiger Kinder noch zehn Prozent.

Es ist heute kaum noch ein Geheimnis, dass die typische moderne Ernährung ihren Tribut an der Gesundheit unserer Kinder (und auch der Erwachsenen) fordert, und zwar in Form eines rasanten Anstiegs an Fettleibigkeit und dem frühen Auftreten von schweren, aber vermeidbaren Gesundheitsproblemen wie Herzkrankheiten und Diabetes. Nie wurde jedoch ausreichend darauf hingewiesen, wie schlechte Ernährungsgewohnheiten die Entwicklung eines gesunden Gehirns gefährden.

Das Problem beschränkt sich aber nicht nur auf das, was wir essen und unseren Kindern zu essen geben, sondern hat viel damit zu tun, was in den Lebensmitteln selbst enthalten ist und was nicht. Die Zusammensetzung der Lebensmittel, die wir normalerweise zu uns nehmen, hat sich – sogar bei Obst und Gemüse – enorm verändert, und zwar größtenteils zum Schlechteren.

Landwirtschaftlich erzeugte Lebensmittel enthalten heutzutage nicht mehr die hohen Nährstoffmengen wie in der Vergangenheit. Die rasche Umstellung der Anbaumethoden und die Übernutzung der Anbauflächen führen zu einer kontinuierlichen Verarmung der Böden an Mineralien. Einem Bericht zufolge werden jedes Jahr weltweit durchschnittlich 250 Millionen Tonnen Pestizide auf Anbauflächen eingesetzt, welche das Obst und Gemüse liefern, das wir essen und unseren Kindern zu essen geben. Und darin sind noch nicht einmal die Millionen Tonnen von Herbiziden und Fungiziden enthalten, die in der Landwirtschaft eingesetzt werden.

Nicht biologisch wirtschaftende Anbaubetriebe, die bei Weitem in der Mehrzahl sind, verfüttern Hormone, Antibiotika und suboptimales Futter an die Rinder und anderen Nutztiere, die am Ende unsere Proteinversorgung liefern. Die Verschmutzung der Böden, des Wassers und der Luft ist nach wie vor ein großes Problem, das uns alle betrifft, aber die toxischen Auswirkungen auf Kinder mit Funktionellem Diskonnektionssyndrom können ziemlich tiefgreifend sein.

Innerhalb der vergangenen 40 Jahre wurden Nahrungsmittel immer intensiveren Verarbeitungsprozessen unterzogen, wobei die Menge an Zucker, raffinierten Kohlehydraten und den schlimmsten Arten von Fetten stetig anstieg. Familienmahlzeiten bestehen oft aus abgepackten Lebensmitteln, die viel Fett, künstliche Zusatzstoffe und Konservierungsstoffe enthalten. Und natürlich wäre da noch die enorme Zunahme des Konsums von ungesunden Softdrinks zu erwähnen.

Der Besuch eines Fast-Food-Restaurants ist ein gängiger Ersatz für eine richtige Mahlzeit, der nur zu weiteren Nährstoffmängeln führt. Diese Arten von Mahlzeiten sind von niedrigster Qualität, höchster Verarbeitungsstufe und liefern die beiden »Gemüsesorten«, die am häufigsten in der Ernährung vieler Kinder zu finden sind: Pommes frites und Ketchup! Außerdem ist Fast Food reich an Salz und gesättigten Fetten.

Die echte Gehirnnahrung

Den meisten Eltern ist nicht bewusst, welche schädlichen Auswirkungen eine schlechte Ernährung auf das sich entwickelnde Gehirn hat – insbesondere bei Kindern, die bereits an einem Funktionellen Diskonnektionssyndrom leiden. Eine solche Ernährung kann sich auf alles auswirken, was für ein Kind mit FDS bereits eine Herausforderung darstellt: Verhalten, kognitive oder schulische Leistungen, sensorische Verarbeitung, Grob- und Feinmotorik, Gleichgewicht, Immunsystem und normale, alltägliche Körperfunktionen wie Verdauung und Ausscheidung.

Die wichtigsten vom Gehirn benötigten »Treibstoffe« sind Sauerstoff und Glukose, welche aus den Nährstoffen unserer Nahrung hergestellt werden. Ein Gehirn, das viel Stimulation, aber zu wenig Treibstoff bekommt, kann mit dieser Stimulation nichts anfangen. Ohne Treibstoff kann das Gehirn keine neuen Proteine bilden, um neue Verknüpfungen aufzubauen oder energieerzeugende Zellen zu bilden oder zu reparieren. Ohne Treibstoff ermüden die Gehirnzellen, werden geschädigt und sterben ab. Stimulation ohne Treibstoff oder Treibstoff ohne Stimulation funktioniert nicht.

Die nationale Akademie der Wissenschaften schätzt, dass 12 Millionen Kinder täglich weniger Nährstoffe erhalten, als sie für eine optimale Gesundheit benötigen. Dennoch sind viele Kinder heute zu dick, was bedeutet, dass sie zu viele Kalorien aufnehmen. Das allein ist schon ein Beweis dafür, dass mit der Art und Weise, wie wir unsere Kinder ernähren, etwas ganz und gar nicht in Ordnung ist.

Was Kinder essen sollten

Lebensmittel, die gesund für das Gehirn sind, sind keine besonderen Lebensmittel: es sind genau die gleichen, die Kinder für einen allgemeinen optimalen Gesundheitszustand benötigen. Die Mayo-Klinik zeigt nach Alter und Geschlecht aufgeschlüsselt auf, woraus die ideale tägliche Diät für junge Leute bestehen sollte. Diese Übersicht ist nicht als Verwarnung gedacht, um Ihnen ein schlechtes Gewissen einzutreiben, wie Sie Ihre Kinder ernähren oder wie Ihr Kind isst. Betrachten Sie sie als das ideale Ernährungsschema, das Ihnen als Referenz dient, während der Phase, in der sich die Verdauungsprobleme Ihres Kindes verbessern und sich seine Essgewohnheiten durch das Brain-Balance-Programm verändern.

Im Alter von zwei bis vier

	Mädchen	Jungen
Protein:	50 bis 120 g	50 bis 140 g
Gemüse:	1 bis 1 ½ Tassen	1 bis 2 Tassen
Früchte:	1 bis 1 ½ Tassen	1 bis 2 Tassen
Getreide:	85 bis 140 g	85 bis 140 g
Milchprodukte*:	2 bis 2 ½ Tassen	2 bis 2 ½ Tassen
Kalorien**:	1000 bis 1400 Kalorien	1000 bis 1600

Im Alter von fünf bis acht

	Mädchen	Jungen
Protein:	85 bis 140 g	85 bis 140 g
Gemüse:	1 ½ bis 2 ½ Tassen	1 ½ bis 2 ½ Tassen
Früchte:	1 bis 1 ½ Tassen	1 bis 2 Tassen
Getreide:	115 bis 170 g	115 bis 170 g
Milchprodukte*:	2 ½ Tassen	2 ½ Tassen
Kalorien**:	1200 bis 1800 Kalorien	1200 bis 2000

Im Alter von neun bis dreizehn

	Mädchen	Jungen
Protein:	115 bis 170 g	140 bis 185 g
Gemüse:	1½ bis 3 Tassen	2 bis 3½ Tassen
Früchte:	1½ bis 2 Tassen	1½ bis 2 Tassen
Getreide:	140 bis 200 g	140 bis 250 g
Milchprodukte*:	2 Tassen	3 Tassen
Kalorien**:	1400 bis 2200 Kalorien	1600 bis 2600

Im Alter von vierzehn bis achtzehn

	Mädchen	Jungen
Protein:	140 bis 185 g	155 bis 200 g
Gemüse:	2½ bis 3 Tassen	2½ bis 4 Tassen
Früchte:	1½ bis 2 Tassen	2 bis 2½ Tassen
Getreide:	140 bis 250 g	170 bis 258 g
Milchprodukte*:	3 Tassen	3 Tassen
Kalorien**:	1800 bis 2400 Kalorien	2000 bis 3200

** Milchprodukte sollten fettreduziert sein.*
*** Kalorien richten sich nach dem Wachstum und wie aktiv das Kind ist.*

Die Kinder von heute erhalten diese Menge an Nährstoffen nicht einmal annähernd. Eine Studie mit über 3300 Kindern und Jugendlichen im Alter zwischen zwei und neunzehn Jahren ergab, dass weniger als ein Prozent der Kinder ausreichende Mengen an Obst, Gemüse, Getreide (Kohlenhydrate) und anderen Lebensmitteln zu sich nimmt, die die Nährstoffe liefern, welche für ein gesundes Wachstum von Gehirn und Körper wichtig sind.

Das sollte keine große Überraschung für Eltern sein, die täglich darum kämpfen, den Teller ihres Kindes mit gesunder Nahrung zu füllen. Viele Kinder sind wählerische Esser, aber Kinder mit FSD sind besonders pingelig. Das beschert Ihnen ein zusätzliches Dilemma, weil Kinder mit FDS körperliche Beeinträchtigungen haben, die die Aufnahme von Nährstoffen erschweren. Diese Probleme beinhalten unter anderem:

- Ein unterentwickeltes Verdauungssystem, das zu einem durchlässigem Darm *(leaky gut)* führen kann.
- Verminderte Fähigkeit, Verdauungssekrete zu bilden, die die Nahrung chemisch aufspalten. Verminderte Darmperistaltik, um die Nahrung mechanisch weiterzuverarbeiten.
- Verminderte Fähigkeit, Nährstoffe aus der Nahrung aufzunehmen.
- Minderdurchblutung der Magen- und Darmschleimhaut.

Selbst wenn ein Kind mit FDS also jeden Tag eine gesunde, ausgewogene Ernährung zu sich nimmt, ist die Wahrscheinlichkeit groß, dass es trotzdem einen Nährstoffmangel erleidet.

Das Problem an der Wurzel packen

Im Hinblick auf die Ernährung gibt es zwei Aspekte, die Sie beachten müssen, um das Ungleichgewicht im Gehirn Ihres Kindes zu beheben. Zum einen geht es darum, Nahrungsmittel zu identifizieren und zu eliminieren, die das Funktionelle Diskonnektionssyndrom (FDS) verschlimmern, und zum anderen müssen die leeren Vitaminspeicher wieder aufgefüllt werden.

Bei einem Kind mit FDS gibt es bestimmte ernährungsbedingte Herausforderungen, die nicht ganz so leicht zu erkennen sind. Dieses Kapitel bietet jedoch einen Leitfaden, an dem Sie sich orientieren können und der Sie in die Lage versetzen sollte, beide Aspekte recht einfach selbst in den Griff zu bekommen.

Falls Sie professionelle Hilfe in Anspruch nehmen möchten, empfehle ich Ihnen, sich an eine Neurolog:in oder eine Ernährungsberater:in zu wenden, die mit der Behandlung von Kindern mit einer neurologischen Entwicklungsstörung vertraut sind. Falls es keine entsprechenden Fachleute in Ihrer Nähe gibt, suchen Sie nach der oder dem qualifiziertesten Ernährungsberater:in und nehmen Sie dieses Buch zu Ihrem ersten Termin mit. Es ist wichtig, dass sie oder er die zugrunde liegenden Ursachen versteht. Sie müssen diese wichtigen Ernährungsumstellungen gleichzeitig mit den in Kapitel 10 beschriebenen Brain-Balance-Übungen beginnen.

Die Brain-Balance-Übungen und das Ernährungsprogramm wirken synergetisch und decken so alle Symptome in allen Körpersystemen ab. Wenn Sie die Ernährungsumstellung nicht von Anfang an durchführen, wird Ihr Kind nicht maximal von Brain Balance profitieren.

Testung auf Nahrungsmittelunverträglichkeiten

Lebensmittelunverträglichkeiten, die bei Kindern mit FDS recht häufig vorkommen, sind heimtückisch, weil sie sich im Gegensatz zu Lebensmittelallergien langsam bemerkbar machen und Symptome hervorrufen, die man überhaupt nicht auf den Verzehr von Lebensmitteln zurückführen würde. Man muss nach ihnen suchen, und ich werde Ihnen zeigen, wie. Man nennt das Eliminationsdiät – ein Verfahren, das von Ernährungsexpert:innen seit Jahrzehnten angewendet wird. Sie werden die gleiche Methode anwenden, um festzustellen, ob Ihr Kind empfindlich auf ein bestimmtes Lebensmittel oder eine Gruppe von Lebensmitteln reagiert. Das kann allerdings nicht über Nacht und auch nicht innerhalb weniger Tage Ergebnisse liefern. Hier sind Sorgfalt und Geduld gefordert. Das Verfahren wird Ihnen aber helfen, herauszufinden:

- ob Ihr Kind auf ein Lebensmittel reagiert und ob diese Reaktion für einige der Verhaltensweisen verantwortlich ist, die Sie bei Ihrem Kind beobachten.

- welche spezifischen Symptome mit welchem Lebensmittel in Verbindung stehen könnten.
- den Schweregrad der Reaktion.
- wie Sie die Ernährung gestalten müssen.

Ich werde von Eltern immer wieder gefragt, ob ein Zusammenhang zwischen Nahrungsmitteln/der Ernährungsweise und den Verhaltens- und Lernproblemen Ihres Kindes bestehen könnte. Die Antwort ist simpel: Es gibt keinen Beweis dafür, dass die Ernährung allein schuld daran ist. Zum einen ist es ziemlich unwahrscheinlich, dass der Verzehr bestimmter Nahrungsmittel die einzige Ursache für die unzähligen Schwierigkeiten sein könnte, mit denen Kinder mit FDS zu kämpfen haben. Ich glaube, dass die Ernährung selten, wenn überhaupt, die Hauptursache für Erkrankungen wie ADHS oder Autismus ist. Ich bin jedoch überzeugt, dass bestimmte Lebensmittel bestimmte Symptome auslösen können und das Gesamtproblem extrem verschlimmern können.

Ein Hinweis, der als Alarmzeichen für eine mögliche Nahrungsmittelunverträglichkeit gelten kann, ist unberechenbares Verhalten. Wir sprechen hier von einer Art des Verhaltens, bei dem ein Kind an einem Tag brav wie ein Engel und am nächsten Tag das genaue Gegenteil ist. Oder das Kind verhält sich ganz normal und eine Stunde nach einer Mahlzeit bricht Chaos aus. Solche Schwankungen sind ein Hinweis darauf, dass Sie eine Eliminationsdiät durchführen müssen.

Die Geschichte einer Mutter: *Diana*

Das Leben vor Brain Balance

Wir waren verzweifelt auf der Suche nach einer Lösung für Dianas Verhalten. Sie verweigerte das Essen und hatte mehrmals am Tag schwere Meltdowns. Sie war ständig wütend und nicht bereit, von einer Aufgabe zur nächsten weiterzugehen. Das machte jede Minute unseres Tages stressig. Alle Ärzte, die wir aufgesucht hatten, sagten uns, dass sich das einfach »auswachsen« würde, aber wir wussten, dass dies kein normales Verhalten war. Wir befürchteten nicht nur, dass es sich nicht »auswachsen« würde, wir konnten einfach nicht länger warten. Wir vereinbarten einen Termin und fuhren 1600 Kilometer zum nächstgelegenen Brain-Balance-Zentrum in Georgia – mit einer schreienden, weinenden Diana, die Dinge im Auto umherwarf, gegen die Sitze trat und alle paar Minuten verlangte, dass wir am Straßenrand anhalten sollten.

Das Leben seit Brain Balance

Was wir bei unserem ersten Besuch erfuhren, erschien uns so logisch, dass wir nach Hause zurückkehrten, unsere Koffer packten und in die Nähe des Brain-Balance-Zentrums zogen. Wir konnten den Beginn ihrer Therapie kaum erwarten!

Was wir nicht erwartet hatten, war die Geschwindigkeit, mit der sich Verbesserungen zeigten. Bereits nach der vierten Sitzung beobachteten wir drastische Veränderungen. Sie fing an, zu essen und zu sagen, dass sie hungrig ist. Ich konnte es kaum glauben! Anfangs wurden ihre Meltdowns schlimmer, aber ich war begeistert, denn das war genau das, was man uns bei Brain Balance vorausgesagt hatte. Ich wusste, dass sich etwas veränderte. Zuerst begannen sich ihre motorischen Fähigkeiten zu verbessern. Sie begann zu malen und Armbänder zu knüpfen. Zum ersten Mal tat sie Dinge selbstständig. Nach etwa acht Wochen im Programm begann ich, Schnappschüsse eines süßen kleinen Mädchens zu sehen – eines Mädchens, von dem ich immer gewusst hatte, dass es da war, das aber irgendwo versteckt war. Wir konnten die Veränderungen kaum glauben. Sie war in der Lage, vernünftig zu kommunizieren, ohne zu schreien, zu weinen, zu treten oder mit Gegenständen zu werfen. Zum ersten Mal schloss sie in der Schule Freundschaften. Und sie macht sich weiterhin gut. Ich kann jetzt mit ihr Dinge unternehmen und das Zusammensein mit ihr wirklich genießen. Ich bin überglücklich, dass ich meine Tochter zurückhabe.

Die Eliminationsdiät

Seltsamerweise sind die meisten Nahrungsmittel, die bei FDS Unverträglichkeiten auslösen, sehr nahrhaft. Milchprodukte (Kasein) und Weizen (Gluten) stehen ganz oben auf der Liste. Damit sollten Sie also beginnen. Diese beiden Lebensmittel weisen auch in der chemischen Zusammensetzung Ähnlichkeiten auf, sodass es sehr wahrscheinlich ist, dass, wenn eines nicht vertragen wird, auch das andere betroffen ist. Es besteht kein Grund zur Beunruhigung, wenn Sie herausfinden, dass Ihr Kind empfindlich auf ein gesundes Lebensmittel reagiert. Wie alle anderen Symptome von FDS wird die Überempfindlichkeit wieder verschwinden, sobald das Ungleichgewicht im Gehirn behoben ist, sodass Ihr Kind nicht für immer darauf verzichten muss. Vielleicht stellen Sie auch fest, dass Ihr Kind keine Nahrungsmittelunverträglichkeit hat. Sie können aber nicht davon ausgehen, dass das nicht der Fall ist. Um sicherzugehen, müssen Sie die Eliminationsdiät durchführen. Das mag mühsam sein, aber es ist auch nur von kurzer Dauer. Und der Nutzen dieser Erkenntnisse wird bemerkenswert sein.

▶ Schritt 1: Führen eines Diät-Tagebuchs (7 – 10 Tage)

Sie benötigen entweder ein Notizbuch oder ein formelleres Diät-Tagebuch, das in jeder Buchhandlung oder im Internet erhältlich ist.
Ändern Sie zunächst nichts an der Ernährung Ihres Kindes. Schreiben Sie in den nächsten sieben bis zehn Tagen alles auf, was Ihr Kind den ganzen Tag über zu sich nimmt. Ordnen Sie die Einträge nach Mahlzeiten und Zwischenmahlzeiten, und notieren Sie die ungefähre Zeit, zu der die Lebensmittel verzehrt werden. Schreiben Sie alles auf. Überprüfen Sie bei Fertiggerichten die Liste der Zutaten auf der Packung und notieren Sie diese ebenfalls. Schreiben Sie auch alle auftretenden Verhaltensweisen auf, einschließlich derer, die Ihr Kind während der Hausaufgaben an den Tag legt und der ernährungsbedingten Symptome: Notieren Sie, wann diese auftreten und wie lange sie anhalten.

▶ Schritt 2: Die verdächtigen Lebensmittel einkreisen

Gehen Sie das Tagebuch durch, und suchen Sie nach erkennbaren Mustern. Reaktionen auf Nahrungsmittelunverträglichkeiten treten normalerweise zwischen zwei Stunden und drei Tagen nach dem Verzehr eines bestimmten Lebensmittels auf. Vergleichen Sie die Listen der Lebensmittel und der Symptome, und prüfen Sie, ob es einen Zusammenhang gibt und wenn ja, welchen. Falls ein Zusammenhang zwischen einem Lebensmittel und einem darauf folgenden negativen Verhalten besteht, notieren Sie solche Lebensmittel als potenzielle Verdächtige. Diese sowie die folgenden Lebensmittel, auf die Kinder mit FDS häufig überempfindlich reagieren, streichen Sie vom Speiseplan Ihres Kindes:

- Alle Lebensmittel, die Weizen enthalten (Gluten oder Gliadin)
- Äpfel
- Alle Molkerei- und Milchprodukte (Kasein), einschließlich Ziegenmilch
- Tomaten
- Mais
- Orangen und alle anderen Zitrusfrüchte und Säfte daraus
- Eier
- Hülsenfrüchte (Erbsen, Bohnen, Erdnüsse), Bäcker- und Bierhefe
- Soja

▶ Schritt 3: Der Lebensmittel-Eliminationsprozess (vier oder mehr Wochen)

Jetzt beginnt das eigentliche Ernährungsprogramm, bei dem Sie alle Lebensmittel, die Sie identifiziert haben, sowie die Lebensmittel aus der obigen Liste für mindestens vier Wochen vollständig vom Speiseplan Ihres Kindes streichen. Milch sollte von anderen Milchprodukten gesondert betrachtet werden.

Doch das ist nicht alles: Sie werden sich ab jetzt gezielt darum bemühen, die Ernährung Ihres Kindes gesünder zu gestalten. In diesen Teil des Ernährungsplans kann natürlich (und sollte sogar der Gesundheit zuliebe) die ganze Familie einbezogen werden. Nachdem Sie diese Lebensmittel gestrichen haben, setzen Sie diese neue Ernährungsweise für vier Wochen fort.

Das wird nicht ganz einfach sein und erfordert eine genaue Überwachung. Sie müssen auch die Lehrkräfte Ihres Kindes (oder jemanden, der in der Schule ein Auge darauf haben kann) und die Eltern der Kinder, die Ihr Kind besucht, darauf aufmerksam machen.

Zusätzlich zu den üblichen Verdächtigen müssen Sie folgendes ausschließen:

- Junk Food: Das bedeutet jegliches Fast Food, Süßigkeiten, Softdrinks und so weiter.
- Verarbeitete Lebensmittel: Dazu gehören gepresste Fleisch- und Käsesorten sowie die meisten abgepackten Fertiggerichte.
- Lebensmittelzusätze: Hier muss man die Etiketten sorgfältig prüfen. Viele kommerziell zubereitete Nahrungsmittel (und auch Nahrungsergänzungsmittel) enthalten versteckte Zutaten wie Weizen, Hefe oder Ei-Nebenprodukte, die als Füllstoffe dienen. Die Liste der Zusatzstoffe ist lang und Sie sollten sich mit ihnen vertraut machen. Dazu gehören alle Zutaten, die die Wörter »Mittel«, »Verstärker«, »Regulator«, »Gum« (und solche, die mit -ans/-ant enden) enthalten.
- Alle anderen Lebensmittel, die sich bei den Tests als mögliche Verursacher einer Überempfindlichkeitsreaktion herausgestellt haben.

Machen Sie sich bewusst, dass es bei Ihrem Kind bei der Elimination einiger Lebensmittel zu Entzugserscheinungen kommen kann. Bei Kindern mit FDS wirken manche dieser Lebensmittel körperlich suchterzeugend. Allerdings sollten die Symptome innerhalb von zwei Wochen abklingen. Dazu gehören:

- Reizbarkeit
- Depressionen
- Antriebslosigkeit
- Schlafstörungen

Wenn die Diät korrekt durchgeführt wird, sollten Sie innerhalb von drei bis vier Wochen eine deutliche Verbesserung des allgemeinen Gesundheitszustandes und des Verhaltens feststellen. Wenn nicht, kann das Folgendes bedeuten:

- Ihr Kind hat geschummelt und ohne Ihr Wissen verbotene Lebensmittel gegessen.
- Das oder die Lebensmittel, auf die Ihr Kind empfindlich reagiert, sind noch nicht bekannt.
- Möglicherweise haben Sie die Eliminationsdiät nicht richtig gestaltet. In diesem Fall müssen Sie den Prozess vielleicht wiederholen und nach weiteren unverträglichen Lebensmitteln suchen.
- Ihr Kind hat keine Nahrungsmittelunverträglichkeit.

▶ Schritt 4: Die Nahrungsmittel-Challenge

Fahren Sie nur dann mit diesem Schritt fort, wenn die Schritte 1 bis 3 zu einer spürbaren Verbesserung geführt haben. Bei diesem Schritt führen Sie die Lebensmittel wieder ein, die Sie zuvor als »Verdachtsfälle« für eine Unverträglichkeit identifiziert haben. Sie müssen sie eins nach dem anderen einführen, wobei die Reihenfolge keine Rolle spielt.

Halten Sie Ihre Vorgehensweise und die Ergebnisse im Ernährungstagebuch fest. Kinder mit einer Rechtshirnschwäche zeigen Verhaltensweisen, die normalerweise am Wochenende auffallen, daher sollten Sie mit diesem Schritt an einem Samstag beginnen. Bei Kindern mit einer Linkshirnschwäche fallen die Symptome in der Regel eher an Wochentagen beim Erledigen der Hausaufgaben auf, sodass Sie mit der Wiedereinführung der betreffenden Lebensmittel unter der Woche beginnen sollten. Gehen Sie, wie folgt, vor:

Lassen Sie das Kind das Lebensmittel zum Frühstück, Mittag- und Abendessen verzehren. Erhöhen Sie die Menge bei jeder Mahlzeit.

1. Notieren Sie, wie viel das Kind davon gegessen hat und wann.
2. Notieren Sie alle Symptome, die Sie beobachten, schreiben Sie auf, wann sie auftreten und wie lange sie anhalten.
3. Notieren Sie jeden Morgen, wie Ihr Kind in der Nacht zuvor geschlafen hat und wie sein allgemeines Verhalten und Befinden am nächsten Tag war (Antriebslosigkeit, Launenhaftigkeit, verstopfte Nase usw.).
4. Führen Sie das betreffende Lebensmittel nur für einen Tag wieder ein und streichen Sie es dann wieder vollständig vom Speiseplan, auch wenn es keine Symptome hervorruft. Warten Sie drei Tage oder bis alle Symptome mindestens 24 Stunden lang verschwunden sind, bevor Sie das nächste Lebensmittel auf der Liste wieder einführen, und testen Sie jedes Lebensmittel eins nach dem anderen, bis alle Lebensmittel bewertet wurden.
5. Wenn Ihr Kind während dieses Schrittes eine Erkältung oder Infektion bekommt, unterbrechen Sie den Prozess bis zur Genesung.
6. Falls eine Lebensmittelprobe zu erheblichen Symptomen führt, setzen Sie die Erprobung aus, bis alle Symptome seit mindestens 24 Stunden verschwunden sind.

▶ Schritt 5: Alles zusammenbringen

Sie sollten während der Eliminationsdiät deutlich wahrgenommen haben, dass bestimmte Symptome nachließen und dann wieder auftraten, wenn ein bestimmtes Lebensmittel oder mehrere wieder eingeführt wurden. Diese »Verdächtigen« sollten ab jetzt als Nahrungsmittelunverträglichkeiten betrachtet und komplett vom Speiseplan gestrichen werden, bis Sie mit dem Brain-Balance-Programm einen Erfolg erzielt haben. Vielleicht stellen Sie fest, dass das negative Verhalten durch die Eliminationsdiät deutlich zurückgegangen ist – aber nicht so dramatisch wie bei der Wiedereinführung des betreffenden Lebensmittels. Betrachten Sie das als positives Zeichen, denn es weist darauf hin, dass die Brain-Balance-Übungen, die Sie zusammen mit dem Ernährungsprogramm gestartet haben, zu wirken beginnen.

▶ Zucker und künstliche Süßstoffe

Wenn Zucker einer der Hauptverdächtigen in der Eliminationsdiät Ihres Kindes ist – und das ist durchaus möglich – müssen Sie ein wenig Detektivarbeit leisten, um sicherzustellen, dass Sie ihn vollständig aus der Ernährung verbannen. Eine zuckerfreie Diät bedeutet, dass alle Formen von Zucker gemieden werden, einschließlich Glukosesirup (Maissirup), Fruktose, Dextrose, Honig und Ahornsirup. Zucker kann bei Kindern mit FDS schwere Verhaltensstörungen verursachen, aber ein kalter Entzug kann dazu führen, dass die Symptome innerhalb weniger Tage schlimmer als je zuvor zurückkehren. Das ist jedoch nur ein Zeichen für den Entzug und die Symptome werden nach einigen Tagen wieder abklingen. Auch wenn Sie feststellen, dass Ihr Kind nicht überempfindlich auf Zucker reagiert, sollten Sie die Aufnahme begrenzen, während Sie mit dem Programm fortfahren. Zuckerhaltige Lebensmittel sind einfach keine gute Wahl bei der Ernährung, da sie in der Regel nur wenige wichtige Nährstoffe enthalten. Stellen Sie auf jeden Fall sicher, dass alle zuckerhaltigen Lebensmittel, die Sie Ihrem Kind geben, keine künstlichen Farb- und Aromastoffe und keine Transfette enthalten (Letzteres können Sie auf den Etiketten an den Begriffen »gehärtet« oder »teilweise gehärtet« erkennen). Am besten wäre es, die Süßspeisen selbst herzustellen. Noch besser: Bieten Sie Ihrem Kind stattdessen frisches Obst zum Nachtisch oder als Zwischenmahlzeit an.

▶ Künstliche Süßstoffe

Kinder mit FDS können empfindlich auf künstliche Süßstoffe reagieren. Dazu gehören:

- Aspartam
- Saccharin
- Acesulfam
- Sucralose

Viele Kinder, bei denen ADHS, Autismus oder Legasthenie diagnostiziert wurde, vertragen diese Süßstoffe schlecht oder gar nicht – insbesondere Aspartam. Manche vertragen sie in kleinen Mengen, Saccharin und Acesulfam können in höheren Dosen allerdings Darmbeschwerden verursachen. Ich habe festgestellt, dass ein Kind mit FDS im Allgemeinen eine gewisse Menge zuckerfreies 7-Up oder Sprite vertragen kann – aber nur, wenn es diese Getränke allenfalls gelegentlich konsumiert. Heben Sie sich das also für besondere Anlässe auf. Diese Getränke auf Zitronen- oder Limettenbasis enthalten Aspartam, aber keine künstlichen Farbstoffe. Sie können eine spezielle Limonade für Ihr Kind herstellen, indem Sie Mineralwasser mit konzentrierten, ungesüßten Säften nach Geschmack mischen. Ich habe festgestellt, dass Kinder das mögen. Da jedes Kind anders ist, müssen Sie die Verträglichkeit bei Ihrem Kind individuell testen. Im Allgemeinen ist es jedoch am besten, künstliche Süßstoffe komplett zu meiden.

▶ Unverträglichkeit von Hefe

Candida albicans ist ein weitverbreiteter und normalerweise harmloser Hefepilz, der im Darm und in den Harnwegen lebt. Er verursacht in der Regel keine Beschwerden, solange das empfindliche pH-Gleichgewicht (Säuregehalt) aufrechterhalten bleibt. Antibiotika können dieses Gleichgewicht beispielsweise stören. Das Problem mit den Antibiotika ist, dass sie so wirksam sind: Sie können sowohl die krankmachenden als auch die gesundheitsfördernden Bakterien abtöten. Bei einem ansonsten gesunden Kind stellt die gelegentliche Anwendung von Antibiotika kein Problem dar. Kinder mit einer Linkshirnschwäche neigen jedoch zu häufigen Infektionen, was dazu führen kann, dass sie in jungen Jahren sehr häufig Antibiotika verabreicht bekommen.

Die chronische Einnahme von Antibiotika vernichtet nicht nur die guten Bakterien, die für die Verdauung und Ausscheidung notwendig sind, sondern senkt auch den pH-Wert im Darm, der dazu beiträgt, das Wachstum von Hefepilzen zu hemmen. Infolgedessen können Hefepilze unkontrolliert wachsen und noch mehr Infektionen und Symptome wie

Müdigkeit, Reizbarkeit, Hyperaktivität, eine kurze Aufmerksamkeitsspanne, Abgeschlagenheit und Depressionen verursachen.

Schauen Sie sich die folgende Liste von Faktoren an, die auf eine chronische Hefepilzinfektion hinweisen:

- Vier oder mehr Verschreibungen von Antibiotika innerhalb von zehn bis zwölf Monaten
- Eine längere Antibiotika-Einnahme (über vier Wochen)
- Fortbestehen von Symptomen nach Abklingen der Infektion
- Starkes Verlangen nach Zucker
- Anhaltende Verdauungsprobleme, einschließlich Blähungen, Völlegefühl und Verstopfung oder Durchfall

Wenn Sie vermuten, dass Ihr Kind eine Hefepilzinfektion hat, vermeiden Sie Lebensmittel, die das Wachstum von Hefepilzen fördern, wie Zucker, Honig, Glukosesirup (Maissirup), Ahornsirup, Trockenfrüchte und hefehaltige Lebensmittel (Brot, Käse).

Sprechen Sie mit Ihrer Kinderärzt:in über eine Verschreibung eines Antimykotikums, wie beispielsweise Nystatin-Pulver. Verwenden Sie kein Nystatin in Tablettenform, wenn Ihr Kind empfindlich auf Lebensmittelfarbstoffe reagiert und auch kein Nystatin in flüssiger Form (Suspension), weil es Zucker enthält. Leider ist die einzige Alternative das Nystatin-Pulver, das einen etwas unangenehmen Geschmack hat. Falls Ihr Kind das Pulver nicht toleriert, können Sie es in transparente Gele oder Kapseln einbringen, die Sie in jeder Apotheke kaufen können, und verabreichen Sie die Medizin als »Pille«. In den ersten Tagen können sich die Symptome verschlimmern, doch sie werden dann abklingen.

Die beste natürliche Methode zur Wiederherstellung des pH-Gleichgewichts im Verdauungssystem sind Probiotika, nämlich *Lactobacillus acidophilus* (die Kultur, die in Joghurt vorkommt) und *Lactobacillus plantarum*. Sie können diese Probiotika in Tablettenform oder durch den Verzehr von Joghurt zuführen, wobei Joghurt nicht infrage kommt, wenn Ihr Kind überempfindlich auf Milchprodukte reagiert. Achten Sie darauf, dass auf dem Etikett *Lactobacillus acidophilus* steht.

Zurück zur Normalität

Sobald das Brain-Balance-Programm Wirkung zeigt, sollte Ihr Kind nicht mehr überempfindlich auf bestimmte Lebensmittel reagieren. Das liegt daran, dass sich das Immun- und Verdauungssystem selbst regulieren, sobald das Gehirn wieder im Gleichgewicht ist. Sie können die »verbannten« Lebensmittel dann allmählich wieder in den Speiseplan aufnehmen. Wir empfehlen jedoch, sie langsam wieder einzuführen, indem Sie eine Rotationsdiät anwenden. So kann Ihr Kind diese Lebensmittel wieder essen, nimmt sie aber zunächst nur gelegentlich zu sich. Kinder neigen dazu, Dinge, die sie mögen, ständig essen zu wollen, und die Eltern geben sie ihnen, damit die Kinder überhaupt essen. Das ist nicht gut, denn wenn immer wieder das Gleiche gegessen wird, könnte dadurch eine Immunreaktion ausgelöst werden, die dazu führen kann, dass die Überempfindlichkeit aufs Neue entsteht.

Eine Rotationsdiät verhindert, dass Lebensmittel den Organismus Ihres Kindes belasten und süchtig machen. Meistens empfiehlt es sich, kritische Lebensmittel durch solche aus derselben Lebensmittelgruppe zu ersetzen und dann die Lebensmittel innerhalb dieser Lebensmittelgruppe über vier Tage zu variieren.

▶ Die Vier-Tage-Rotationsdiät

Eine Rotationsdiät folgt einem viertägigen Zyklus. Sie wechseln vier Tage lang zwischen Lebensmitteln aus derselben Lebensmittelgruppe ab. Dann beginnen Sie von vorne und wiederholen den viertägigen Zyklus. Achten Sie bei den Mahlzeiten auf viel Abwechslung, damit Ihr Kind täglich für eine optimale Ernährung Gemüse, Obst und eiweißreiche Lebensmittel zu sich nimmt.

▶ Empfehlungen und Tipps

- Lesen Sie die Etiketten der Lebensmittelzutaten und machen Sie sich mit den vielen Bezeichnungen vertraut.
- Auch hier sollten Sie ein Tagebuch über die durch Nahrungsmittel ausgelösten Symptome führen: Zeit und Menge der aufgenommenen Lebensmittel sowie über alle Veränderungen in Bezug auf Verhalten, Aufmerksamkeit, Schmerzen, Hautirritationen, Herzfrequenz, Hören, Sehen und Müdigkeit.
- Sie sollten nicht das Gefühl haben, in Ihrem Haushalt mehr als eine Diät einhalten zu müssen. Die Rotationsdiät kann allen Familienmitgliedern zugutekommen, weil sie Abwechslung bietet und die Wahrscheinlichkeit von Überempfindlichkeitsreaktionen auf Lebensmittel verringert.
- Integrieren Sie in jede Mahlzeit mindestens drei verschiedene Lebensmittelgruppen, damit die Mahlzeiten abwechslungsreich und sättigend sind und ausreichend Proteine enthalten.
- Verzichten Sie auf Konserven, abgepackte Lebensmittel und/oder Fast Food. Diese Lebensmittel enthalten viele versteckte und möglicherweise Allergie auslösende und ungesunde Zutaten und Inhaltsstoffe.
- Nicht raffinierte, kaltgepresste Öle (Safran, Olive, Raps, Sesam) sind vorzuziehen, da sie weniger verarbeitet sind und weniger Chemikalien enthalten. Außerdem sind sie aromatischer. Verwenden Sie, wenn möglich Bio-Produkte.
- Helfen Sie Ihrem Kind, sich beim Essen zu entspannen, und halten Sie es an, langsam zu kauen, damit die Nahrung gut aufgespalten und verdaut wird.

► Beispiel für eine milch-, weizen- und eifreie Vier-Tage-Rotationsdiät:

In diesem Beispiel reagiert das Kind stark auf Milch, Ei und Weizen, weshalb diese Lebensmittel vollständig vom Speiseplan gestrichen wurden. Das Kind reagiert kaum auf Reis und Lachs, sodass diese Lebensmittel inkludiert wurden (sie werden aber während der Vier-Tage-Diät nur einmal verzehrt).

Erster Tag:

Frühstück
Buchweizenflocken mit Sojamilch
Grapefruit-Schnitze
Banane

Mittagessen
Gegrillte Hühnerbrust mit Ananasscheiben
Grüne Bohnen
Gedämpfte Pastinaken

Abendessen
Tofu und Gemüsepfanne (Spinat, Karotten, Sellerie) mit Quinoa

Zweiter Tag:

Frühstück
Haferbrei mit Rosinen, gehackten Haselnüssen und Reismilch
Honigmelone

Mittagessen
Schweinekotelett
Süßkartoffeln
Gurkensalat
Orangensaft

Abendessen
Jakobsmuscheln und Gemüse (Bambussprossen, Pilze, Zucchini) auf wildem Reis
Wassermelonenscheiben
Traubensaft

Dritter Tag:

Frühstück
Amaranth-Toast mit Butter und Walnüssen
Blaubeeren
Cranberry-Saft

Mittagessen
Lachs
Gedämpfter Brokkoli
Apfelscheiben und Pecannüsse

Abendessen
Gegrillter weißer Fisch
Salat aus Brunnenkresse und Oliven mit Öl und Essig
Gedünsteter Kohl

Vierter Tag

Frühstück
Dinkel-Toast mit eingemachten Aprikosen
Obstsalat aus Pfirsichen und Pflaumen

Mittagessen
Steak mit Zwiebeln und Knoblauch
Spargel
Gebackene Kartoffel

Abendessen
Tomatensauce (Bolognese mit Rindfleisch) auf Dinkelnudeln
Artischocken
Nektarinen

Womit können Sie unverträgliche Lebensmittel ersetzen?

Es ist schwierig, Milchprodukte, Weizen, Eier und Hefepilze zu reduzieren oder zu eliminieren, da sie in vielen verschiedenen Produkten enthalten sind. Wenn Ihr Kind auf eine dieser Zutaten oder Stoffe reagiert, müssen Sie die Zutatenliste sorgfältig studieren und Ersatzprodukte finden, um eine ausgewogene, abwechslungsreiche Ernährung und eine ausreichende Aufnahme wichtiger Nährstoffe und Vitamine zu gewährleisten.

Es gibt viele gute Quellen für Ersatzprodukte, die Sie in Büchern oder im Internet finden können. Falls Ihr Kind sehr stark auf Lebensmittel reagiert, sollten Sie vielleicht eine Ernährungsberater:in aufsuchen oder einen Kurs besuchen, der Ihnen hilft, sich mit den üblichen und auch mit ungewöhnlichen Zutaten vertraut zu machen, die eine Lebensmittelunverträglichkeit verschlimmern können. Sie hier alle aufzuzählen, würde den Rahmen des Buches sprengen.

Nahrungsergänzungsmittel-Programm

Vitamine und Mineralstoffe sind für das Gehirn genauso wichtig wie für den Rest des Organismus. Eine tägliche Mindestmenge ist erforderlich, um eine gesunde Gehirnentwicklung sicherzustellen. Besonders wichtig sind die Antioxidantien – die Vitamine A, C und E sowie der Mineralstoff Selen – da sie dazu beitragen, das Gehirn vor vorzeitiger Alterung zu schützen. Das Gleiche gilt für Vitamin D, von dem die Forschung weiß, dass es zur Vorbeugung einer Vielzahl von Erkrankungen beiträgt. Es gibt auch einen Zusammenhang zwischen einem niedrigen

Vitamin-D-Spiegel und ADHS und Autismus. Es ist unbedenklich, Ihrem Kind ein Multivitaminpräparat zu geben, das diese Vitamine in der empfohlenen Dosis enthält.

Wenn Sie kein Multivitaminpräparat finden, das alle diese Nährstoffe enthält, sollten Sie einzelne Nahrungsergänzungsmittel in Betracht ziehen.

Vitamine

▶ Vitamin A

Nutzen für das Gehirn: Hilft, die Membranen der Gehirnzellen zu schützen.
Weitere Vorteile: Unterstützt den Blutkreislauf und fördert die Entgiftung des Körpers.
Empfohlene Tagesdosis: 10.000 Einheiten
Achtung! Vitamin A kann in hohen Dosen toxisch wirken.

▶ B-Vitamine

Nutzen für das Gehirn: Essenziell für das Wachstum und die Stabilität der Nervenzellen des Gehirns.
Die vier wichtigsten B-Vitamine sind: B_1, B_6, B_{12} und Folat (B_9)

VITAMIN B1 (THIAMIN)

Nutzen für das Gehirn: Wichtig für die Stoffwechselprozesse im Gehirn und Nervensystem. Verstärkt auch die antioxidative Wirkung der Vitamine E und B6.
Empfohlene Tagesdosis: 50 bis 100 mg

VITAMIN B3 (NIACIN)

Nutzen für das Gehirn: Hilft bei der Produktion von Neurotransmittern und wandelt Kohlenhydrate in Glukose um. Hat außerdem eine beruhigende Wirkung auf Kinder.
Empfohlene Tagesdosis: 10 bis 50 mg als Niacinamid.

VITAMIN B5 (PANTOTHENSÄURE)

Nutzen für das Gehirn: Entscheidend für die Synthese des Neurotransmitters Acetylcholin, der an den Funktionen des Gedächtnisses und des autonomen Nervensystems beteiligt ist. Trägt auch zur Bildung einer Schutzhülle um das Rückenmark bei.
Empfohlene Tagesdosis: 50 bis 200 mg
Achtung! Ein schwerer Mangel kann zu Lähmungen führen.

VITAMIN B6

Nutzen für das Gehirn: Hilft bei der Umwandlung von Blutzucker in Glukose, die der einzige Treibstoff für das Gehirn ist. Außerdem trägt es zur Verbesserung der Gedächtnisleistung bei. Weitere Vorteile: Trägt zur Stärkung des Immunsystems bei.
Empfohlene Tagesdosis: 50 bis 70 mg

VITAMIN B12

Nutzen für das Gehirn: Verbessert die Gedächtnisleistung, wirkt der altersbedingten Schrumpfung des Gehirns entgegen. Ein Mangel an Vitamin B12 kann zu Lernproblemen, schlechtem Gedächtnis und zu nachlassendem Denkvermögen sowie zu Verhaltensstörungen führen.
Empfohlene Tagesdosis: 100 bis 1000 µg je nach Alter und Größe des Kindes

VITAMIN D

Nutzen für das Gehirn: Das Gehirn und das zentrale Nervensystem enthalten Vitamin-D-Rezeptoren, welche Enzyme und Zerebrospinalflüssigkeit (Liquor) aktivieren und deaktivieren, die an der Neurotransmittersynthese und dem Nervenwachstum beteiligt sind. Außerdem trägt es zum Schutz der Nervenzellen bei und wirkt Entzündungsprozessen entgegen. Es wurde festgestellt, dass ein niedriger Vitamin-D-Spiegel die geistige Leistungsfähigkeit herabsetzt.
Empfohlene Tagesdosis: 600 IE

FOLSÄURE (FOLAT)

Nutzen für das Gehirn: Trägt zur Gehirndurchblutung bei. Besonders hilfreich beim Abbau von Homocystein, einer Aminosäure, die giftig für Gehirnzellen und Nervengewebe ist. Wirkt Verhaltensstörungen und emotionalen Symptomen entgegen.

Empfohlene Tagesdosis: 500 bis 1000 µg

► Vitamin C

Nutzen für das Gehirn: Trägt zur Produktion verschiedener Neurotransmitter bei, darunter Acetylcholin, Dopamin und Noradrenalin. Aus diesem Grund sind die Werte im Gehirn fast 15 Mal höher als im Rest des Körpers. Im Rahmen einer Studie verbesserte Vitamin C das Ergebnis eines IQ-Tests von Schülern um durchschnittlich 5 Punkte. Weitere Vorteile: Wenn Ihr Kind an Allergien leidet und anfällig für Erkältungen ist, kann Vitamin C zur Stärkung der Abwehrkräfte beitragen. Es verbessert die Immunreaktion und schützt die Arterien. Die meisten Kinder (und Erwachsenen) sind chronisch unterversorgt mit Vitamin C. Bei vielen Kindern mit ADHS wurde ein Vitamin-C-Mangel festgestellt.

Empfohlene Tagesdosis: 500 mg zwei Mal täglich

► Vitamin E

Nutzen für das Gehirn: Hilft, die Gehirnzellen vor oxidativen Schäden zu schützen, und fördert und verbessert die Entwicklung und Funktion der Nervenzellen. Studien haben gezeigt, dass die Aufnahme von Vitamin E in Verbindung mit Selen die Stimmung und die kognitiven Fähigkeiten verbessern kann. Weitere Vorteile: Trägt zur Arteriengesundheit bei.

Empfohlene Tagesdosis: 400 IE

Achtung! Da Vitamin E fettlöslich ist, kann es sich auf toxische Werte im Körper anreichern, wenn es in hohen Dosen eingenommen wird.

Mineralstoffe

▶ Kalzium

Nutzen für das Gehirn: Wirkt sich beruhigend auf das Verhalten aus.

Weitere Vorteile: Wichtig für die Knochengesundheit.

Empfohlene Tagesdosis: 500 mg als Calciumcarbonat in flüssiger Form oder als Kautablette.

Achtung! Wenn Ihr Kind keine Milch oder Milchprodukte mag oder überempfindlich auf Milchprodukte reagiert, sollte es unbedingt ein Kalziumpräparat einnehmen. Zu viel Kalzium kann jedoch die Aufnahme anderer Mineralien hemmen.

▶ Magnesium

Nutzen für das Gehirn: Unterstützt die Stoffwechselprozesse der Nervenzellen. Studien legen nahe, dass Magnesium eine beruhigende Wirkung auf viele Kinder mit ADHS und Autismus hat.

Weitere Vorteile: Kann helfen, Hyperaktivität, Reizbarkeit, Schlafstörungen, Muskelzuckungen und Bettnässen zu reduzieren.

Empfohlene Tagesdosis: 200 bis 600 mg als Magnesiumchlorid oder Magnesiumcitrat.

Achtung! Diverse Studien weisen darauf hin, dass ein Magnesiummangel bei Kindern mit ADHS und Autismus häufig vorkommt.

▶ Zink

Nutzen für das Gehirn: Spielt eine wichtige Rolle im Gehirnstoffwechsel und ist Teil einer antioxidativen »Kettenreaktion«, durch die freie Radikale eliminiert werden. Außerdem trägt es zur Stärkung und Stabilisierung der Nervenzellen bei und hilft, das für die Gehirnzellen gefährliche Toxin Blei zu eliminieren.

Weitere Vorteile: Trägt zur Regulierung vieler Stoffwechselprozesse im Körper bei.

Empfohlene Tagesdosis: 10 mg

Achtung! Es wird geschätzt, dass etwa 90 % der Kinder nicht die empfohlene Tagesdosis an Zink aufnehmen. Leidet ein Kind unter Appetitlosigkeit, verzögertem Wachstum und hat weiße Flecken auf den Fingernägeln, kann das ein Hinweis auf einen Zinkmangel sein. Zu viel Zink kann jedoch die Aufnahme anderer wichtiger Mineralien hemmen.

▶ Selen

Nutzen für das Gehirn: Hilft, die Oxidation von Fetten zu verhindern. Das ist besonders wichtig für das Gehirn, da dieses zu etwa 60 % aus bestimmten Fetten besteht.
Weitere Vorteile: Unterstützt das Immunsystem und trägt zur Verbesserung der Durchblutung bei.
Empfohlene Tagesdosis: 100 µg
Achtung! Kann in hohen Dosen giftig sein.

▶ Kupfer

Nutzen für das Gehirn: Unterstützt die Funktionen von Neurotransmittern.
Weitere Vorteile: Unterstützt biochemische Reaktionen in allen Zellen.
Empfohlene Tagesdosis: 1 bis 1,5 mg
Achtung! Eine übermäßige Zufuhr von Zink kann zu einem Kupfermangel führen, wenn die Aufnahme von Kupfer unzureichend ist.

▶ Mangan

Nutzen für das Gehirn: An der Energieproduktion beteiligt.
Weitere Vorteile: Bestandteil mehrerer Enzyme, die an der Bildung von Haut, Knochen und Knorpel und an der Blutzuckerkontrolle beteiligt sind.
Empfohlene Tagesdosis: 0,5 bis 1 mg

▶ Molybdän

Nutzen für das Gehirn: Aktiviert Enzyme für die Bildung von Bindegewebe und für den Abtransport von Giftstoffen aus dem Gehirn und dem Rest des Körpers.
Empfohlene Tagesdosis: 50 bis 100 µg

Kalium

Nutzen für das Gehirn: Wichtig für ein ausgewogenes Gleichgewicht der Gehirnaktivität.
Weitere Vorteile: Unterstützt die Muskelkontraktion und die Nervenimpulse und hilft, den Blutdruck stabil zu halten.
Achtung! Ein zu hoher Kaliumspiegel im Blut kann die normale Funktion von Herz und Nervensystem beeinträchtigen.

Fettsäuren: ein Brain-Balance-Bindeglied

Nicht alles Fett ist schlecht. Vielmehr ist Fett für die Gehirngesundheit unerlässlich. Es ist notwendig für Zellmembranen, Nervenfasern, Hormonproduktion, Vitaminaufnahme und vieles mehr. Die meisten Menschen, auch Kinder, nehmen jedoch zu viel Fett mit der Nahrung zu sich – und zwar überwiegend die falsche Art von Fetten. Die Beweise häufen sich, sodass es einen Zusammenhang zwischen einem niedrigen Gehalt an essenziellen Fettsäuren und dem Auftreten von ADHS und Autismus gibt. Gute Fette in Form von Omega-3-, Omega-6- und Omega-9-Fettsäuren sind in Lebensmitteln wie Kaltwasserfisch, Leinsamen, Oliven- und Nussölen enthalten. Achten Sie darauf, diese Lebensmittel in die Ernährung Ihres Kindes zu integrieren. Sie können Ihrem Kind auch Nahrungsergänzungsmittel in Form von Fischöl und Leinsamen geben.

► Fischöl und Leinöl – mehrfach ungesättigte Omega-3-Fettsäuren

Diese Fettsäure basiert auf der *Alpha-Linolensäure* (ALA). ALA ist eine »essenzielle« Fettsäure (EFA), das heißt, der Körper kann sie nicht selbst herstellen und muss sie aus der Nahrung beziehen. ALA wird in *Eicosapentaensäure* (EPA) umgewandelt, die an der Regulierung von Entzündungsprozessen im Gehirn beteiligt ist. *Docosahexansäure* (DHA) ist eine weitere Omega-3-Fettsäure und ist für die Gehirnentwicklung bei Föten und Säuglingen wichtig.

Verdauungsenzyme

Wie ich bereits an anderer Stelle erwähnt habe, produziert ein Kind mit FDS weniger Verdauungssekrete. Zu diesen Sekreten gehören Salzsäure und Verdauungsenzyme, die dazu beitragen, die Nahrung chemisch aufzuspalten und zu verdauen, damit die Nährstoffe die Verbindungsstellen im Magen und Darm passieren und absorbiert werden können. Kinder mit einem undichten Darm (*leaky gut*) können von einer Nahrungsergänzung mit Verdauungsenzymen profitieren. Sobald das Gehirn beginnt, die Sekrete besser zu regulieren, wird diese Nahrungsergänzung nicht mehr benötigt. Verdauungsenzyme können entweder ein Extrakt aus tierischer Bauchspeicheldrüse (Rind oder Schwein) sein oder aus bestimmten kommerziell geernteten Pilzen gewonnen werden. Die Pilzenzympräparate haben oft ein breites Wirkungsspektrum und sind in einem breiteren Spektrum von Säuregraden aktiv. Naturkostläden und einige Apotheken führen eine Auswahl an Verdauungsenzympräparaten. Beachten Sie die Anweisungen auf dem Etikett für die Dosierung bei Kindern.

Brain-Balance-Fallbeispiel: *Bradley*

Eine Ernährungsumstellung veränderte alles

Der achtjährige Bradley betrat unser Brain-Balance-Zentrum mit gesenktem Kopf und hängenden Schultern. Er hatte in der Schule Schwierigkeiten beim Lesen und konnte nicht verstehen, warum. Seine Mutter berichtete, er käme mit verschwommener Sicht und Kopfschmerzen aus der Schule – obwohl der Arzt sagte, dass Bradleys Augen in Ordnung seien – und würde vor lauter Frustration weinen. Wir stellten fest, dass Bradley ziemlich schüchtern war und Augenkontakt mied. Die Tests ergaben, dass die Entwicklung aller wichtigen motorischen Fähigkeiten verzögert war. Er hatte den Gang eines Vierjährigen. Außerdem stellten wir fest, dass er viele Nahrungsmittelunverträglichkeiten hatte. Gluten, Kasein, Eier und Senf waren die schwerwiegendsten. Wir begannen also nicht nur mit den körperlichen Übungen, sondern strichen auch sofort diese Lebensmittel von seinem Speiseplan.

Innerhalb weniger Wochen konnte er ohne verschwommene Sicht lesen und klagte nicht länger über Kopfschmerzen. Nach drei Monaten waren alle körperlichen Entwicklungsverzögerungen behoben: Er hatte sein aktuelles Altersniveau erreicht und in einigen Fällen ging er sogar darüber hinaus.

»Alles hat sich stark verbessert – einschließlich Schreiben, Lesen, Rechnen, Zeichnen sowie seine motorischen Fähigkeiten und sein Geruchssinn« – berichteten seine Eltern später. »Auch sein Selbstwertgefühl hat sich in den letzten Monaten sehr verbessert und das ist unbezahlbar für uns.« Als wir Bradley das letzte Mal sahen, ging er mit erhobenem Kopf und gestrafften Schultern!

KAPITEL 13

Plan zur Verhaltensänderung für zu Hause

Zurück zur Normalität

Tyler ist konzentrierter und kooperativer. Wenn er sich in der Schule danebenbenimmt, ermahnt ihn die Lehrerin, und Tyler hört damit auf. Vorher musste man ihn ständig ermahnen. Ich empfehle dieses Programm aufgrund der einfachen Tatsache, dass es funktioniert.

JESSICA H., TYLERS MUTTER

Verhalten und Gefühl sind wie eine Zementmischung. Sie wurzeln im primitiven menschlichen Überlebensinstinkt: Kampf oder Flucht. Oder, wie Verhaltensforscher:innen lieber sagen, Annäherung und Vermeidung. Jedes Verhalten ist durch die Motivation angetrieben, ein bestimmtes Ziel zu erreichen, sei es der Wunsch nach Liebe, menschlicher Wärme, Freundschaft, nach Buntstiften oder einer Süßigkeit.

Kampf ⟷ Annäherung
Flucht ⟷ Vermeidung

Wie Sie nun wissen, ist das Verhalten von Kindern mit dem Funktionalen Diskonnektionssyndrom sprunghaft. Diese Kinder werden nicht immer angemessen auf die Umweltreize reagieren, die emotionales Verhalten auslösen. Das kann sich in Form von Wutausbrüchen, Meltdowns, Eigensinn und Ungehorsam äußern, aber auch als Zurückgezogenheit, Schüchternheit, Zwangsverhalten oder Faulheit.

Zwei Seiten der Emotionen

Man sagt, die englische Sprache beinhalte über 60 Wörter, um Gefühle zu beschreiben aber es gibt eigentlich nur sechs Emotionen: drei fallen in die Kategorie »Annäherung« und drei in die Kategorie »Vermeidung«. Sie werden auch in positive (gute) und negative (schlechte) Emotionen eingeteilt.

Positives Verhalten (Annäherung)	Negatives Verhalten (Vermeidung)
Freude	Trauer
Wut	Angst
Überraschung	Ekel

Annäherung oder positive Emotionen sind in der linken Gehirnhälfte angesiedelt, Vermeidung oder negative Emotionen in der rechten. Emotionen, die in einer Hemisphäre unterdrückt werden, können in der anderen übertrieben zum Ausdruck kommen. Deshalb kann ein Kind mit einer Linkshirnschwäche als mürrisch und launisch beschrieben werden, während ein Kind mit einer Rechtshirnschwäche wild und Unruhe stiftend sein kann. Es ist also logisch, dass ein Kind, wenn es ein normales, ausgewogenes Verhaltensrepertoire entwickeln soll, ein Gehirn entwickeln muss, das im Gleichgewicht ist.

Ausgeglichenheit im Verhalten beschreibt die Fähigkeit, in jeder Situation angemessen zu reagieren und zu handeln. Ein Kind muss die

Flexibilität haben – das Gehirnsignal -, um zwischen Emotionen und Verhaltensweisen hin und her zu springen. Und es muss in der Lage sein, zu lernen, was angemessenes Verhalten ist und wann es sich auf eine bestimmte Weise verhalten sollte. Es ist wichtig, sich hier die entscheidenden Worte *»in der Lage sein«* vor Augen zu führen, denn wenn sich ein Kind mit einem zerebralen Ungleichgewicht anormal verhält, bedeutet das im Grunde, dass er oder sie es nicht besser weiß.

Zu ausgeglichenem Verhalten gelangen

Kinder werden mit demselben Ur-Trieb geboren, mit dem auch alle Tiere geboren werden: dem Drang, zu überleben. Sie entwickeln die höheren Ziele und Motivationen, welche das menschliche Verhalten und die Individualität ausmachen, nur in dem Maße, in dem sich der präfrontale Cortex entwickelt.

Es ist die Aufgabe der Eltern, dem Kind zu helfen, seine Absichten, Ziele und Träume zu formulieren und ins Bewusstsein zu rufen, aber es braucht ein ausgeglichenes Gehirn, um sie verfolgen und verwirklichen zu können. Ein Gehirn, das nicht im Gleichgewicht ist, wird jedoch nicht die emotionale Struktur entwickeln, um sie zu realisieren.

Für Eltern ist es schmerzhaft, mit anzusehen, wie sich ihr Kind zurückzieht und allein ist. Und es schmerzt die Eltern, wenn in ihrer Umwelt der Eindruck entsteht, sie hätten ihre Kinder nicht unter Kontrolle. Wenn Sie eine Mutter oder ein Vater sind und dieses Buch lesen, wissen Sie wahrscheinlich genau, wovon ich spreche.

Aber ich habe gute Nachrichten für Sie. Das Verhalten Ihres Kindes, mit dem Sie sich gegenwärtig auseinandersetzen müssen, *erscheint nur* hoffnungslos und außer Kontrolle. Das Brain-Balance-Programm, mit dem Sie jetzt arbeiten, korrigiert automatisch außer Kontrolle geratene Verhaltensweisen – ob es sich nun um übertriebenes, hyperaktives Verhalten handelt oder das Gegenteil. Sobald das Gehirn im Gleichgewicht ist, wird Ihr Kind mit seinen Gefühlen in Kontakt sein und über die

Intelligenz verfügen, angemessen mit ihnen umzugehen. Das soll nicht heißen, dass ein Verhaltensproblem nicht auch eine psychologische Ursache haben kann. Das kann durchaus der Fall sein, aber Kinder mit FDS, die aus einem guten Umfeld kommen und fürsorgliche, liebevolle Eltern haben, haben ein neurologisch bedingtes Verhaltensproblem, das korrigiert werden kann. Das erfordert nicht unbedingt ein Verhaltenstraining, sondern ein Brain-Balance-Training.

Der rechtsseitige (und linksseitige) Ansatz

Ein Kind mit einer normal entwickelten linken Gehirnhälfte ist fröhlich, neugierig, motiviert, freundlich, liebevoll und wissbegierig. Das ist die positive Seite des Gehirns. Bei einer Entwicklungsverzögerung der linken Gehirnhälfte kann ein Kind extrem schüchtern, unsicher, faul, unsozial, ängstlich, mürrisch sein oder sogar depressiv werden. Ein solches Kind zeigt nicht nur zu wenig Annäherungsverhalten, sondern auch zu viel Vermeidungsverhalten. Das ist bei Kindern mit Legasthenie oder einer Lernbehinderung der Fall.

Die rechte Gehirnhälfte ist der Sitz negativer Emotionen und wir haben diese aus gutem Grund. Beispielsweise Angst – die ein Kind davon abhält, eine belebte Straße bei roter Ampel zu überqueren. Die rechte Gehirnhälfte hindert die linke daran, außer Kontrolle zu geraten und impulsiv und unangemessen zu handeln. Sie hilft dem Kind, vorsichtig zu agieren und Gefahren wahrzunehmen. Ein Kind mit mangelnder Aktivität der rechten Gehirnhälfte ist hyperaktiv, zeigt störendes Verhalten und ist aggressiv. Diese Kinder können Menschen oder Situationen nicht einschätzen, weil sie kaum über nonverbale Fähigkeiten verfügen. Das typische Kind mit einem Rechtshirndefizit zeigt zu viel Annäherungsverhalten: die klassischen Symptome von ADHS.

Kinder mit FDS verhalten sich so, wie sie es tun, weil der Bereich ihres Gehirns, der das Verhalten steuert, unterentwickelt ist. Das ist der logisch denkende Teil des Gehirns. Deshalb kann man, wie alle Eltern wissen, mit kleinen Kindern nicht vernünftig argumentieren, weil sich dieser Teil des Gehirns erst noch entwickelt. Das ist auch der Grund dafür, dass Programme zur Verhaltensänderung meistens nicht funktionieren. Ein Kind kann kein Verhalten erlernen, das es nicht wirklich versteht.

Checkliste für die Verhaltensbeurteilung

Die folgenden Verhaltensweisen sind typisch und deuten darauf hin, dass Ihr Kind möglicherweise entweder ein Defizit der linken oder rechten Gehirnhälfte hat. Wie zuvor werden Sie in beiden Listen etwas finden, das Ihnen vertraut ist, aber wenn Ihr Kind FDS hat, wird es entweder stärker nach links oder nach rechts tendieren. Kreuzen Sie Zutreffendes an.

▶ Rechtshirnschwäche

- ☐ Denkt stets analytisch.
- ☐ Hat Schwierigkeiten, das Verhalten anderer nachzuvollziehen, kann aber tun, was ihm gesagt wird.
- ☐ Versteht oft nicht, worum es in einer Geschichte geht.
- ☐ Versteht Witze immer als Letzter.
- ☐ Bleibt in einem bestimmten Verhalten stecken; kann es nicht loslassen.
- ☐ Lässt sich auf riskante Aktivitäten ein.
- ☐ Es mangelt ihm an sozialem Taktgefühl und/oder ist antisozial und/oder sozial isoliert.
- ☐ Schlechtes Zeitmanagement; kommt immer zu spät.
- ☐ Unorganisiert.
- ☐ Probleme mit der Aufmerksamkeit.
- ☐ Ist hyperaktiv und/oder impulsiv.
- ☐ Zeigt zwanghafte Verhaltensweisen oder hat Zwangsgedanken.
- ☐ Argumentiert die ganze Zeit und ist unkooperativ.
- ☐ Wirkt gelangweilt, unnahbar und schroff.
- ☐ Wird von anderen Kindern als seltsam angesehen.

- ☐ Unreif für sein Alter.
- ☐ Unfähigkeit, Freundschaften zu schließen.
- ☐ Unfähigkeit, Freude, Interessen oder Erfolge mit anderen Menschen zu teilen.
- ☐ Verhält sich unangemessen aufgedreht oder albern.
- ☐ Unangemessene soziale Interaktion (einseitige soziale Interaktion).
- ☐ Redet ununterbrochen und stellt immer wiederkehrende Fragen oder wiederholt Wörter.
- ☐ Hatte als kleines Kind Schwierigkeiten, Ihre Aufmerksamkeit zu bekommen (hat nicht auf etwas gezeigt, um Sie dazu zu bringen, es anzuschauen oder zu holen).
- ☐ Hat sich als Kleinkind nicht im Spiegel angeschaut.

Gesamt ______

▶ Linkshirnschwäche

- ☐ Prokrastiniert.
- ☐ Extrem schüchtern, besonders gegenüber Fremden.
- ☐ Sehr gut in nonverbaler Kommunikation.
- ☐ Wird von anderen Kindern und Lehrkräften gerne gemocht.
- ☐ Hat keine Verhaltensprobleme in der Schule.
- ☐ Versteht soziale Regeln.
- ☐ Geringes Selbstwertgefühl, vor allem in Bezug auf schulische Leistungen.
- ☐ Hasst es, Hausaufgaben zu machen.
- ☐ Sehr gut in der sozialen Interaktion.
- ☐ Stellt guten Augenkontakt her.
- ☐ Ist gerne unter Menschen und geht gerne auf Partys.
- ☐ Übernachtet nicht gerne bei Freunden/Freundinnen.
- ☐ Kann sich nicht gut an eine Routine halten.
- ☐ Kann keine mehrschrittigen Anweisungen befolgen.
- ☐ Ist anscheinend intensiv in Kontakt mit Gefühlen.

- ☐ Zieht voreilige Schlüsse.
- ☐ Achtet sehr auf die eigene Kleidung und die persönliche Erscheinung
- ☐ Scheint stark in Kontakt mit den eigenen Gefühlen zu sein.
- ☐ Unsicher, gehemmt; hat das Gefühl, dass andere sich über sie/ihn lustig machen.
- ☐ Im Allgemeinen sehr »pflegeleicht«.
- ☐ Betrachtet sich gerne im Spiegel.
- ☐ Manchmal schwer zu motivieren.

Gesamt ______

Belohnung und Bestrafung

Linkshirnschwäche: Positive Verstärkung.
Rechtshirnschwäche: Negative Verstärkung.

Da alle Verhaltensweisen auf Annäherung und Vermeidung beruhen, müssen Sie, um sie einzudämmen, eine Strategie anwenden, bei der sie das motivierende Equivalent nutzen – Belohnung und Bestrafung. Wenn das Kind die falsche Entscheidung trifft, sollte sein Verhalten in irgendeiner Weise bestraft werden, damit es das Verhalten nicht wiederholt. Ein Kind verinnerlicht Belohnung und Bestrafung mit unterschiedlichen Emotionen. Belohnung erzeugt Gefühle der Freude, ja sogar Euphorie, die durch die Ausschüttung von Dopamin entstehen und ihren Ursprung in der linken Gehirnhälfte haben. Dieses Gefühl kann süchtig machen und ein Kind dazu bringen, sich auf eine bestimmte Weise zu verhalten, nur damit es die Belohnung bekommt.

Bestrafung hat einen Bezug zum Gehirn und zum Darm. Sie führt zu Kontraktionen der Darmmuskeln, die ein Gefühl von Übelkeit in der Magengrube erzeugen. Dies wird in der rechten Gehirnhälfte wahrgenommen.

Belohnung wird in der linken Hemisphäre »gefühlt«, die Bestrafung in der rechten. Das ist der Schlüssel zu den Strategien, mit denen Sie versuchen werden, Disziplin aufrechtzuerhalten und das Verhalten Ihres Kindes zu kontrollieren. Ein Kind mit einer Entwicklungsverzögerung der linken Gehirnhälfte reagiert nur unzureichend auf Belohnungen und übermäßig auf Bestrafungen. Das Kind mit einer Rechtshirnschwäche reagiert nur unzureichend auf Bestrafung und spricht übermäßig auf Belohnungen an. Um also ein Kind mit einer Linkshirnschwäche zu motivieren, müssen Sie Belohnungen einsetzen – also positive Verstärkung. Bei einem Kind mit Rechtshirndefizit setzen Sie auf Bestrafung und negative Verstärkung. Und so funktioniert es:

▶ Die Herausforderung für die linke Gehirnhälfte

Wenden Sie die Methode »Wenn du mitmachst, bekommst du …« an. Sie sollten Ihrem Kind mit einer Entwicklungsverzögerung der linken Gehirnhälfte ein Ziel vorgeben, das es erreichen kann, und es mit positiver Verstärkung belohnen, wenn es das Ziel erreicht. Lassen Sie Ihrem Kind beispielsweise Belohnungen wie Fernsehen, am Computer spielen oder ein paar neue Sportschuhe zukommen. Bestrafung und negative Verstärkung funktionieren nicht bei einem Kind mit einer Linkshirnschwäche. Sie müssen es immer positiv halten: *Wenn du* ______ *tust, bekommst du* ______. Sie motivieren durch Hoffnung.

▶ Die Herausforderung für die rechte Gehirnhälfte

Um ein Kind mit einer Entwicklungsverzögerung der rechten Gehirnhälfte zu motivieren, müssen Sie negative Verstärkung einsetzen. Das bedeutet nicht, dass Sie dem Kind etwas wegnehmen, das es verdient hat – das ist keine gute Taktik. Vielmehr müssen Sie Bestrafung als Verstärkung einsetzen. Die Bestrafung kann beispielsweise darin bestehen, dass das Kind nicht Fernsehen, am Computer spielen oder nicht einkaufen gehen darf. Es kommt wirklich nur darauf an, welchen Schwerpunkt Sie in der Situation setzen. Der Fokus liegt auf »*Wenn du nicht kooperierst, bekommst du ________ nicht«.* Sie motivieren mit Befürchtung. Ein Kind mit einer Rechtshirnschwäche braucht eine unmittelbare Verstärkung. Wenn das Ziel oder die Bestrafung zu weit in der Zukunft liegt, wird es das Interesse verlieren.

Was Sie jetzt tun können

Beim Brain-Balance-Programm gibt es kein Verhaltenstraining. Es ist nicht notwendig, weil negatives Verhalten nachlässt, sobald das Gleichgewicht im Gehirn hergestellt ist. Mir ist jedoch klar, dass Sie das Verhalten Ihres Kindes bereits jetzt so gut wie möglich in den Griff bekommen müssen. Wir wissen, dass es im Leben eines Kindes mit FDS eine Menge emotionalen Aufruhr gibt – und das gilt doppelt für die Eltern, die eine gewisse Normalität in der Familie herstellen wollen. Denn die emotionalen Ausbrüche und abweichenden Verhaltensweisen, die mit FDS verbunden sind, sind nicht das, was als normal betrachtet wird. Die Eltern sind verwirrt und wissen nicht, wie sie einen Weg finden können, korrigierend und effektiv einzugreifen. Wenn möglich sollten Sie eine Familienberatungsstelle konsultieren und sich von einer Fachkraft beraten lassen, die mit diesen Verhaltensauffälligkeiten vertraut ist und damit umzugehen weiß. Falls Sie die Möglichkeit dazu haben, wird es Ihnen helfen, einen Plan zur Verhaltensänderung leichter umzusetzen. Sollte es nicht möglich sein, verzweifeln Sie nicht: Die grundlegenden Prinzipien eines Programms zur Verhaltensänderung können Sie selbst erlernen. Dieser Leitfaden basiert auf der Beratung, die wir in unseren Zentren mit Eltern durchführen. Das Einzige, was Ihnen in diesem Fall nicht zur Verfügung steht, ist die professionelle Begleitung und Anleitung, die Eltern ein beruhigendes Gefühl gibt, wenn Zweifel aufkommen, wenn etwas nicht wie geplant läuft oder erheblich vom Kurs abweicht.

Am wichtigsten ist es, die Schuldgefühle abzulegen und positiv zu denken. Eltern neigen in der Regel dazu, die Schuld für das abnorme Verhalten Ihres Kindes bei sich selbst zu suchen. In den meisten Fällen ist das absolut falsch – es ist nicht Ihre Schuld. Es handelt sich um ein neurologisches Problem, über das Sie absolut keine Kontrolle haben. Sie konnten das nicht kommen sehen. Das Einzige, was in Ihrer Macht steht, ist, zu versuchen, echte Hilfe zu finden, und das haben Sie getan, indem Sie dieses Buch gelesen haben.

Sie wissen jetzt, dass das Problem Ihres Kindes lösbar ist. Wenn das Gehirn ins Gleichgewicht kommt, wird das überspannte Verhalten Ihres Kindes verschwinden. Halten Sie also durch.

Die Kinder sind nicht schuld daran

Die häufigste Aussage, die Sie von Fachleuten und anderen Menschen, die Ihnen Rat und Unterstützung anbieten, hören werden, ist, dass das Verhalten Ihres Kindes nicht seine Schuld ist. Die Mehrzahl der professionellen Beraterinnen und Berater hält immer noch an der Überzeugung fest, dass ein psychisches Problem hinter dem Verhalten Ihres Kindes steckt und dass man nichts dagegen tun kann. Diese Leute sagen Ihnen also, dass Sie als disziplinierender Elternteil nicht zu streng mit dem Kind sein sollten. Das führt zu einiger Verwirrung, denn Sie fragen sich natürlich, wie Sie reagieren sollten. Bedenken Sie aber, dass da viel Wahres dran ist. Es gibt einen unnatürlichen Faktor, der das Verhalten verursacht: *die Unfähigkeit Ihres Kindes, seinen Körper zu spüren*. Hier geht es um Biologie – nicht um Psychologie.

Stellen Sie sich vor, Sie stünden auf dem Dach eines zwölfstöckigen Gebäudes und wollen nicht zu nah an den Rand gehen, weil Sie Angst haben, hinunterzufallen. Stellen Sie sich nun vor, eine Freund:in würde ihre Hände auf Ihre Schultern legen, und Sie ein bisschen in Richtung des Randes schieben, damit Sie einen besseren Ausblick haben. Je stärker Sie Widerstand leisten, umso fester wird ihr Griff und umso schneller will sie Sie nach vorne schieben. Das ähnelt dem, was mit Ihrem Kind geschieht. Weil es Informationen langsamer verarbeitet als andere Kinder, hat es das Gefühl, dass die Welt es zu sehr drängt und dass es versagen oder fallen wird. Wie bei Ihnen am Rand des Daches wird sein Widerstand stärker (und es wird trotzig).

Kinder, die ihren Körper nicht spüren, spüren auch ihre eigenen Grenzen nicht. Sie *brauchen* daher äußere Grenzen, um sich sicher und geschützt zu fühlen. Diese äußeren schützenden Strukturen müssen ihre Eltern und Lehrkräfte sein. Wenn Eltern und Lehrkräfte nicht genügend Struktur oder Grenzen bieten, wird ein Kind weitergehen, bis es auf Grenzen stößt. Wenn es ihm erlaubt wird, sich unangemessen zu verhalten, wird es so lange über die Stränge schlagen, bis jemand zurückschlägt. Denken Sie daran, dass Sie es wahrscheinlich mit einem sehr intelligenten Kind zu tun haben; wenn Sie also nachgeben, wird Ihr Kind wissen, dass ihm keine echten Grenzen gesetzt werden und es wird weitermachen, bis es durch konsequenten Widerstand beider Eltern echte Grenzen spürt. Wenn sich die Eltern in diesem Bemühen uneinig sind, wird das Kind lernen, einen Elternteil gegen den anderen auszuspielen. Aber auch dadurch wird das Kind verunsichert und Angst und Unsicherheit nehmen zu. Kinder mit FDS brauchen Routinen und werden sich nicht gut anpassen, wenn sie in einem unstrukturierten Umfeld aufwachsen. Seine Ängste werden sich verstärken und sein Verhalten wird immer übertriebener. Deshalb ist es von entscheidender Bedeutung, feste Strukturen zu bieten, wie schwierig es auch wird.

Regeln, um die Dinge zu regeln

In unseren Brain-Balance-Zentren trainieren wir Eltern in grundlegenden Techniken, die ihnen helfen, auf positive und liebevolle Weise für Struktur zu sorgen. Wir nennen es das »Family Empowerment Program« und es ist der Schwerpunkt meines zweiten Buches, *Reconnected Kids*. Bedenken Sie, dass alle Eltern unterschiedliche Erfahrungen machen, weil jedes Kind anders ist. Manche Eltern fühlen sich angesichts der Übungen vielleicht überfordert. Lassen Sie sich nicht entmutigen, denn das Verhalten Ihres Kindes wird sich ändern; es wird nicht ewig so weitergehen.

Wenn Sie zu Hause positive oder negative Verstärkung einsetzen, halten Sie sich bitte an folgende Grundprinzipien:

Seien Sie ein Lehrer/eine Lehrerin, kein Vollstrecker. Fühlen oder verhalten Sie sich nicht wie jemand, der *ständig* versucht, das Verhalten des Kindes zu kontrollieren. Bringen Sie Ihrem Kind vielmehr bei, wie es sein Verhalten ausdrücken und selbst kontrollieren kann, indem Sie ihm die entsprechenden Fähigkeiten vermitteln.

Seien Sie geduldig. Diese Herangehensweise ist vielleicht sowohl für Sie als auch für Ihr Kind neu. Deshalb ist es eher wahrscheinlich, dass Eltern und Kind vor allem am Anfang ein gewisses Maß an Frustration erleben werden.

Seien Sie konsequent. Der Schlüssel zum Erlernen eines neuen Verhaltens ist Beständigkeit. Verstärken Sie also weiterhin positive Verhaltensweisen und passen Sie negative Verhaltensweisen mit den folgenden Strategien an. Setzen Sie sie in Verbindung mit den anderen Brain-Balance-Aktivitäten ein, und Sie werden im Lauf der Zeit – normalerweise innerhalb von zwölf Wochen – positive Veränderungen und Ergebnisse sehen.

Einigen Eltern werden diese Techniken naheliegend und einfach erscheinen, aber für viele ist all das vielleicht völlig neu. Diese Prinzipen gelten für die meisten Kinder mit FDS, sie können aber auch abgewandelt werden, um den speziellen Bedürfnissen Ihres Kindes gerecht zu werden. Denken Sie daran: Wenn Ihr Kind eine Linkshirnschwäche hat, setzen Sie diese Ideen um, indem Sie stets positive Verstärkung anwenden. Hat Ihr Kind eine Rechtshirnschwäche, wenden Sie negative Verstärkung an.

Ertappen Sie es beim »Gutsein«!

Meistens bekommen Kinder für negative Verhaltensweisen eher Aufmerksamkeit als für positives Verhalten. Das ist der Grund, weshalb negatives Verhalten so oft wiederholt wird – es erregt Aufmerksamkeit. Und negative Aufmerksamkeit ist in den Augen eines Kindes besser als gar keine. Wenn ein Kind erkennt, dass ein bestimmtes Verhalten Aufmerksamkeit erregt, sei es positiv oder negativ, wird das Kind fast immer das gleiche Verhalten wiederholen, mit dem Ziel, Aufmerksamkeit zu bekommen. Wenn Kinder jedoch bemerken, dass ihnen ein erwünschtes Verhalten mehr Aufmerksamkeit einbringt als ein unerwünschtes, dann streben sie nach Anerkennung, indem sie das erwünschte Verhalten an den Tag legen. Mit anderen Worten: Ertappen Sie sie, wenn sie gut sind, anstatt sie immer nur bei schlechtem Verhalten zu erwischen.

Nehmen wir beispielsweise an, eine Lehrerin kommt in ein Klassenzimmer mit 20 Schülern und Schülerinnen, von denen 19 herumrennen und schreien. Nur ein Kind sitzt ruhig da und liest ein Buch. Was glauben Sie, wie die Lehrkraft alle Kinder dazu bringen kann, ruhig an ihren Tischen zu sitzen? Instinktiv würden wir sagen, dass die Lehrerin die randalierenden Kinder anschreien wird, damit sie sich beruhigen und an ihre Plätze zurückkehren. Raten Sie mal, welches Ergebnis sie mit dieser Reaktion erzielt. Sie gibt den Kindern die Kontrolle über die Lehrkraft! Warum? Mussten die Kinder sich still auf ihre Plätze setzen, um die Aufmerksamkeit der Lehrerin zu bekommen? Nein. Sie mussten einfach schreiend herumrennen.

Nehmen wir nun an, die Lehrerin kommt in das chaotische Klassenzimmer und verkündet fröhlich und laut, sodass es alle hören können: »Ich finde es ganz toll, wie Jim so ruhig an seinem Platz sitzt und seine Arbeit macht!« Was passiert dann? Die 19 Kinder werden sich auf ihre Plätze begeben und tun, was Jim tut, weil sie genauso viel Aufmerksamkeit bekommen wollen. Das gleiche Prinzip kann bei Ihrem Kind zu Hause funktionieren. Das müssen Sie zwar ein bisschen üben, denn es ist viel einfacher und natürlicher, auf negative Verhaltensweisen zu reagieren, als sich die Zeit zu nehmen, positives Verhalten bewusst wahrzunehmen und zu würdigen. Auf lange Sicht werden Sie jedoch sehr dankbar sein, dass Sie sich die Zeit dafür genommen haben. Heißt das nun, dass Sie die negativen Verhaltensweisen ignorieren sollten? Auf keinen Fall! Das führt uns zur nächsten Regel.

Konsequenz! Konsequenz! Konsequenz!

»Wenn du nicht mit ________ aufhörst, wird es kein ________ geben! Hast du mich verstanden? Und das meine ich ernst!«

Es gibt sicher keinen Vater und keine Mutter, die diesen Spruch nicht schon mit erhobener Stimme gesagt haben (wetten, dass Sie die Lücken leicht ausfüllen können?) – wahrscheinlich Hunderte Male. Und gab es jemals eine Situation, in der Ihr Kind mit dem unerwünschten Verhalten *nicht* aufhörte und Sie trotzdem nicht die Konsequenzen gezogen haben? Ich bin kein Glücksspieler, aber ich würde wetten, dass die Antwort »Ja« lautet. Falls das so ist, werden Sie das nächste Szenario sehr aufschlussreich finden.

Begeben wir uns noch einmal in das Klassenzimmer mit den 19 schreienden Kindern und dem einen Kind, das ruhig dasitzt und liest. Als die Lehrerin hereinkommt und sich einen Überblick verschafft, bemerkt sie inmitten der Unruhe, dass ein Kind ein anderes aggressiv herumschubst. Sollte die Lehrerin die Aufmerksamkeit trotzdem zuerst auf das ruhige Kind richten? Auf keinen Fall! Die erste Pflicht der Lehrkraft besteht darin, sich um das negative Verhalten zu kümmern, das, wenn es ignoriert wird, ein Kind in Gefahr bringen könnte. Sie entschärft die Situation und ermahnt das aggressive Kind, indem sie sagt: »Das Verhalten, das ich gerade gesehen habe, hat mir nicht gefallen. Du darfst heute nicht in die Pause gehen.« Später, kurz vor der Pause, ist sie zerknirscht und hat das Gefühl, überreagiert zu haben. Also sagt sie zu dem betreffenden Kind: »Also gut, geh in die Pause, aber ich will nicht noch einmal sehen, dass du ein anderes Kind herumschubst wie vorhin!«

Das ist aus zwei Gründen falsch. Erstens hat die Lehrerin dem Kind gerade vermittelt, dass ihr Wort absolut nichts bedeutet, und zweitens bekommt das Kind die Botschaft, dass die einzige Konsequenz für schlechtes Verhalten ein bisschen Geschimpfe ist, das bald wieder vorbei sein wird. Es gibt keine echten Konsequenzen, die das Kind verinnerlichen muss. Das Gleiche gilt für den Umgang mit Ihrem Kind zu Hause. Wenn Ihr Kind auch nur eine Sekunde lang denkt, dass Sie das, was Sie ihm als Konsequenz für schlechtes Verhalten androhen, nicht durchziehen werden, gibt es für das Kind keinen Grund, sich gut zu benehmen, denn Sie werden auch in Bezug auf das Lob nicht konsequent sein.

Wenn Sie vom ersten Moment an konsequent sind, und das, was Sie gesagt haben, tatsächlich durchziehen, wird Ihr Kind allmählich erkennen, dass Sie wirklich meinen, was Sie sagen. Es wird auch erkennen, dass Ihre Grenzen in Bezug auf negatives Verhalten »in Stein gemeißelt sind«.

Es ist für Sie beide so viel befriedigender, ein Lob für positives Verhalten zu hören, als die Konsequenzen für schlechtes Verhalten zu erleben, dass Ihr Kind daran arbeiten wird, die Belohnung zu bekommen. Verstärken Sie immer wieder die positiven Verhaltensweisen Ihres Kindes. Und halten Sie sich bei negativem Verhalten gleichzeitig an Ihre Regeln. Vielen Eltern fällt das anfangs allerdings schwer. Es kann Schuldgefühle, Unsicherheit und die Befürchtung auslösen, dass man vielleicht nicht den richtigen Ansatz verfolgt. Doch das tun Sie. Machen Sie sich, wenn nötig, klar, dass Sie das Richtige tun: Sie tun das Richtige, indem Sie geplante Verhaltensgrenzen setzen und durchsetzen, denn Sie ebnen damit den Weg für eine produktivere und erfolgreichere Zukunft für Ihr Kind, und Sie werden in seinen Augen glaubwürdiger. Konsequent zu sein ist sehr effektiv. Stellen Sie nur sicher, dass die Konsequenz stets dem Verhalten angemessen ist, was uns zur nächsten Regel führt:

Denken Sie nach, bevor Sie für ein bestimmtes Verhalten eine bestimmte Konsequenz in Betracht ziehen

Im vorangegangenen Beispiel aus dem Klassenzimmer wäre die angemessene Konsequenz für das Verhalten des Kindes, ihm das Recht zu entziehen, in die Pause zu gehen, sowie die Aufforderung, sich bei dem anderen Schüler zu entschuldigen. Damit dieses Konzept funktioniert, ist es sehr wichtig, dass die Strafe, um es einmal so zu nennen, zum Vergehen passt. Das bedeutet, dass Sie sich im Voraus darüber Gedanken machen sollten – beispielsweise jetzt – und nicht erst im Eifer des Gefechts. Das sollte nicht allzu schwierig sein, denn viele der Verhaltensweisen, die Sie beobachten, wiederholen sich, sodass Sie bereits damit vertraut sind.

Setzen Sie sich nun hin und überlegen Sie, welche Verhaltensweisen Ihr Kind in letzter Zeit an den Tag gelegt hat. Schreiben Sie sie auf. Überlegen Sie sich die entsprechenden Konsequenzen und schreiben Sie sie in eine Spalte neben die betreffenden Verhaltensweisen. Indem Sie diese Verhaltensweisen dokumentieren, sind Sie schon darauf vorbereitet, in der jeweiligen Situation effektiv damit umzugehen. Hier einige Beispiele:

Verhalten: Weigerung, bestimmte Aufgaben im Haushalt zu erledigen.
Konsequenz: (bei Linkshirndefizit – positiv):
Du wirst deine Aufgaben erledigen und außerdem noch deinen Geschwistern bei ihren helfen.
Konsequenz: (bei Rechtshirndefizit – negativ):
Heute darfst du nicht fernsehen.

Verhalten: Streiterei/Rauferei mit einem Geschwisterkind
Konsequenz: (bei Linkshirndefizit – positiv):
Spielt als (für heute) beste Freunde ein Spiel miteinander.
Konsequenz: (bei Rechtshirndefizit – negativ):
Morgen wird die übliche Spielzeit ausfallen.

Verhalten: Die Eltern werden beleidigt.
Konsequenz: (bei Linkshirndefizit – positiv):
Du musst dich vor andern bei den Eltern entschuldigen.
Konsequenz: (bei Rechtshirndefizit – negativ):
Du wirst nach dem Essen die Küche aufräumen.

Entziehen Sie niemals eine Belohnung, die sich das Kind bereits verdient hat

Das ist eine wichtige Lektion, die Sie lernen müssen. Nehmen wir als Beispiel ein Kind, das dadurch auffiel, dass es sich in einer Klasse mit rüpelhaften Kindern brav verhielt. Innerhalb der nächsten Wochen beobachtet die Lehrerin bei Jane immer wieder positives Verhalten. Die Lehrerin ist darüber so erfreut, dass sie meint, Jane habe eine Belohnung in Form zusätzlicher Zeit am Computer (eine Lieblingsbeschäftigung von Jane) verdient.

Nehmen wir nun an, der Moment für die zusätzliche Zeit am Computer sei gekommen. Die Lehrerin sieht, wie Jane mit einer anderen Schülerin in Streit gerät und versucht, diese von einem Computer, den sie benutzen möchte, zu vertreiben. Zur Überraschung der Lehrerin beginnt Jane sogar, das andere Kind zu schikanieren. Sollte die Lehrerin nun Jane ihre Belohnung nachträglich entziehen? Auf keinen Fall! Jane sollte nicht das Privileg verlieren, das sie sich bereits verdient hat. Aber die Lehrerin kann die Situation in den Griff bekommen, indem sie Jane erklärt, dass deren Extra-Computerzeit auf einen anderen Tag verschoben wird – nachdem sie gelernt hat, angemessener mit ihren Impulsen umzugehen. Auf diese Weise lernt Jane, dass sie Verantwortung für ihr unangemessenes Verhalten übernehmen muss, dass ihre Belohnung aber bestehen bleibt.

Führen Sie das auch bei Ihrem Kind ein. Der Gutschein für die aufgeschobene Belohnung sollte ein echtes Stück Papier sein – unserer sieht wie eine Art Zertifikat aus. Es ist eine Erinnerung, sodass Ihr Kind wirklich versteht, dass es eine bereits verdiente Belohnung aufgrund seines Verhaltens an diesem Tag nicht bekommt. Erklären Sie ihm, dass es den Gutschein einlösen kann, wenn es lernt, bessere Entscheidungen zu treffen und Verantwortung für seine Impulse zu übernehmen. Das unterstützt den Lernprozess Ihres Kindes, indem es erkennt: »Es lohnt sich, wenn ich mich gut benehme, weil ich immer behalten darf, was ich mir schon verdient habe.«

Wenn Kinder auch nur für einen Augenblick das Gefühl haben, dass ihnen das, was sie sich bereits verdient haben, wieder weggenommen wird, sinkt ihre Motivation, sich auf lange Sicht um ein besseres Verhalten zu bemühen. Noch wichtiger ist, dass Kinder immer stolz auf ihre Belohnungen sein können, damit sie, wenn sie »vom rechten Weg abkommen«, verstehen, dass negatives Verhalten nicht die gleichen Resultate bringt, wie positives. Das führt uns zur nächsten Phase in diesem Prozess.

»Ködern« Sie Ihr Kind

Meistens gewähren Lehrkräfte greifbare Belohnungen, von denen sie oder die Schule glauben, dass sie die Kinder begeistern und positive Verhaltensweisen verstärken. Oder sie denken das zumindest. Sticker sind ein gutes Beispiel dafür. Viele Lehrkräfte kleben einen Sticker auf die Arbeit eines Kindes, um es dafür zu belohnen, dass es die Arbeit erledigt hat – ganz gleich, wie gut. Hat schon jemals jemand die Kinder gefragt, ob ihnen die Sticker etwas bedeuten? Um Kinder zu motivieren, muss man zunächst wissen, was sie »fesselt«. Was interessiert Ihr Kind wirklich? Das Erste, was Eltern bei dieser Frage oft in den Sinn kommt, ist Essen – normalerweise eine Süßigkeit. Essen ist aber aus mehreren Gründen keine gute Idee. Denken Sie stattdessen an ein Interesse, das mit Essen nichts zu tun hat und eine Belohnung sein könnte, wie beispielsweise ein Lieblingsvideo anschauen oder ein bestimmtes Computerspiel spielen.

Vielleicht sind Sie sich nicht ganz sicher, was wirklich motivierend auf Ihr Kind wirken würde. Das macht nichts, denn Sie können es ganz einfach herausfinden. Nehmen Sie sich eine Woche Zeit, um zu beobachten, was die Aufmerksamkeit Ihres Kindes auf sich zieht – aber nicht etwas, für das es sich interessiert, weil sich ein anderes Kind damit beschäftigt. Ist es der Computer oder ein bestimmtes Computerspiel? Ist es eine bestimmte Sportart oder eine bestimmte Disney-Figur? Eine Aktivität im Freien wäre großartig, weil Ihr Kind dabei an der frischen Luft ist und sich bewegt – also genau das, was Sie sich wünschen.

Schreiben Sie eine Woche lang morgens, mittags und abends auf, was (nach Ihren Beobachtungen) Ihr Kind persönlich fasziniert. Setzen Sie sich nach einer Woche mit Ihrem Kind zusammen, und zeigen Sie ihm die Liste. Gehen Sie sie gemeinsam durch und erklären Sie ihm, dass die ausgewählten Aktivitäten von nun an als Privilegien betrachtet werden, und nicht als Dinge, die es einfach nach Belieben tun kann – und zwar so lange, bis Sie das Gefühl haben, dass die negativen Verhaltensweisen unter Kontrolle sind. Sagen Sie ihm, dass es diese Privilegien weiterhin Tag für Tag genießen kann, solange es sich weiterhin gut benimmt. Wenn schlechtes Verhalten auftritt, werden die Privilegien für den Rest des Tages gestrichen. Diese Vorgehensweise ist wichtig, weil Ihr Kind so in die Korrektur seines Verhaltens einbezogen wird. Mit anderen Worten: Sie trauen Ihrem Kind zu, dass es klüger ist, als Sie denken! Viele Eltern finden diesen Ansatz anfangs gewöhnungsbedürftig, aber sie stellen auch fest, wie gut er funktioniert. Wenn Sie das, was Ihr Kind interessiert oder fasziniert, zu einem Privileg machen, ersparen Sie sich unzählige kraftraubende Stunden, in denen Sie Ihre Energie verschwenden, indem Sie mit weniger effektiven Methoden versuchen, Ihr Kind dazu zu bringen, schlechte Gewohnheiten abzulegen.

Das negative Verhalten verhindern, bevor es auftritt

Ja, negatives Verhalten von vornherein zu verhindern, bevor es auftritt, kann ein wahr gewordener Traum sein. Sie brauchen nur die richtige Taktik. Zunächst einmal müssen Sie die Verhaltensweisen identifizieren, die – so wie Sie es sich wünschen – der Vergangenheit angehören sollen. Dazu müssen Sie genau das Gleiche tun, was Sie getan haben, um herauszufinden, was Ihr Kind »fesselt« – aufschreiben, aufschreiben, aufschreiben! Zweitens: Eine der effektivsten Methoden, um negatives, unerwünschtes Verhalten zu verhindern, besteht einfach darin, Ihrem Kind klar zu vermitteln, was von ihm erwartet wird, bevor Sie in einen Bereich geraten, der gewöhnlich ein Wutanfall auslöst.

Nehmen wir beispielsweise an, Sie nehmen Ihr Kind mit in die Bücherei. Bevor Sie das Gebäude betreten, sagen Sie Ihrem Kind, welches Verhalten Sie von ihm erwarten. Bei kleinen Kindern sollten Sie sich bücken, um Augenkontakt herzustellen. Erklären Sie dann in kurzen, prägnanten Sätzen, dass Sie erwarten (das ist ein wichtiges Wort), dass Ihr Kind in der Bibliothek leise spricht, weil Sie wissen – und hier kommt die positive Verstärkung – dass es klug ist und weiß, wie das geht. Fügen Sie außerdem hinzu, dass es Sie wissen lassen soll, wenn es das Gefühl hat, nicht mehr leise sein zu können, und dass Sie dann wissen, dass es Sie wissen lassen wird, dass es Zeit ist, die Bibliothek zu verlassen.

Bringen Sie Ihrem Kind bei, sich selbst zu beobachten und sich mit Worten auszudrücken

Fast jede(r) von uns hat sich schon einmal in einer Situation befunden, in der er sich klaustrophobisch oder gefangen gefühlt hat. Vielleicht blieb man im Aufzug stecken oder konnte aus einem Fahrgeschäft auf dem Jahrmarkt nicht mehr aussteigen, bis der »Spaß« vorbei war. Oder man blieb in einem Tunnel stecken. Kinder mit FDS erleben solche Gefühle ständig, weil sie sich ständig in Situationen befinden, in denen ihnen gesagt wird, dass sie sich benehmen sollen. Mit anderen Worten, man fordert sie auf, Impulse zu kontrollieren, die natürlich herauswollen! Es gibt aber ein Problem, wenn man das versucht, denn es handelt sich hier um unkontrollierte Impulse, die impulsiv und ohne Vorwarnung hervorbrechen. Ihr Kind kann davon genauso überrumpelt werden wie Sie.

Deshalb ist es wichtig, dass Sie Ihrem Kind beibringen, wie es sein eigenes Verhalten wahrnehmen und seine Bedürfnisse entsprechend mit Worten ausdrücken kann. Vielleicht müssen Sie ihm anfangs ein paar Hinweise geben, um ihm zu helfen, sein impulsives Verhalten zu erkennen. Die meisten Kinder sind sich dessen eigentlich bewusst, sie haben nur nicht die Fähigkeit zur Selbstbeobachtung. Anfangs könnten Sie sagen, »Es ist Zeit zu gehen«, wenn Sie bemerken, dass beim Kind Unruhe aufkommt. Mit Selbstbeobachtung oder Selbstkontrolle ist einfach gemeint, dass Sie Ihrem Kind beibringen, wie es seine unerwünschten Verhaltensweisen erkennen und korrigieren kann, wenn sie auftreten. Eine Möglichkeit, das zu erreichen, besteht darin, von verbalen Ermahnungen im Laufe der Zeit zu nonverbalen Reaktionen überzugehen, beispielsweise einen bestimmten Gesichtsausdruck und Körpersprache als Mittel einzusetzen, um Ihren Unmut über das Verhalten Ihres Kindes auszudrücken. Vielleicht müssen Sie auch von rein verbalen Hinweisen zu einer Mischung aus Worten, Gesichtsausdrücken und Gesten übergehen. Das ist eine Art, Selbstbeobachtung zu fördern, denn es ist sehr schwierig für ein Kind, diese Art von Hinweisen zu interpretieren. Durch Wiederholung und Kommunikation bringen Sie Ihrem Kind also eine sehr effektive Methode bei, seine Verhaltensweisen zu kontrollieren, indem es die Gesichter und die Körpersprache der Menschen um es herum deutet. So zeigen Sie Ihrem Kind, wie es sein Verhalten im Laufe der Zeit selbst beobachten und korrigieren kann.

Unabhängigkeit durch Problemlösung fördern

Wenn Sie wie die meisten Eltern sind, machen Sie den häufigen Fehler, zu versuchen, jeden kleinen Konflikt und jedes Verhaltensproblem für Ihr Kind zu lösen. Auf diese Weise berauben Sie Ihr Kind der Möglichkeit, ein starkes Gefühl der Unabhängigkeit zu entwickeln. Angenommen, Ihr Kind zeigt beim Abendessen häufig impulsives, unangemessenes Verhalten, indem es aufspringt, ohne um Erlaubnis gefragt zu haben, vom

Tisch aufzustehen und in der Küche und im Esszimmer herumrennt. In einer solchen Situation haben Sie mehrere Möglichkeiten. Sie können:

1. Laut werden und sich selbst und Ihr Kind in einen noch stärkeren Erregungszustand versetzen.
2. Aufstehen, zum Kind hinübergehen, ihm direkt in die Augen schauen und ihm einen kurzen verbalen Hinweis darauf geben, wie es sein Problem lösen könnte, indem Sie sagen: »Es ist nicht sehr höflich, so vom Esstisch aufzuspringen. Fällt dir eine bessere Lösung ein?«

Als Reaktion darauf, könnte das Kind:

1. sagen: »Ich könnte fragen, ob ich aufstehen darf, oder ich sollte zum Tisch zurückkommen und mich hinsetzen«
2. mit einer Stimme, die Wut oder Vermeidung ausdrückt, eine Reihe von unangemessenen Antworten äußern (einschließlich sämtlicher Arten von albernen Reaktionen, die mit Ihrer Frage überhaupt nichts zu tun haben)
3. überhaupt nichts sagen (möglicherweise gefolgt von irgendeinem physischen Ausbruch).

So können Sie auf diese Aktionen reagieren:

Antwort des Kindes: »Ich könnte fragen, ob ich vom Tisch aufstehen darf.«

Lösungsansatz: Erwachsene, die noch nie mit einem Kind mit FDS zu tun hatten, sagen normalerweise: »Aber so machen wir das hier nicht. Regeln sind Regeln, und niemand steht auf, bevor er seine Mahlzeit beendet hat und wir gemeinsam als Familie Zeit miteinander verbracht haben.«

Kehren wir zu unserem Beispiel zurück, bei dem man in einem Aufzug gefangen ist. Was wäre, wenn es in Ihrer Firma die Regel gäbe, dass niemand im Gebäude die Treppe benutzen darf – dass man immer den Fahrstuhl nehmen muss? Eines Tages steigen Sie hinein, der Aufzug bleibt mit einem Ruck stehen und die Türen bleiben zu. Sie mögen Aufzüge ohnehin nicht; was spielt sich also in Ihrem Innern ab? Sie geraten in Panik. Ihr Herz fängt an zu rasen. Sie gehen im Aufzug hin und her und suchen verzweifelt nach dem Knopf mit der Aufschrift »Tür öffnen«. Ihre Atmung wird sehr flach, weil Sie so sehr damit beschäftigt sind, einen Ausweg zu finden. Tausend Gedanken schießen Ihnen durch den Kopf, denn Ihr Angstpegel hat gerade Ihre Toleranzgrenze überschritten. Plötzlich finden Sie den richtigen Knopf und die Türen öffnen sich. Wie fühlen Sie sich jetzt? Erleichtert, nicht wahr? Und was passiert mit all den Symptomen, die Sie im Aufzug hatten, bevor sich die Türen öffneten? Sie sind verschwunden. Denn Sie sind nicht mehr darauf fixiert, einen Ausweg zu finden.

Nun raten Sie mal: Genauso ist es für ein Kind mit FDS. Ihm wird gesagt, dass seine mittlerweile höflichen Versuche, Ihnen mitzuteilen, dass es seine Impulse nicht länger kontrollieren kann, nicht akzeptabel sind, weil sie nicht den von *Ihnen* festgelegten Regeln entsprechen. Ebenso wie bei der Verwendung des Fahrstuhls, um in den dritten Stock zu kommen. So wie man in den dritten Stock kommt, indem man den Aufzug nimmt. Ob man nun den Aufzug oder die Treppe benutzt – man kommt so oder so dorthin.

Was ist hier das Ziel mit Ihrem Kind? Das Ziel ist, ihm beizubringen, sein Verhalten zu kontrollieren, indem es akzeptable Lösungen findet, um seine Impulse unter Kontrolle zu bringen. Noch wichtiger ist es, dass wir uns die Ängste ansehen, die aufkommen, wenn das Kind am Esstisch »feststeckt«, verglichen mit dem Feststecken in einem Fahrstuhl. Wenn man ein Kind mit impulsivem Verhalten und Hyperaktivität zwingt, still zu sitzen und »wie die anderen Kinder zu sein«, erzeugt man in ihm einen noch *stärkeren* Impuls, als den, den es bereits hatte, *bevor* man es aufforderte, sich wieder hinzusetzen. Doch wenn das Kind – wie im Beispiel mit dem

Fahrstuhl – mit der Zeit lernt, dass es einfach nur höflich fragen muss, ob es aufstehen darf oder einfach *seine Impulse kommunizieren* muss, indem es Ihnen sagt, dass es aufstehen und ein bisschen herumlaufen muss, bevor es sich wieder zu den anderen setzt, haben Sie ihm plötzlich seinen eigenen Knopf in die Hand gegeben, um »die Türen zu öffnen« und auf angemessene Weise der Situation »zu entfliehen«, die Unruhe in ihm ausgelöst hat.

Mit der Zeit werden Sie feststellen, dass das Bedürfnis Ihres Kindes, zu »entfliehen«, allmählich nachlässt und verschwindet. Warum? Weil Sie den Faktor »Angst« aus der Situation genommen haben. Ihr Kind muss diesen Impuls schließlich nicht mehr ausagieren, weil es die Sicherheit hat, dass es seine Ängste jederzeit mitteilen kann, solange das auf eine angemessene Art geschieht – auf die Art, die Sie gemeinsam gelernt haben.

Brain-Balance-Fallbeispiel: *Ellen*

Von 100 % trotzig zu 100 % charmant

Als wir uns das erste Mal begegneten, war Ellen nicht gerade der Inbegriff von Gesundheit. Sie war übergewichtig, hatte stumpfes Haar, eine rötliche Gesichtsfarbe und eingerissene Mundwinkel. Außerdem hatte sie die Diagnosen ADHS und Oppositionelle Verhaltensstörung (ODD). Für eine Neunjährige war Ellen eine kleine »harte Nuss«. Ellens Mutter war die Hauptverdienerin der Familie und arbeitete sehr hart. Ihr Vater war Hausmann und kümmerte sich um Ellen und ihre Geschwister. Er hatte selbst ADHS und fühlte mit Ellen. Er disziplinierte die Kinder kaum und bot daher noch weniger Struktur in ihrem Alltag. Das alles änderte sich jedoch, als Ellen begann, in der Schule zu versagen und die Lehrerin die Eltern anrief, um von Ellens schlechtem Benehmen im Unterricht und gegenüber Mitschülern zu berichten. Mama beschloss, die Sache selbst in die Hand zu nehmen und suchte mich auf.

Ein Blick auf Ellen sagte mir viel von dem, was ich wissen musste. Ihr Erscheinungsbild und ihr Auftreten ließen mich vermuten, dass sie viel herumsaß und es ihr an Motivation und Selbstwertgefühl mangelte. Ich hatte auch den Verdacht, dass sie keine Freundinnen hatte. (Ein paar Monate später erfuhr ich von Ellen selbst, dass das stimmte.) Sie nahm ihr Versagen in der Schule als gegeben hin – als etwas, das sie erwartete. »Ja, na und?«, war ihre Reaktion. Bei unserem Gespräch wirkte sie sehr ängstlich und ich konnte sehen, dass sie sich unsicher fühlte.

Ellen hatte noch mehr Probleme. Sie war sehr ungeschickt und unbeholfen, und zwar besonders im Hinblick auf die grobmotorischen Fähigkeiten. Wenn sie sich beispielsweise mit geschlossenen Beinen hinstellte und die Augen schloss, kippte sie zur linken Seite. Ellen wies alle Anzeichen eines Funktionellen Diskonnektionssyndroms auf. Sie fühlte sich unsicher und verhielt sich trotzig, weil sie nicht geerdet war. Das war auch der Grund für ihre Ungeschicklichkeit. Ihre schlechte Körperwahrnehmung führte dazu, dass sie sich schutzlos und instabil fühlte. Sie verhielt sich unangemessen, weil sie Körpersprache und Mimik der anderen nicht deuten konnte. Sie konnte nicht in Kontakt mit ihren eigenen Gefühlen kommen, weil sie sich von sich selbst abgeschnitten fühlte. Eigentlich war sie sehr intelligent, aber das war nicht ohne Weiteres erkennbar, weil ihre Intelligenz durch das stark ausgeprägte zerebrale Ungleichgewicht verdeckt war. Die Tests bestätigten ein Rechtshirndefizit, und wir entwickelten ein Programm, um das Problem zu beheben.

An unserem ersten offiziellen Kurstag kam ihre oppositionelle Verhaltensstörung voll zum Ausdruck. Sie schrie, dass sie mich hasste und weigerte sich hartnäckig, irgendetwas zu tun, wozu ich sie aufforderte. Ihr Verhalten war für mich kein Problem – ich bin das gewohnt – aber ich fragte mich etwas besorgt, wie ihre Eltern darauf reagieren würden, insbesondere ihr Vater, der immer nachgab, wenn sie etwas nicht tun wollte. Eines von Ellens Problemen war nämlich, dass sie keine Grenzen kannte. Und ihr schlechtes Benehmen war eine direkte Folge davon. Also führte ich ein Gespräch mit ihrer Mutter. Ich erklärte ihr, dass sie Ellen gegenüber strikt sein und die Möglichkeit ausschließen müsse, dass ihr erlaubt würde, den Kurs abzubrechen. Ich sagte ihr auch, dass Ellen Grenzen brauche, um sich sicher und geborgen fühlen zu können. Sie brauchte Struktur und

Stabilität. Ihr Trotzverhalten war ein Schrei nach Grenzen und Stabilität in ihrem Leben. Ich erklärte ihr, dass Kinder ihre Grenzen zu schätzen wissen, sobald sie begreifen, dass diese real sind. Wie erwartet, sagte Ellen ihren Eltern, dass sie nichts mehr mit mir zu tun haben wolle und bat darum, nicht zu Brain Balance zurückkehren zu müssen. Aber Ellen bekam, was sie schon seit Langem brauchte: Ein entschiedenes »Nein«. Ich kann nicht behaupten, dass unsere ersten paar Sitzungen einfach waren, aber Ellen lernte schnell, dass ich das Sagen hatte. Allmählich begann sie zu kooperieren und mit der Kooperation trat eine Verbesserung ein.

Als die Übungen ihr nach und nach leichter fielen, leistete sie weniger Widerstand und strengte sich mehr an. Sowohl ihre Mutter als auch ich stellten eine körperliche und emotionale Verbesserung fest. Innerhalb weniger Wochen sah Ellen nicht nur gesünder aus, sondern nahm auch ab und legte nach und nach ihr widerspenstiges Verhalten ab. Aber die eigentliche Bestätigung erhielt ich, als Ellen mich einige Monate später besuchte. Lächelnd überreichte sie mir ein Blatt Papier: Es war ein Test, den sie am selben Tag in der Schule geschrieben hatte. Sie zeigte auf die Note – eine glatte Eins. Etwa zur gleichen Zeit erhielt Ellens Mutter einen weiteren Anruf von ihrer Lehrerin, aber diesmal aus einem anderen Grund. »Ihre Lehrerin kann nicht fassen, wie sehr sich Ellen zum Positiven verändert hat. Sie sagt, sie sei freundlich, beteilige sich am Unterricht und schließe Freundschaften. Sie sagte, Ellen sei tatsächlich ein ganz süßes, tolles Mädchen.«

Danksagung

Ich widme dieses Buch erstens und vor allem meiner Frau Carolyn und meinen Kindern Robby, Ellie und Ty. Ich liebe euch, ihr seid die wahre Inspiration in meinem Leben und das Fundament all dessen, was ich bin und tue. Zweitens meinen Eltern, Catherine und Joseph, für all ihre Liebe und Unterstützung. Drittens meiner Schwester Susan und meinem Bruder Domenic und ihren Familien: Bill, Susan, Billy, Jeffrey, Katie, Colleen, Joey, Alexandra, Olivia und Nick. Ihr habt alle zu diesem Erfolg beigetragen und ich liebe euch alle. Ich möchte auch Janet Groschel und Gerry Leisman für ihre professionellen Anregungen und ihre Unterstützung danken … sowie Debora Yost für ihre Hilfe, ihren Rat, ihre Expertise und Geduld. Last but not least möchte ich meiner Agentin, Carol Mann und ihrem Team und allen in meiner Brain-Balance-Familie danken – insbesondere meinem Neffen und Partner Billy Fowler. Du hast einen großartigen Beitrag zur Entstehung dieses Buches, des Brain-Balance-Programms und der Brain Balance Achievement Center geleistet. Mein besonderer Dank gilt auch Denise Festa, die mich vor vielen Jahren auf diese Reise geschickt hat.

Quellen in Auswahl

Arns, Martijn et al.: *Reply to: Attention-deficit/ hyperactivity disorder and solar irradiance: A cloudy perspective.* In: Biological Psychiatry 76 (8), 2013, S. 2e21-e23.

Arns, Martijn et al.: *Geographic variation in the prevalence of attention- deficit/ hyperactivity disorder: the sunny perspective.* In: Biological Psychiatry, 74 (8), 2013, S. 585–590.

Avanzino, L; Bassolino m et al.: *Use-dependent hemispheric balance.* In: The Journal of Neuroscience, 31(9), 2011, S. 3423–3428.

Barbaresi WJ et al.: *Mortality, ADHD, and psychosocial adversity in adults with childhood ADHD: a prospective study.* In: Pediatrics, 131 (4), 2013, S. 637–644.

Bauman, MD et al.: *Maternal antibodies from mothers of children with autism alter brain growth and social behavior development in the rhesus monkey.* In: Translational Psychiatry 2013 (3), S. e278.

Bellinger, Daniel: *A strategy for comparing the contributions of environmental chemicals and other risk factors to children's neurodevelopment.* In: Environmental Health Perspectives, 120 (4), 2011 (doi: 10.1289/ ehp.1104170).

Belmonte, Matthew et al.: *Autism and abnormal development of brain connectivity.* In: Journal of Neuroscience 42 (10), 2004, S. 9228– 9231 (doi: 10.1523/ JNEURSCI.3340–04.2004).

Bilder, Deborah et al.: *Maternal prenatal weight gain and autism spectrum disorders.* In: Pediatrics, 132 (5), 2013, S. e1276–1283 (doi: 10.1542/peds.2013–1188).

Boets, B et al.: *Intact but less accessible phonetic representations in adults with dyslexia.* In: Science 342 (6163), 2013, S. 1251–1254.

Bouchard, MF et al.: *Prenatal exposure to organophosphate pesticides and IQ in 7-year- old children.* In: Environmental Health Perspectives, 119 (8), 2011, S. 1189–95.

Braunschweig, D et al.: *Autism-s pecific maternal autoantibodies recognize critical proteins in developing brain.* In: Translational Psychiatry 9:3 (7), 2013, S. e277 (doi: 10.1038/tp.2013.50).

Brimberg, l et al.: *Brain-reactive IgG correlates with autoimmunity in mothers of a child with an autism spectrum disorder.* In: Molecular Psychiatry, 18 (110), 2013, S. 1171–1177.

Buss, C et al.: *The role of stress in brain development. The gestational environment's long- term effects on the brain.* In: Cerebum, 25. 4. 2012.

Carper, RA und Courchesne, E.: *Localized enlargement of the frontal cortex in early autism.* In: Biological Psychiatry, 57 (2), 2005, S. 121–133.

Centers for Disease Control and Prevention (Hg.): *Autism and Developmental Disabilities Monitoring (ADDM) Network.* Auf: cdc.gov/ncbddd/autism/addm.html.

Coghill, David et al.: *Effects of methylphenidate on cognitive functions in children and adolescents with attention- deficit/ hyperactivity disorder: Evidence from a systematic review and a meta- analysis.* In: Biological Psychiatry, 76 (8), 2013, S. 603–615 (doi: 10.1016/j.biopsych.213. 10. 005).

Constantino, JN et al.: *Sibling recurrence and the genetic epidemiology of autism.* In: American Journal of Psychiatry, 167 (11), 2010, S. 1349–1356.

Davis, EP und Sandman, CA.: *The timing of prenatal exposure to maternal cortisol and psychosocial stress is associated with human infant cognitive development.* In: Child Development, 81 (1), 2010, S. 131–148.

Davis, SD und Pass, LA.: *The Canonical Relationship Between Sensory-Motor Functioning and Cognitive Processing in Children with Attention-Deficit/Hyperactivity disorder.* In: Archives of Clinical Neuropsychology 24(3), 2009, S. 273–286 (doi: 10.1093/arclin/acp032).

Dinstein, I et al.: *Disrupted neural synchronization in toddlers with autism.* In: Neuron. June 23;70 (6), 2011, S. 1218–1225.

D'Onofrio, BM et al.: *Paternal age at childbearing and offspring psychiatric and academic morbidity.* In: JAMA Psychiatry, 71 (4), 2014, S. 432–438.

Durkin, MS et al.: *Advanced parental age and the risk of autism spectrum disorder.* In: American Journal of Epidemiology, 168 (11), 2008, S. 1268– 1276.

Eskenazi, B et al.: *Pesticide toxicity and the developing brain.* In: Basic and Clinical Pharmacology and Toxicology, 102 (2), 2008, S. 228–236.

Fraser, et al.: *Association of maternal weight gain in pregnancy with offspring obesity and metabolic and vascular traits in childhood.* In: Circulation, 121 (23), 2010, S. 2557–2564.

Gallagher, S.: *National study finds diets remain poor for most American children; disparities persist.* In: Tufts Now, 25. 3. 2020.

Gieysztor, EZ et al.: *Persistence of primitive reflexes and associated motor problems in healthy preschool children.* In: Archives of Medical Science, 14 (1), 2018, S. 167–173.

Grafodatskaya, D et al.: *Autism spectrum disorders and epigenetics.* In: Journal of the American Academy of Child and Adolescent Psychiatry, 49 (8), 2010, S. 794–809.

Grandjean P. und Landrigan, PJ.:. *Neurobehavioural effects of developmental toxicity.* In: Lancet Neurology, 13 (3), 2014, S. 330–338.

Grandjean P. und Landrigan, PJ.: *Developmental neurotoxicity of industrial chemicals.* In: Lancet Neurology, 368 (9553), 2006, S. 2167–2178.

Gregory, S.G.: *Association of autism with induced or augmented childbirth in North Carolina birth record (1990–1998) and education research (1997–2007) databases.* In: JAMA Pediatrics, 67 (10), 2013, S. 959–966.

Hallmayer, J. et al.: *Genetic heritability and shared environmental factors among twin pairs with autism.* In: Archives of General Psychiatry, 68 (11), 2011, S. 1095–1102.

Hamlin, J.: *The toxins that threaten our brains.* In: The Atlantic, 18. 3. 2014.

Harrington, Rebecca et al.: *Prenatal SSRI use and offspring with autism spectrum disorder or developmental delay.* In: Pediatrics, 133 (5), 2014, S. e1241-e2148 (doi: 10.1542/peds.2013–3406).

Hazen, Eric et al.: *Sensory symptoms in autism spectrum disorders.* In: Harvard Review of Psychiatry, 22 (2), 2014, S. 112–124 (doi: 10.1097/01. HRP.0000445143.08773.58).

Herbstman JB et al. 2010: *Prenatal exposure to PBDEs and neurodevelopment.* In: Environmental Health Perspectives. May;118(5): 712–719.

Hsiao, Y.: *Gastrointestinal issues in autism spectrum disorder.* In: Harvard Review of Psychiatry, 22 (2), 2014, S. 104–111.

Idring, Selma et al.: *Parental age and the risk of autism spectrum disorders: findings from a Swedish population- based cohort.* In: International Journal of Epidemiology, 43 (1), 2014, S. 107–115.

Jackson, R und Wild, CJ: *Effect of the Brain Balance Program on cognitive performance in children and adolescents with developmental and attentional issue.* In: Journal of Advances in Medicine and Medical Research;33 (6), 2021, S. 27–41.

Jackson, R und Robertson, M.: *A retrospective review of parent-reported anxiety and emotional functioning in children with developmental challenges after participation in the Brain Balance Program.* In: Journal of Mental Health and Clinical Psychology 4 (1), 2020, S. 10–20.

Just, MA et al.: *Functional and anatomical cortical underconnectivity in autism: evidence from an fMRI study of an executive function task and corpus callosum morphometry.* In: Cerebral Cortex, 17 (4), 2007, S. 951– 961.

Karlsson, H et al.: *Maternal antibodies to dietary antigens and risk for nonaffective psychosis in offspring.* In: American Journal of Psychiatry, 169 (6), 2012, S. 625–632.

Khan, Sheraz et al.: *Local and long-range functional connectivity is reduced in concert in autism spectrum disorders.* In: Proceedings of the National Academy of Sciences of the United States of America, 110 (8), 2013, S. 3107–3112.

Kulage, KM; Smaldone, AM und Cohn, EG: *How will DSM-5 affect autism diagnosis? a systematic literature review and meta- analysis.* In: International Journal of Autism and Developmental Disorders, 2014, epub.

Lazarev, VV et al.: *Interhemispheric asymmetry in EEG photic driving coherence in childhood autism.* In: Clinical Neurophysiology, 121 (2), 2010, S. 145–152.

Lazarev, VV; Pontes A. und deAzevedo, LC: *EEG photic driving: right-hemisphere reactivity deficit in childhood autism. A pilot study.* In: International Journal of Psychophysiology, 71 (2), 2009, S. 177–183.

Leisman, G; Melillo Robert et al.: *The effect of hemisphere-specific remediation strategies on the academic performance outcome of children with ADD/ ADHD.* In: International Journal of Adolescent Medicine and Health, 22 (2), 2010, S. 275–283.

Leisman Gerry; Mualem R. und Machado C. 2013: *The integration of the neurosciences, child public health, and education practice: Hemisphere- specific remediation strategies as a discipline partnered rehabilitation tool in ADD/ ADHD.* In: Frontiers in Public Health, 25, 2013, S. 1:22.

Leisman, Gerry und Melillo, Robert: *EEG coherence measures functional disconnectivities in autism.* In: Acta Paediatrica, 98 (460), 2009, S. 28–29.

Leisman Gerry: *Coherence of hemispheric function in developmental dyslexia.* In: Brain and Cognition, 48 (2–3), 2002, S. 425–431.

MacDonald, M; Lord C, Ulrich DA. 2014: *Motor skills and calibrated autism severity in young children with autism spectrum disorder.* In: Adaptive Physical Activity Quarterly. April 31(2): 95–105.

Machado, C; Leisman, Gerry; Melillo, Robert et al. 2013: *QEEG spectral and coherence assessment of autistic children in three different experimental conditions.* In: Journal of Autism and Developmental Disorders, 19. 9. 2013 (epub).

Melillo, Robert und Leisman, Gerry: *Autistic spectrum disorders as functional disconnection syndrome.* In: Annual Review in Neuroscience, 20 (2), 2009, S. 111–131.

Melillo, Robert und Leisman Gerry: *Neurobehavioral Disorders of Childhood: An Evolutionary Perspective.* In: Springer Science+ Business Media, 2004.

Millin, PM et al.: *Prenatal exposure to hyperemesis gravidarum linked to increased risk of psychological and behavioral disorders in adulthood.* In: Journal of Developmental Origins of Health and Disease, 10. 8. 2011, online.

Pagani, LS. 2013: *Environmental tobacco smoke exposure and brain development: The case of attention deficit/ hyperactivity disorder.* In: Neuroscience and Biobehavior Review, 29. 3. 2013 (pii: SO149– 7634(13) 00068– 67).

Parboosing, R et al.: *Gestational influenza and bipolar disorder in adult offspring.* In: JAMA Psychiatry, 70 (7), 2013, S. 677– 685.

Parner, Erik Thorlund et al. 2012: *Parental age and autism spectrum disorders.* In: Annals of Epidemiology, 22 (3), 2021, 143 -150 (doi: 10.1016/j. annepidem.211. 12. 006).

Pembrey, Marcus: *Time to take epigenetic inheritance seriously.* In: European Journal of Human Genetics, 10 (11), 2002, S. 669–671.

Prevalence of Autism Spectrum Disorder among children aged 8 years – Autism and Developmental Disabilities Monitoring Network, 11 Sites, United States, 2010. MMWR Surveillance Summary 2014, 63 (2), 2014, S. 1–21.

Rodgers, AB et al.: *Paternal stress exposure alters sperm microRNA content and reprograms offspring HPA stress axis regulation.* In: Journal of Neuroscience 33 (21), 2013, 9003–9012.

Roman, GC et al.: *Association of gestational maternal hypothyroxinemia and increased autism risk.* In: Annals of Neurology. 74 (5), 2013, S. 733–742.

Sagiv, SK et al.: *Prenatal exposure to mercury and fish consumption during pregnancy and attention- deficit/ hyperactivity disorder- related behavior in children.* In: Archives of Pediatric and Adolescent Medicine, 166 (12), 2012, S. 1123–1131.

Sandin, Sven et al.: *The familial risk of autism.* In: JAMA, 311 (17), 2014, S. 1770–1777 (doi: 10.1001/jama.2014.4144).

Schmidt, RJ et al. 2012: *Maternal periconceptional folic acid intake and risk of autism spectrum disorders and developmental delay in the CHARGE (CHildhood Autism Risks from Genetics and Environment) case- control study.* In: American Journal of Clinical Nutrition, 96 (1), 2012, S. 80–89.

Schmidt, RJ et al.: *Prenatal vitamins, one- carbon metabolism gene variants, and risk for autism.* In: Epidemiology, 22 (4), 2011, S. 476– 85.

Silberman, S.: *The geek syndrome.*In: Wired, 9. 12. 2001. Auf: archive.wired.com/ wired/ archive/9.12/ aspergers.html.

Sprung, J et al.: *Attention- deficit/ hyperactivity disorder after early exposure to procedures requiring general anesthesia.* In: Mayo Clinic Proceedings, 87 (2), 2012, S. 120– 129.

Steffenburg, S: *A twin study of autism in Denmark, Finland, Iceland, Norway and Sweden.* In: Journal of Child Psychology and Psychiatry, 30 (3), 1989, S. 405–416.

Takeuchi, Hikaru et al.: *The impact of television viewing on brain structures: Cross-sectional and longitudinal analyses.* In: Cerebral Cortex 25 (5), 2015 (doi: 10.1093/cercor/bht315)

Talkowski, ME; Minikel, EV und Gusella, JF: *Autism spectrum disorder genetics: diverse genes with diverse clinical outcomes.* In: Harvard Review of Psychiatry. 22 (2), 2014, S. 65–75.

Teicher, Martin: *Final white paper: Effects of Brain Balance exercises and interactive metronome on children with attention deficit hyperactivity disorder are similar to the effects of stimulant medication.* Harvard Medical School, 2022 (online).

Thomason, ME et al.: *Intrinsic functional brain architecture derived from graph theoretical analysis in the human fetus.* In: PLoS One 9 (5), 2014, S. e94423.

Vinet, E et al.: *Increased risk of autism spectrum disorders in children born to women with SLE: Preliminary data from the OSLER cohort.* Presented at American College of Rheumatology Annual Meeting, 26. bis 30. 10. 2013, San Diego.

Wolff, S.; Narayan S. und Moyes B.: *Personality characteristics of parents of autistic children: a controlled study.* In: Journal of Child Psychology and Psychiatry, 29 (2), 1988, S. 143–153.

Young, Kim et al. 2011*: Prevalence of autism spectrum disorders in a total population sample.* In: American Journal of Psychiatry, 168 (9), 2011, S. 904–912 (doi: 10.1176/appi.ajp.2011.10101532).

Walker, HK et al.: *The Suck, Snout, Palmomental, and Grasp Reflex.* In: Clinical Methods: The History, Physical, and Laboratory Examinations, 3:1990.

Westendorp, Marieke et al.: *The relationship between gross motor skills and academic achievement in children with learning disabilities.* In: Clinical Neuropsychology, 32 (6), 2011, S.:2773–2779.

Zerbo, O. et al.: *Maternal infection during pregnancy and autism spectrum disorders.* In: Journal of Autism and Developmental Disorders, 12, 2013, epub.

Zhuo, H. et al.: *Developmental milestones of infancy and associations with later childhood neurodevelopmental outcomes in the adolescent brain cognitive developmental (ABCD) study.* In: Children (Basel), 9 (10), 2022, S. 1424.

Zubler, JM et al.: *Evidence-informed milestones for developmental surveillance tools.* In: Pediatrics, 149 (3), 2022, S. e2021052138.

Über den Autor

Seit über 20 Jahren vermittelt und entwickelt Robert Melillo seinen ganzheitlichen Ansatz zur Verbesserung neurobiologischer Krankheitsbilder weltweit in Kooperation mit internationalen Forschungseinrichtungen.

Der Neurobiologe ist Professor für Rehabilitationsstudien am *Nazareth Academic Institute*. Er hat mehrere Bücher und Dutzende wissenschaftliche Veröffentlichungen zu seinem zentralen Forschungsansatz zu Balance und funktionaler Koordination der beiden Hirnhälften publiziert. Seine Thesen dazu, wie entwicklungsbedingte Funktionsstörungen der Gehirnkoordination Verhaltensauffälligkeiten verursachen, gelten heute als eine der grundlegenden Ansätze der verhaltensorientierten Neurobiologie.

In seiner privaten Praxis und den von ihm aufgebauten Brain-Balance-Zentren hat er inzwischen Tausenden Kindern und Familien geholfen, die von Diagnosen zu Autismus, ADHS, Legasthenie und ähnlichen neurologischen Krankheitsbildern betroffen sind.

Er ist Leiter des amerikanischen *National Institute For Brain and Rehabilitation Sciences* und Gründungsdirektor der internationalen Organisation *The Children's Autism Hope Project*.